常用社区护理技术

第2版

主　编　阎国钢　范志刚
副主编　王瑞敏　阎来禹　吴　琳
编　者（以姓氏笔画为序）
王　英（海南医学院）
王　翔（南京医科大学第一附属医院）
王瑞敏（重庆市高等医学专科学校）
朱小燕（泾川县人民医院）
杨晓君（海南医学院）
吴　琳（海南医学院）
陈　荣（海口市中医院）
林桂芬（海南医学院）
范志刚（海南医学院）
周　瑾（绍兴文理学院）
阎来禹（海南医学院附属医院）
阎国钢（海南医学院）

人民卫生出版社

图书在版编目(CIP)数据

常用社区护理技术/阎国钢，范志刚主编.—2版.
—北京：人民卫生出版社，2015
ISBN 978-7-117-20600-6

Ⅰ.①常… Ⅱ.①阎… ②范… Ⅲ.①社区-护理学
Ⅳ.①R473.2

中国版本图书馆CIP数据核字（2015）第079661号

常用社区护理技术

第2版

主　　编：阎国钢　范志刚
出版发行：人民卫生出版社(中继线010-59780011)
地　　址：北京市朝阳区潘家园南里19号
邮　　编：100021
E-mail：pmph@pmph.com
购书热线：010-59787592　010-59787584　010-65264830
印　　刷：河北新华第一印刷有限责任公司
经　　销：新华书店
开　　本：787×1092　1/16　　**印张**：12
字　　数：307千字
版　　次：2003年12月第1版　2015年6月第2版
2023年8月第2版第13次印刷(总第25次印刷)
标准书号：ISBN 978-7-117-20600-6/R·20601
定　　价：32.00元

前　言

《常用社区护理技术》原是原卫生部教材办公室组织编写的规划教材，随着全科医学和社区护理的发展，我们对原教材进行了修订，可作为社区护理教学用教材，也可供社区和基层单位的医生和护士参考，以利于社区和基层卫生服务质量的提高和规范；也可作为社区的病人及家属学习的资料，了解社区护理和常用社区护理技术的基本知识，更有利于疾病的预防和康复。

本书从社区护理的角度着手，介绍了社区卫生服务工作中常用的一些护理技术，并着重介绍实用操作技术在临床和社区的应用。本书共分四章，包括绪论、社区基础护理技术、社区急救护理技术及临终病人护理和社区康复护理技术等内容。每项护理技术前半部按照医院工作的常规要求编写，后半部的社区应用主要是讲述如何在社区和家庭应用该项护理技术。每项护理技术尽量按照近年来新的国家标准在书中提供了详细的操作方法。

《常用社区护理技术》全体编者以创新和高度负责的精神参与编写工作，尽可能使本书能适应社区卫生服务工作的需要。在编写过程中也参考了有关的教材和专著，并借鉴了有关的资料，在此向有关的作者表示诚挚的谢意。本书虽经过再次修订，但因编者的能力和水平有限，书中难免存在疏漏和错误之处，恳请读者予以指正。

阎国钢　范志刚

2015 年 5 月

目　　录

第一章　绪　　论

护理学是人类在长期与病害抗争和生产劳动实践中逐渐发展起来的。护理学是一门具有自然科学和社会科学双重属性，以恢复和促进人的健康为目标的综合性应用学科。

护理学的理论研究范畴包括：护理学研究的对象（从研究单纯的生物人向研究整体的人、社会的人转化）；护理学与社会发展的关系；护理专业知识体系与理论框架；护理交叉学科和分支学科。护理学的实践研究范畴包括：临床护理（基础护理和专科护理）；社区护理；护理管理；护理研究；护理教育。

护理学的工作方式有：个案护理；功能制护理；小组制护理；责任制护理；综合护理等。

第一节　护理学的发展

护理起源于人们的生活实践。人们在与自然作斗争的过程中，形成了一些自我保护的手段，逐渐有了护理意识。譬如，他们学会了简单的护理伤口的方法，逐渐意识到饮食和胃肠疾病的关系，学会进食熟食等。

佛罗伦斯·南丁格尔（Florence Nightingale，1820—1910）是历史上最杰出的护士，被尊为现代护理的创始人。19 世纪中叶她首创了科学的护理专业，护理学理论得以逐步形成和发展。国际上称这个时期为“南丁格尔时代”，也是近代护理学的开始。

随着科学技术和社会的发展，20 世纪 40 年代，许多有影响的社会科学的理论和学说相继提出和确立，为现代护理学的进一步发展奠定了理论基础。1947 年世界卫生组织（World Health Organization，WHO）在其宪章中提出：“健康，不仅仅是没有躯体疾病，还要有完整的生理、心理状态和良好的社会适应能力。”这种新的健康观为护理研究和护理实践提供了广阔的领域。护理程序（nursing process）的提出使护理工作有了科学的方法。20 世纪 60 年代以后，一些新的护理理论提出应重视人是一个整体，在疾病护理的同时应注意人的整体护理。1977 年，美国医学家恩格尔（Engel）提出了“生物-心理-社会医学”模式。这些理论的提出促进了现代护理学的发展。

现代护理学的发展表现在：①护理理论不断发展，经历了从简单的清洁卫生护理到以疾病为中心的护理，再到以病人为中心的整体护理，直至以人的健康为中心的护理，通过吸收相关学科的理论和自身的实践和研究，逐步形成了自已的理论知识体系；②临床护理向专科化发展，随着医学分科越来越细，也形成了各专科护理，社区护理也成为临床护理的重要内容；③护理教育的多层次发展，已形成中专、专科、学士学位、硕士学位、博士学位多个层次的教育体系；④护理人员建立了自己的学术团体，在国际上有国际护士会（International Council of Nurses，ICN），在国内有中华护理学会，这些学术团体提高了护理人员的地位和学术水平；⑤各国相继建立了护士执业注册制度,保证进入护理队伍的人员达到合格的标准,提高护理质量,并通过注册制度保证护士的终身教育。

第二节 整体护理与护理程序简介

护理程序是护理工作者在为护理对象提供护理照顾时所应用的工作程序,是一种系统地解决问题的方法。护理程序的五步骤是:评估、诊断、计划、实施、评价。

1. 评估阶段 此阶段为护理程序的第一步。通过交谈、观察、身体评估和查阅有关资料等方法,收集与护理对象健康有关的资料,并对资料进行分析和整理。

2. 护理诊断阶段 此阶段为护理程序的第二步。对从护理对象获得的资料经过评估分析,确认护理对象存在的问题,即确定护理诊断。护理诊断是关于个人、家庭、社区对象对现存的或潜在的健康问题或生命过程反应的一种临床判断,是护士为达到预期结果选择护理措施的基础,这些预期结果是应由护士负责的。譬如,某一发热的病人,护理诊断为体温过高,护士的职责是采用相应的护理措施,如用乙醇或温水拭浴使体温下降,使病人的体温恢复正常是护士工作要达到的预期结果。

护理诊断与医疗诊断是不同的。护理诊断是护士在护理工作中使用的术语,用于判断个体和人群对健康状态、健康问题的现存的、潜在的、健康的、综合的反应,侧重于对病人现存的或潜在的健康问题或疾病的反应作出判断,护理诊断的数目较多,并可随着病人病情发展的不同阶段和不同反应而随时发生变化;医疗诊断是医生在医疗工作中使用的术语,用于确定一个具体疾病或病理状态,侧重于对病人的健康状态及疾病的本质作出判断,特别是对疾病作出病因诊断、病理解剖诊断和病理生理诊断,每个病人的医疗诊断数目较少且在疾病发展过程中相对稳定。譬如急性阑尾炎病人医疗诊断只有一个,就是急性阑尾炎,而急性阑尾炎的护理诊断就有好几个,诸如疼痛、体温过高、有感染的危险等。上述的护理诊断也不为急性阑尾炎所特有的,如疼痛在急腹症的病人中都有这个护理诊断。

3. 计划阶段 此阶段为护理程序的第三步。以确定的护理诊断为依据制订护理计划,列出护理诊断的次序,确定护理目标,制订相应的护理措施。全面的计划体现了护理工作的科学性和组织性。

4. 实施阶段 此阶段为护理程序的第四步。实施是落实护理计划的具体活动,是护士每天按照护理计划,针对实际情况选择性地为护理对象提供具体的护理措施。

5. 评价阶段 此阶段为护理程序的第五步。在为护理对象实施了具体的护理措施以后,根据其身体变化的结果,判断预期目标达到的程度。

护理程序已在医院的护理工作中应用。

第三节 社区护理概述

社区是由共同地域、价值或利益体系所决定的社会群体。其成员之间相互认识、相互沟通及影响,在一定的社会结构及范围内产生及表现其社会规范、社会利益、价值观念及社会体系,并完成其功能。

社区护理是护理学的一个重要部分,它是护士应用护理及相关的知识和技巧,解决社区、家庭及个人的健康问题或满足他们的健康需要。

一、社区护理的特点

社区护理工作与医院内护理工作相比,有明显的特点。

1. 社区护理服务的宗旨是提高社区人群的健康水平,更侧重于积极主动的预防。

2. 社区护理服务的对象是社区整体人群,以家庭及社区为基本的服务单位。我们在提供社区护理服务时应考虑这个特点,特别是社区护理技术的应用应适合家庭和社区的实际情况。

3. 社区护理服务的范围广,相对医院来说,服务对象分散而服务需求却具有长期性。尤其是社区中的残疾人、慢性病人、老年人需要长期的服务。譬如,我们在为残疾人提供社区康复护理服务时,还应使残疾人本人及家属掌握基本的康复护理技术。

4. 社区护理服务的要求高,社区护理服务应能提供综合性、独立性、协作性的服务。综合性服务要求社区护理服务提供者除了提供预防疾病、促进健康、维护健康服务外,还应提供卫生管理、社会支持、家庭和个人保护、咨询等方面的服务。独立性服务要求社区护理服务提供者能独立解决在家庭和社区遇到的社区护理问题。协作性服务要求社区护理服务提供者除了医护人员的良好配合外,还要与社区的行政、厂矿、机关、教育、福利等各种机构的人员合作,譬如传染性非典型肺炎发病地区进行社区隔离时需要行政、公安和有关单位的配合。

二、社区护理的工作内容

社区护理工作内容包括:

1. 传染病的防治护理　应掌握国际、国内及本地区常见的传染病(含性传播疾病)类型,熟悉传染病的传播方式和最新疫情、传染病的预防及管制方法、传染病的防治机构、可利用的资源。通过家庭访视、社区各种场合的卫生宣教对社区居民进行有关的健康指导,督促家长让儿童定期接受预防接种,免受感染。对传染病要做到早期发现、早期治疗,并迅速将疫情如实地向相关的卫生部门(必要时向上级行政部门)呈报,协助采集各种标本,并按照《中华人民共和国传染病防治法》的有关规定对病人进行隔离,必要时采取社区隔离,以防疫情的扩大。同时对病人进行早期治疗,防止并发症的产生。

2. 院前急救护理　现场急救护理及时与否关系到病人的生命安危。社区护理人员掌握院前急救护理技术,并向社区居民开展社区健康教育、普及急救知识且使他们掌握基本的自救互救技术,将大大提高社区现场急救能力及救护质量。

3. 慢性病的防治护理　慢性病人主要在社区中生活,是提供预防和促进健康等社区护理服务的重要对象,包括家庭护理、康复护理、咨询和转介服务、社会工作服务等。

4. 残疾人的康复护理　通过家庭护理和各种康复护理技术的应用,改善残疾人的日常生活功能和社会参与功能。

5. 社区特殊人群的健康护理　老人、儿童、妇女属于社区特殊人群,由于年龄和生理的特点,容易出现一些健康问题,是社区卫生保健的重点服务对象,应对他们进行健康保护,达到预防疾病、促进健康的目的。

6. 社区心理健康护理 主要是对社区内的个人、家庭成员及特定人群的心理评估，确认心理健康问题，并通过健康教育、心理咨询、心理支持等手段帮助社区居民减轻心理压力，提高社会适应能力，保持身心健康。同时还要对慢性精神病病人及其家属实施健康指导、咨询等心理卫生保健服务。

7. 职业卫生护理 主要是为伤病员提供院前紧急救护，提供治疗护理和康复护理服务、预防保健服务等。为企业员工提供健康和心理咨询，策划职业卫生教育，进行灾害预防、工作环境评估等，提高员工身心健康，确保安全生产。

8. 学校卫生保健服务 重点是预防疾病、促进健康，对学生进行健康知识教育，开展为学生服务的身心健康护理，为学生创造一个安全的卫生环境。

9. 社区环境卫生 对社区进行健康护理评估时，应考虑社区环境卫生，包括饮水卫生、污水处理、垃圾处理、食品卫生、家庭环境卫生以及水、空气、放射性污染的预防管理。并致力于推动环境卫生工作，培养公众的环境保护意识，以达到人人爱护环境卫生及控制环境中的有害因素，保护社区人群健康的目的。

10. 临终关怀护理 对社区临终病人，应从生理、心理、情感和社会等方面满足病人的需要，减少病人的痛苦，提高他们临终的生活质量，并做好病人家属的心理安慰工作。

第四节 学习常用社区护理技术的目的、内容与方法

随着我国人民生活水平的不断提高和卫生体制改革的深入，社区卫生服务已在农村、城市的街道、厂矿事业单位广泛展开，人们对自身认识的要求越来越迫切，对生存和生命的价值越来越重视，对卫生保健、身心素质的要求越来越高，这些发展变化都对社区护理提出了更高的要求。社区医生不仅要掌握娴熟的医疗技术，同时还要掌握娴熟的社区护理技术，才能满足社区人群和社会的需求。

社区护理技术是社区护理的重要组成部分，是将社区护理付诸实施的重要手段。社区医护人员应能掌握社区卫生服务中所需要的常用社区护理技术操作、最基本和最重要的社区护理基本理论和基本知识。精湛的基础护理技术可为病人提供良好的医疗服务；精湛的急救护理技术可为抢救垂危病人赢得时机；精湛的康复护理技术可为残疾病人提高生活质量。

社区护理技术涉猎的范围广，有些已在本专业有关书籍中讲述了，本书只是着重讲述常用社区护理技术中的社区基础护理技术、社区急救护理技术和社区康复护理技术。

1. 社区基础护理技术 常用的有生命体征的测量与观察；医源性感染和社区获得性感染的预防和控制；药物治疗和过敏试验；静脉输液与输血法；排泄护理技术；营养及饮食护理等技术等。

2. 社区急救护理技术 常用的有氧气疗法、吸痰法、洗胃术、基础生命支持和高级生命支持技术等。

3. 社区康复护理技术 常用的有体位转移，压疮的康复护理，膀胱护理，肠道护理，物理疗法、作业疗法的康复护理，日常生活活动训练的康复护理等。

社区护理技术是一门实践性很强的学科，应在工作中多实践，熟练才能生巧，才能在今后的临床工作中应用起来得心应手。每一项护理操作都包括用物准备、操作过程、观察操作效果和有无不良反应。不要仅仅注意操作过程，在实践过程中，首先要理解每一操作步骤的理论基础和原理，着重分析和研究病人的基本需要，对基本操作技能要刻苦练习，不断增强自己的动手能力。

第二章　社区基础护理技术

第一节　生命体征的测量

生命体征(vital signs)是判断机体功能状况的一项重要指标,指体温、脉搏、呼吸和血压。医疗护理人员通过对病人生命体征的观察和测量,可动态了解疾病的发生、发展和转归,为预防、诊断、治疗与护理提供依据。社区医疗护理人员应掌握生命体征测量的基本方法。

一、体温的测量

体温(body temperature,T),也称体核温度(core temperature)是指身体内部胸腔、腹腔和中枢神经的温度。是人体在新陈代谢时产生的。正常人的体温,通过大脑和下丘脑体温调节中枢的调节,保持在相对稳定状态。临床上常用的测量部位为口腔、腋下、直肠。口腔平均温度为37℃,腋窝平均温度为36.5℃,直肠平均温度为37.5℃。

当机体受到致热源(如病毒、细菌、微生物等)的侵害或非致热源因素影响时,体温调节中枢可发生调节紊乱,导致体温发生变化,甚至超出正常范围。

【目的】

1. 确定病人体温是否异常。

2. 通过动态监测体温,为诊断、治疗、护理提供依据。

【操作方法】

常用水银体温计测量法。

1. 用物准备

(1)治疗盘内备已消毒的体温计、消毒纱布、弯盘(内垫纱布)、秒表;

(2)若测肛温另备润滑油、卫生纸、棉签;

(3)笔、记录本。

2. 操作步骤

(1)操作者洗手,戴口罩,核对体温计。携用物至床旁,向病人做好解释工作;

(2)视病情选择合适的测量部位和方法。

1)口腔测温法:将体温计水银端斜放于病人的舌下热窝处(图2-1)。舌下热窝靠近舌动脉,是口腔中温度最高的部位。嘱病人紧闭唇,用鼻呼吸,勿用牙咬体温计,测3~5分钟。

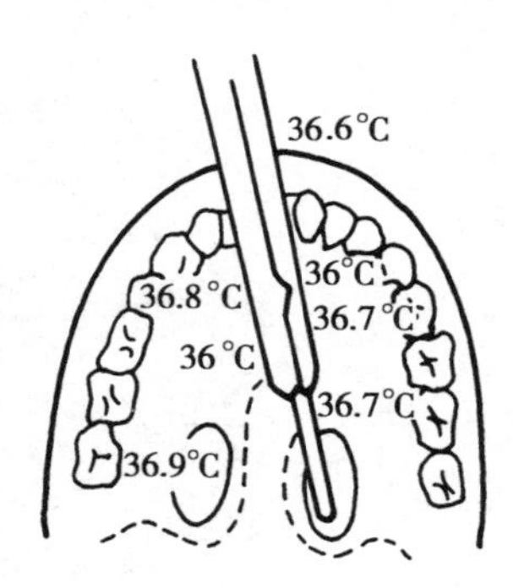

图2-1　舌下热窝

2)直肠测温法:协助病人取侧卧、俯卧或屈膝仰卧位,暴露臀部,用棉签蘸取润滑剂润滑肛表水银端,用一手分开臀部,另一手将肛表轻轻旋转缓慢插入肛门3~4cm,并固定,测3分钟。

3)腋下测温法:病人取舒适体位,用纱布轻轻擦干汗液,将腋表水银端置于病人腋窝底部,紧贴皮肤,指导病人屈臂过胸,夹紧体温计,测10分钟左右。不能合作者由护士协助夹紧上臂。

(3)取出体温计,用纱布擦拭(肛表可用卫生纸),记录体温值。

(4)对测肛温的病人,测量完毕后,应用卫生纸为病人擦净肛门,协助病人整理衣被。

(5)用腕部力量将体温计水银柱甩至35℃以下,勿触及他物以防打碎。

(6)操作者洗手,将体温值绘制于体温单上。

(7)消毒体温计:将体温计先浸泡于消毒液容器内,5分钟后取出,冲洗;用离心机甩下水银(35℃以下),再放入另一消毒容器内30分钟后取出;用冷开水冲洗;再用消毒纱布擦干,存放于清洁盒内备用。

【注意事项】

1. 量体温前,检查体温计有无破损,水银柱是否在35℃以下。

2. 测量体温前20~30分钟内,病人应避免一些影响体温波动的因素,如剧烈运动、进食、情绪激动、做冷热敷、洗澡等。

3. 视病情选择合适的测量部位,婴幼儿、昏迷、精神异常、口腔疾病、呼吸困难等病人禁用口腔测温法。腹泻、直肠或肛门手术等病人禁用直肠测温法。极度消瘦者不宜使用腋下测温法。

4. 测口温时,嘱病人不可用牙咬体温计,如不慎咬破应立即清除玻璃碎屑,以免损伤口腔,可口服蛋清、牛奶,以保护消化道黏膜,延缓水银吸收,病情允许者,进粗纤维食物(如芹菜、韭菜),以加快水银的排出。

5. 所测体温如与病情不符,应重复测量,并在一旁监测。

6. 消毒液的温度要在40℃以下,以免体温计爆裂。

7. 使用新体温计前或定期消毒体温计后,应对体温计进行核对,以检查其准确性。方法:将全部体温计水银柱甩至35℃以下,于同一时间放入已测好的40℃以下的水中,3分钟后取出检视,凡误差在0.2℃或以上、玻璃有裂缝者、水银柱自动下降者不得使用,其余擦干备用。

【社区应用】

体温计在日常生活中使用较普遍,最常用的是水银体温计,又称玻璃体温计,其次还有电子体温计、可弃式体温计、感温胶片、红外线快速体温检测仪等。

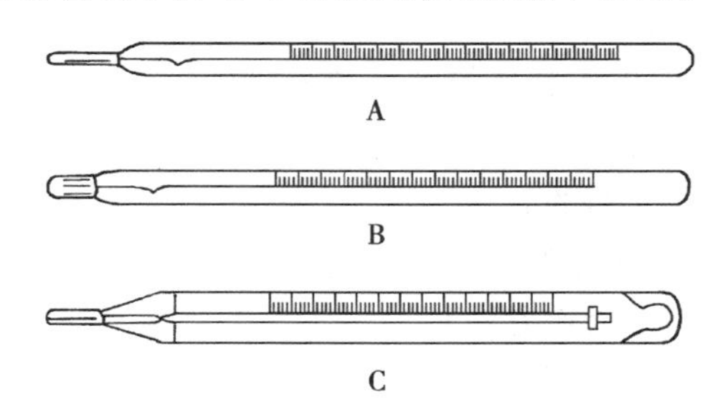

图2-2　水银体温计

A. 口表;B. 肛表;C. 腋表

1. 水银体温计(图2-2)　见本节操作方法所述。

2. 电子体温计(图2-3)　此体温计采用感温探头测量体温,所测温度值由数字显示器显示,使用时将探头插入一次性塑胶护套中置于所测部位,当体温计发出蜂鸣声,再持续3秒后即可读取温度。用法简单,测温准确,可供社区、家庭使用。

3. 可弃式体温计　可弃式体温计为单次使用的体温计。可测口温、腋温,但价格较贵,不宜长期大规模使用,可临时替代前两者。

4. 感温胶片　为对温度敏感的胶片,可贴在前额或腹部,根据胶片颜色改变来了解体温的变化,但不能显示具体的温度数值,只能用于判断体温是否在正常范围。最适用于新生儿及幼儿测温。

5. 红外线快速体温检测仪　该仪器通过接收人体红外线辐射来检测体温,可以在1秒内

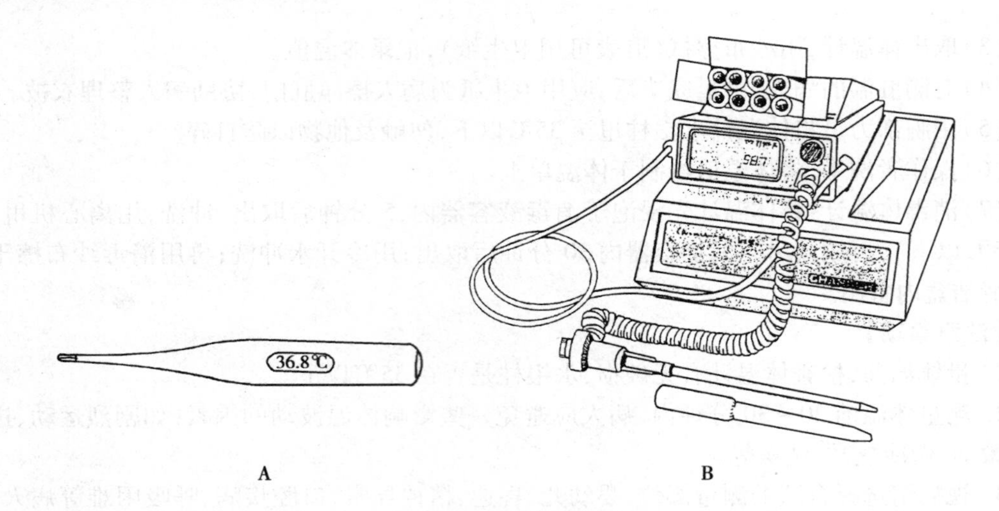

图 2-3 电子体温计

A. 个人用电子体温计;B. 医院用电子体温计

快速完成体温测试,其优点是非接触式检测,可有效避免交叉感染,对人体安全无害,适合社区人流量大的区域检测体温。但红外线快速体温检测仪,测得的是体表温度,疑体温偏高者,还应该用水银体温计复查。

二、脉搏的测量

脉搏(pulse,P)是指动脉管壁的节律性搏动。它是由于心室节律性地收缩和舒张,引起动脉血管相应地出现扩张和回缩的搏动。在一些浅表动脉部位,如桡动脉处,用手指能触摸到有节律的搏动。

由于脉搏的频率与节律是心率和心律的反映,因此通过观察脉搏的变化,可以在一定程度上了解心血管的功能状况。

【目的】

通过观察脉搏的变化,间接了解病人的心血管功能,为诊断、治疗、护理病人提供依据。

【操作方法】

以桡动脉为例介绍脉搏的测量。

1. 用物准备 治疗盘内备有秒针的表、笔、记录本、听诊器(必要时用)。

2. 操作步骤

(1)操作者洗手、戴口罩,备齐用物携至床边,核对,称呼病人并解释。

(2)病人取坐位或卧位,手臂置于舒适位置,腕部伸展。

(3)操作者用示指、中指、无名指的指端按在病人桡动脉的表面,压力大小以能清楚触及脉搏为宜。

(4)计数,一般情况测脉搏 30 秒,结果乘以 2 即可。

(5)脉搏短绌者,由两人同时测量,一人测脉率,一人听心率,由测心率者发出“开始”“停止”口令,计数 1 分钟(图 2-4)。

(6)记录脉搏值:次/分,脉搏短绌者,以分数式记录,如 130/90 次/分,即心率为 130 次/分,脉搏 90 次/分。

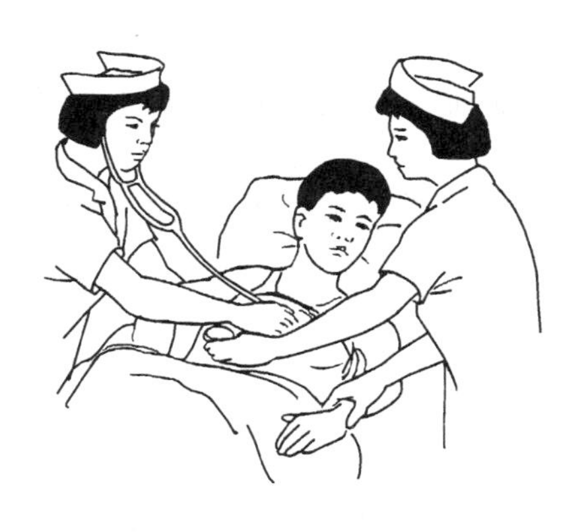

图 2-4 脉搏短绌的测量方法

(7)操作者洗手。

(8)将脉搏绘制于体温单上。

【注意事项】

1. 压力要适度,以能感觉到脉搏为宜。

2. 异常脉搏者、危重病人需测 1 分钟,脉搏细、弱难以测量时,用听诊器测心尖搏动 1 分钟(心率)。

3. 测脉搏前,应避免各种影响病人脉率的因素,如剧烈运动、情绪激动等,以保证其准确性。

4. 偏瘫病人,应选择健侧肢体测量。

5. 不可用拇指诊脉,因为拇指本身的脉搏易与病人的脉搏相混淆。

【社区应用】

1. 对无心律失常的病人测脉搏时可测 15 秒,乘以 4,以减少测脉搏的时间,也可用有秒针的钟代替表测量时间。

2. 脉搏能间接反映一个人的心功能状态,其测量方法较易掌握,在社区医疗、护理中如能做好这一方面的宣传,让更多的社区成员掌握其操作方法,就可以在遇到一些突发事件时,通过脉搏的测量,来判断病情的危急轻重,以便及早转送、及早治疗。

三、呼吸的测量

机体与环境间进行氧和二氧化碳气体交换的过程,称为呼吸(respiration,R)。其生理意义主要是维持机体内环境氧和二氧化碳含量的相对稳定,保证组织细胞代谢的正常进行。

正常成年人呼吸频率约 16~20 次/分,其频率和深浅度可随年龄、性别、活动、情绪等生理因素而有所改变,一般情况下婴幼儿比成年人快,老年人稍慢,同龄女性比男性稍快,活动、情绪激动时增快,静息和睡眠时较慢。病理情况下,呼吸的频率和深浅度会出现异常,我们可通过对呼吸的测量来对疾病的性质及轻重进行初步判断。

【目的】

测量病人每分钟的呼吸次数,观察、评估病人的呼吸状况,为诊断、治疗、预防、康复、护理提供依据。

【操作方法】

1. 用物准备 治疗盘内备秒表、笔、记录本、棉签。

2. 操作步骤

(1)操作者洗手、戴口罩,备齐用物至病床边,核对,但不解释,使病人处于自然呼吸状态,以保证测量的准确性。

(2)操作者将手放在病人的诊脉部位似诊脉状,眼观察病人胸部或腹部的起伏,以一起一伏为 1 次呼吸,计时 30 秒,将所测数值乘以 2 即为呼吸频率。同时观察病人呼吸节律、深浅等。

(3)呼吸不易观察者,可用少许棉花置于鼻孔前,观察棉花被吹动的次数,计时 1 分钟。

(4)记录呼吸值:次/分。

(5)操作者洗手。

(6)绘于体温单上。

【注意事项】

1. 由于呼吸受意识控制，测呼吸频率时，应不使病人察觉，测前应尽量去除影响病人呼吸的各种生理因素，如剧烈运动、情绪激动等。

2. 婴幼儿因测量肛温常哭闹而影响呼吸测量的准确性，所以应首先测呼吸，再测其他生命体征。

3. 如病人呼吸不规则或婴幼儿应测 1 分钟。

【社区应用】

1. 测量呼吸的方法如前所述，该方法优点在于任何场合下，都可以测量，操作也较简单，在社区、家庭中极易推广。

2. 呼吸异常者一般病情较重，对测量知识宣传、推广的目的就在于让更多人掌握并运用，从而及早发现病情，及早接受治疗，以免贻误抢救时机。

四、血压的测量

血压(blood pressure，BP)是血管内流动的血液对血管壁的侧压力。血压可分为动脉血压、静脉血压、毛细血管压。通常所说的血压是指动脉血压。如无特殊注明，均指肱动脉的血压，以 kPa 或 mmHg 为单位(现在一般都以 mmHg 为单位)。

在每一个心动周期中，心缩期动脉血压急剧升高到最高值，称为收缩压(systolic pressure，S)；心舒期动脉血压下降到最低值，称为舒张压(diastolic pressure，D)。收缩压与舒张压之差，称为脉搏压，简称脉压(pulse pressure)，脉压主要反映动脉血压波动的幅度及动脉管壁的弹性。在整个心动周期中，动脉血压的平均值和平均动脉压(mean arterial pressure)，约等于舒张压加 1/3 脉压。

在我国，正常成年人在安静时，收缩压为 12. 0 ~ 18. 5kPa(90 ~ 139mmHg)，舒张压为 8. 0 ~ 11. 9kPa(60 ~ 89mmHg)，脉压为 4. 0 ~ 5. 3kPa(30 ~ 40mmHg)，平均动脉压在 13. 3kPa(100mmHg)左右。

【目的】

通过观察血压的变化，可以了解心血管的功能状况，为诊断、治疗、护理提供依据。

【操作方法】

以水银血压计为例。

1. 用物准备　治疗盘内备血压计(图 2-5)、听诊器、笔、记录纸。

2. 操作步骤

(1)操作者洗手、戴口罩，测量前检查血压计、听诊器是否完好。

(2)核对，解释，询问病人有无剧烈活动等影响血压的因素，必要时让病人安静休息 20 ~ 30 分钟后再测。

(3)选择测量部位，一般为肱动脉，或腘动脉，本操作以肱动脉为例。

(4)协助病人取合适的体位：坐位或仰卧位，露出一侧肢体，使被测肢体与心脏处于同一水平，伸肘，手掌向上。

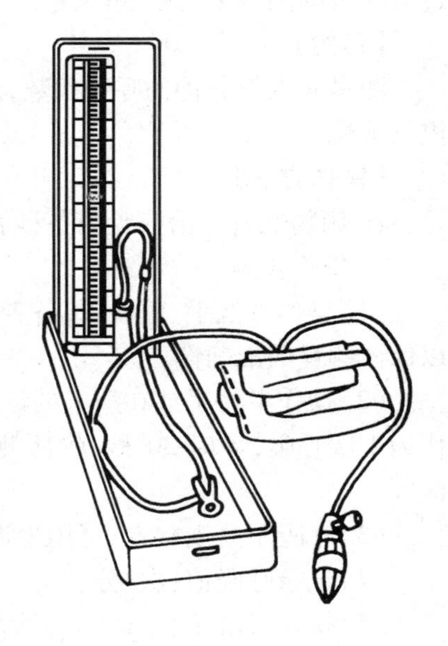

图 2-5　水银血压计

(5)放平血压计于上臂旁,打开水银槽开关,驱尽袖带内空气,将袖带平整地缠在上臂中部,袖带下缘距肘窝 2~3cm,如测腘动脉,袖带下缘距腘窝 3~5cm。

(6)戴好听诊器,先触及肱动脉搏动最明显的地方,再将听诊器胸件置于该处,用左手稍加固定。

(7)关闭气门,右手握橡皮球向袖带内充气加压,一般情况下,注气至肱动脉搏动音消失,再升高 20~30mmHg(2.67~4kPa)。

(8)随即稍松开橡皮球螺帽,缓慢放气以降低袖带内压,同时仔细听诊,并注意水银柱所指刻度和水银柱搏动。

(9)当突然听到"嘣"样的第一声搏动时,水银柱所指刻度为收缩压,继续缓慢放气,这时"嘣"样声音先由低而高,然后由高突然变低或消失,此时水银柱所指刻度为舒张压。

(10)测量后,排尽袖带内空气,关闭气门,整理袖带放入血压计盒内,将血压计盒盖右倾 45°使水银液回流槽内,关闭水银槽开关,关上盒盖,平稳放置。

(11)协助病人穿衣,恢复舒适体位。

(12)记录:用收缩压(S)/舒张压(D)mmHg 或 kPa 表示,如 BP:120/80mmHg。

(13)整理用物,操作者洗手。

【注意事项】

1. 测血压前检查血压计、听诊器各部件是否完好,如水银有无漏出,橡胶管有无老化,袖带宽窄是否合适病人,袖带过宽使血压偏低,袖带过窄使血压偏高。

2. 测量前确认、评估病人,是否有运动、洗澡、情绪激动等影响血压的因素存在,如有,应休息 30 分钟后再测量。

3. 测量时,室内必须保持安静,以利听诊。

4. 血压通常连测 2 次,以取其最低值。重复测量时,压力必须降到"0"点,稍等片刻再进行第二次测量。

5. 测肱动脉压时,病人上臂必须与心脏处于同一水平。如果肢体高于心脏水平,测出的血压值偏低;反之,血压值偏高。如测腘动脉血压,病人可取俯卧位或仰卧位,下肢也应与心脏同一水平,同时测得的血压值在记录时应注明为下肢血压。因为一般下肢血压比上肢高 20~40mmHg(2.67~5.33kPa)。

6. 按规定,以动脉消失音为舒张压,当变音与消失音之间有差异时,可记录两个读数即变音与消失音数值,如:180/80~50mmHg(24/10.7~6.7kPa)。

7. 一般测右上臂,因为左右两上肢的血压,由于供血的不同也有差异,一般右侧比左侧高 10~20mmHg(1.33~2.67kPa)。偏瘫、肢体外伤或手术病人测血压,应选择健侧肢体。

8. 袖带过紧过松也影响测压的准确性,过松使血压值偏高,过紧使血压值偏低,一般以放入一个手指为宜。另外,病人的衣袖过紧时,因可影响血液循环而导致血压值不准确,故应脱袖测量。

9. 测血压完毕,关闭盒盖时,动作要轻,放置要整齐,防止压碎盒盖上的玻璃管。

10. 为了保证血压值测量的准确性、可比性,应做到四定:定时间、定部位、定体位、定血压计。

11. 测血压时,充气不可过快过猛,以免水银溢出,影响测量的准确性和病人的不适。

12. 放气不可过快、过慢,过慢使所测的血压偏高,过快则使所测的血压偏低。一般以每秒 4mmHg 左右速度缓慢放气为宜。

【社区应用】

水银血压计测得的数值准确，但对测量要求较高，携带也不方便，一般只适用于专业医护人员在社区服务站使用，家庭可配备电子血压计（图 2-6），此血压计袖带内有换能器，可自动采样，微电脑控制数字运算，自动放气，无须用听诊器听诊，排除听觉不灵敏、噪音干扰等造成的误差，血压值可以用 mmHg、kPa 两种单位显示在液晶显示屏上，清晰直观，使用方便，但准确性较差。另外，还有无液血压计（又称弹簧式血压计、压力表式血压计）（图 2-7），此血压计携带方便，但欠准确。

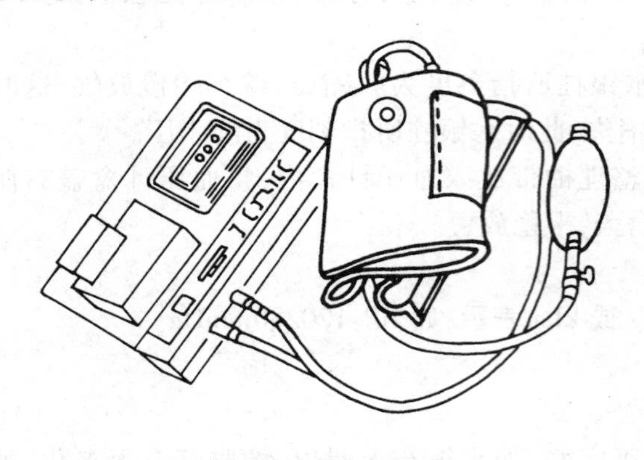

图 2-6 电子血压计

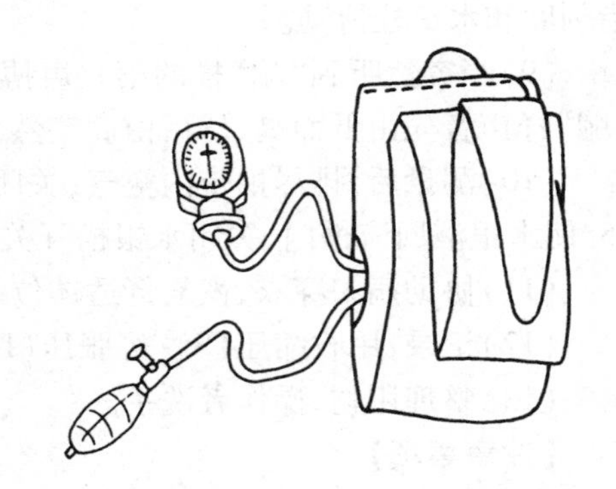

图 2-7 无液血压计

第二节 医源性感染和社区获得性感染的预防和控制

一、概 述

（一）概念

1. 医院感染（nosocomial infections） 是指病人、探视者和医院职工在医院内受到感染并出现症状。值得注意的是，医院感染发生在医院内，不包括入院即有的或已潜伏的感染；医源性感染包括一切在医院内活动的人群的感染，其主要对象是住院病人及医务工作者。

2. 社区获得性感染（community acquired infections） 是指人们在社区内受到感染并出现症状。社区获得性感染包括家庭内成员间的感染、邻里之间的感染及在社区活动时所遭受的感染。

（二）感染的形成

感染的形成，必须具备感染源（是指病原微生物自然生存、繁殖及排出场所或宿主，是导致感染的来源）、传播途径（是微生物从感染源传到易感宿主的途径和方式）、易感宿主（是指对感染性疾病缺乏免疫力而易感染的人）三个基本条件。当三者同时存在并有相互联系的机会，就构成了感染链，导致感染。无论在医院还是在社区，预防和控制的关键就在于有效地控制感染源，切断传播途径，保护易感宿主。

（三）预防与控制

1. 医院感染的预防与控制

（1）建立三级监控体制：在医院管理委员会领导下，建立由专职医生、护士为主体的医院内感染监控办公室及层次分明的三级护理管理体系（一级管理：兼职监控护士；二级管理：病区护士长；三级管理：护理部主任），负责评估医院内可能发生的感染，及时发现问题，及时处理。

（2）健全各项制度并认真贯彻落实

1）管理制度：如清洁卫生制度、消毒隔离制度，以及感染管理报告制度等的健全和落实。

2）监测制度：包括对灭菌效果、消毒剂使用效果、一次性医疗器械及门诊、急诊常用器械的监测，以及对病房等按“医院消毒卫生标准”进行监测。

3）消毒质量标准应符合国家卫生行政部门所规定的“医院消毒卫生标准”，如医护人员术前手的消毒，病区、病房空气的消毒，各种管道装置的消毒等，从而避免各种医院内感染。

4）医院布局设施合理：医院布局合理的设施，有利于消毒隔离。

5）人员控制：主要是控制感染源和易感人群。医院人员应定期进行健康检查。

6）合理使用抗生素：严格掌握使用指征，根据药敏实验选择敏感抗生素，采用适当剂量、给药途径和疗程，以免病菌产生耐药性及患者感染真菌。

7）加强教育：增强全体医务人员预防和控制医院内感染的自觉性，在各个环节上把好关。

2. 社区获得性感染的预防与控制　居委会、社区卫生服务站是保护人民群众健康的前哨站，它应当承担起在第一时间内发现病人、切断传染源、向上一级管理机构通报疫情、向居民宣传有关卫生预防保健知识的责任和义务。因此社区获得性感染的预防与控制是社区卫生服务的一项极其重要的内容，应注意以下几点：

（1）建立健全社区的疾病防控网：卫生防疫部门、医疗部门、社区卫生服务站、全社区人群共同参与，建立完整的以社区为基础的疾病防御体系，使疾病的流行在各个社区得到全方位的控制，从而最大限度地保障社区居民的健康。

（2）社区卫生服务站作为最基层的卫生组织，是社区人群患病首诊的场所，应做好及时收集、整理、上报有关疫情信息工作，为上级决策提供最可靠的第一手资料，切实有效地做好社区感染的预防与控制。

（3）社区服务站是连接上级和社区居民之间的桥梁，起着纽带作用，应适时将掌握的信息和指令通知居民，做好相关的健康知识和防护措施的宣传，避免过分的恐慌和采取错误的行为（如非典期间，有人大量抢购消毒液，在家中一日几次地进行消毒，有人乱服药等），达到预防疾病、促进健康的目的。

（4）定期为居民进行体检，做好社区人群的基本健康登记，以便及时发现传染源，一旦发现应针对传染源的特点，及时采取有效措施，控制传染源，切断传染途径，保护易感人群，将疫情控制到最小范围内。对于传染病病人应按规定及时就诊，同时也应对与其接触过的人进行体检、观察，对其用物、住处也应进行消毒、灭菌处理。对一些年老体弱、长期患病者应定期上门随访，尤其在疾病流行期间，应做好对这些易感宿主的保护工作。

二、清洁与舒适的护理

清洁可祛除身体表面污垢，清除微生物，防止细菌繁殖，有利于体内代谢物排泄，同时清洁还可以改善自我形象，使人感到舒适，并由此产生积极的情感。清洁是人类最基本的生理需要之一。

当一个人生病时，虽然自理能力下降会影响到身体清洁，但对清洁的需要却与健康人一样。因此，医护人员应根据病人的病情，对其清洁状况、自理能力进行评估，与病人共同制订出合理、有效、安全的清洁计划并予以实施。对病人的清洁卫生包括口腔护理、头发护理、指（趾）甲护理等。

（一）口腔护理

口腔是消化管的起始部分，由于口腔内的温度、湿度和食物残渣较适合微生物的生长繁殖，因此，正常人的口腔内经常存有细菌。当身体健康时，由于机体抵抗力强，加之刷牙、漱口、进食、饮水等活动，可对细菌起到一定的清除作用，因此较少发病。当生病时，由于机体抵抗力下降，自我清洁口腔能力减弱，加之唾液分泌能力下降，饮水、进食等活动减少，为细菌在口腔内繁殖创造了条件，常可引起口腔的局部炎症、溃疡等。还有些病人长期使用抗生素，口腔易发生真菌感染。所以保持口腔清洁十分重要，尤其对昏迷、高热、瘫痪等危重病人，以及年老体弱者，更应做好口腔护理（oral care）。

【目的】

1. 保持口腔清洁、湿润，预防口腔感染等并发症。
2. 病人感到舒适，促进食欲，恢复口腔正常功能。
3. 观察口腔黏膜、舌苔、牙龈有无异常，以便了解病情变化。

【操作方法】

1. 用物准备

（1）治疗盘内备治疗碗2个（一个盛漱口溶液，一个盛浸湿的无菌棉球）、弯血管钳、镊子、弯盘、压舌板、治疗巾、杯子（内盛漱口溶液）、吸水管、手电筒。必要时备张口器。

（2）外用药按病情准备：常用的有西瓜霜、冰硼散、锡类散、液状石蜡、甘油等。

（3）常用漱口溶液：见表2-1。

表2-1 口腔护理常用漱口溶液

名称	pH	作用
复方硼砂溶液（朵贝尔溶液）	酸性	除臭、抑菌
2%～3%硼酸溶液	酸性	防腐、抑菌
0.1%醋酸溶液	酸性	用于铜绿假单胞菌感染
生理盐水	中性	清洁口腔，预防感染
0.02%呋喃西林溶液	中性	清洁口腔，广谱抗菌
1%～3%过氧化氢溶液	碱性	适用于口腔感染有溃烂、坏死组织者
1%～4%碳酸氢钠溶液	碱性	用于真菌感染
0.08%甲硝唑溶液	碱性	用于厌氧菌感染

2. 操作步骤

（1）操作者洗手、戴口罩，备齐用物至床旁，核对并向病人解释。

（2）协助病人侧卧或仰卧，头偏向一侧，面向操作者，取治疗巾围颌下与枕上。置弯盘于病人口角旁（图2-8）。

（3）湿润口唇、口角，嘱病人张口（昏迷病人用张口器协助张口），操作者一手持手电筒，一

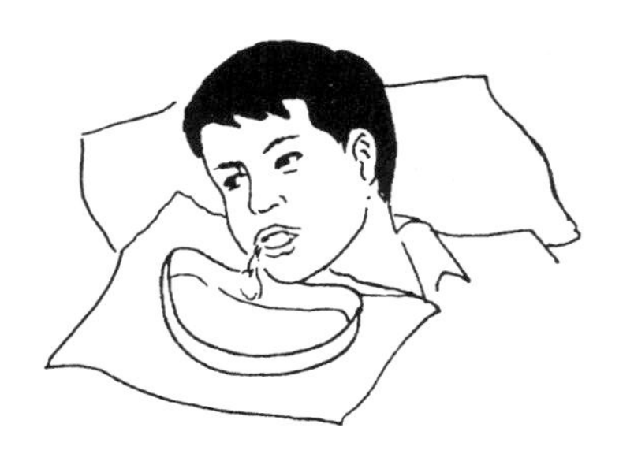

图 2-8　弯盘位置

手持压舌板轻轻撑开颊部，观察口腔情况。

(4)协助病人用漱口液漱口。

(5)嘱病人咬合上下齿，用压舌板轻轻撑开一侧颊部，用血管钳夹取含漱口液的棉球沿齿纵向擦洗外侧面(顺序从磨牙到门齿处)。同法擦洗另一侧。

(6)嘱病人张口，依次擦洗一侧牙齿的上内侧面、上咬合面、下内侧面、下咬合面，弧形擦洗颊部。同法擦洗另一侧。

(7)由内向外擦洗舌面，弧形擦洗硬腭。

(8)擦洗完毕，帮助病人用漱口水漱口，用治疗巾擦去口角处水渍。并再观察口腔，并清点棉球数。

(9)酌情使用外用药。

(10)撤去治疗巾，协助病人取舒适卧位，整理床单位。

(11)清理用物。

(12)操作者洗手，记录。

【注意事项】

1. 昏迷病人，禁漱口，同时擦洗的棉球也不可过湿，以防溶液误吸入呼吸道，引起呛咳甚至窒息。

2. 注意观察口腔黏膜有无出血、溃疡和特殊气味，以及长期使用抗生素、糖皮质激素者有无真菌感染。

3. 病人如有活动假牙，可在操作前将其取下，用冷水刷洗干净，操作完毕再给其戴上，或浸泡在冷开水中，但不可用开水或酒精浸泡，以防变形或变色。

4. 擦洗过程中夹紧棉球，每次 1 个，操作完毕及时清点棉球，避免棉球遗留于口腔。

5. 擦洗顺序由上而下，动作轻柔，避免损伤黏膜及牙龈(尤其对凝血功能差者)，擦洗时勿过深，以免触及软腭、咽部，引起恶心。

【社区应用】

1. 对于瘫痪等生活能力缺乏的病人，口腔护理操作见前述，可以让其家属参与完成。

2. 对社区中的一般人群主要是进行口腔卫生指导

(1)三餐后养成刷牙、漱口的习惯。

(2)睡前不应食入对牙齿有刺激或腐蚀性食物，减少龋齿的发生。

(3)鼓励多饮水。

(4)选择外形较小，表面平滑，刷毛软硬适中的毛刷，并且至少每隔三个月更换一次，切不可用已磨损和硬毛的牙刷，以免引起牙齿的磨损及牙龈的损伤。

(5)牙膏的选择应以不具有腐蚀性为原则，以防损伤牙齿。另外，可根据需要选择一些如抗过敏、预防龋齿的药物牙膏。

(6)指导正确刷牙：将牙刷的尖端轻轻放入牙齿周围的牙龈沟上，牙刷的毛面与牙齿呈 45°角，以快速的环形来回刷动，每次只刷 2 ~ 3 颗牙齿，每刷完一个部位，再刷相邻部位，对于前排牙齿的内面，可用牙刷毛面的尖端以环形方式刷洗牙面，再反复刷洗牙齿的咬合面，最后由里到外刷洗舌面，然后漱口。

(7)指导义齿的清洁与护理：同真牙，注意事项如前述。

(二)头发护理

头面部是人体皮脂腺、汗腺分布最多的部位。腺体分泌的皮脂、汗液伴灰尘黏附于头发，常给人以不适，特别是持续高热、长期卧床、身体虚弱、出虚汗多的病人。因此，当病人无能力自理时，护士应帮助其进行头发护理。

床上洗头(shampooing in bed)

【目的】

1. 去除头发污物，满足病人对舒适和清洁的需要。
2. 预防头疮、头虱等疾病的发生。
3. 刺激头部血液循环，促进头发新陈代谢，恢复头皮正常功能。
4. 维护病人的自尊和自信，建立良好医患关系。

【操作方法】

1. 用物准备

(1)治疗盘内备小橡胶单，大、中毛巾各一条，洗发液，冲洗壶或水杯，眼罩或纱布，别针，棉球2个(以不吸水为宜)，纸袋，电吹风。

(2)马蹄形垫或洗头车，水壶(内有温水，水温40～50℃或按病人习惯调制)，污水桶，梳子，镜子，洗发液，护肤霜(病人自备)，药膏。

2. 操作步骤

(1)备齐用物至床边，向病人核对解释。

(2)天冷或风大时关门窗，调节室温到22～26℃。必要时使用屏风。

(3)将小橡胶单与大毛巾铺于枕上，松开病人衣领并内折，围毛巾于颈部，别好安全针。取舒适卧位，如斜角仰卧，头靠近床沿，移枕垫于肩下。

(4)将马蹄形垫垫于病人后颈部，使病人头部位于马蹄的中凹部，马蹄垫的开口朝向床沿，下端垂于水桶内(图2-9)。

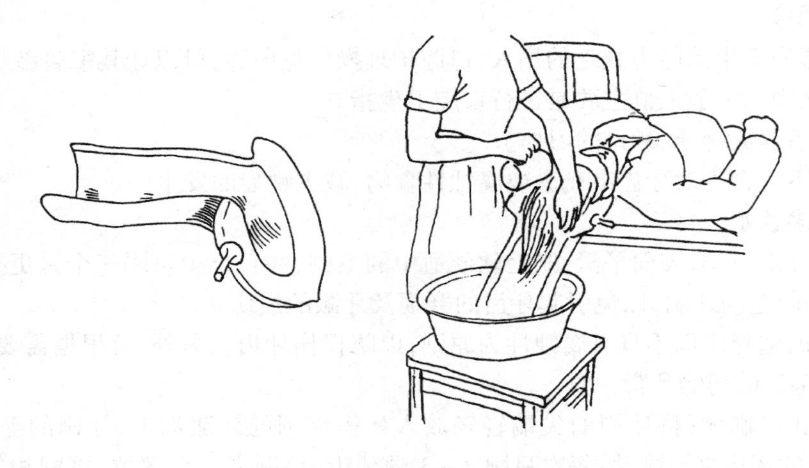

图2-9 马蹄形垫垫法

(5)用棉球塞于病人两耳孔道(脱脂棉球)，纱布遮住双眼。先用少许水试温，病人感觉合适后，充分湿润头发，再用洗发水搓揉，最后将头发冲洗干净，取下纱布棉球，松开颈部毛巾，擦开,然后包裹头发。

(6)扶托病人颈部,迅速撤去马蹄形垫,将枕移回原位,协助病人取舒适卧位。

(7)撤去包头毛巾,用浴巾擦干或电吹风吹干头发,梳理成病人喜欢的发型,撤去大毛巾与治疗巾。

(8)整理床单位,处理用物,记录。

(9)用洗头车洗头时,病人斜角仰卧,双腿屈膝,头枕于头托上,将接水盘置于头下。其余操作相似(图 2-10)。

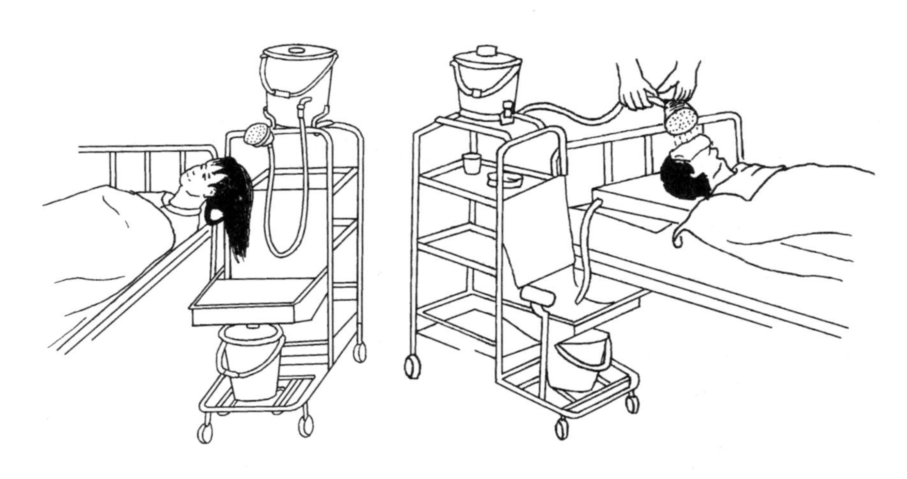

图 2-10 洗头车洗头

【注意事项】

1. 操作过程中注意观察病情变化,询问病人有无不适,如有异常时应立即停止操作。

2. 用指腹揉搓头发和按摩头皮时,方向由发际向头顶部。揉搓力量适中,不可用指甲抓,以防抓伤头皮。

3. 操作时注意保护被褥、衣服不被打湿,勿使水流入病人眼、耳内。

4. 掌握水温,避免因热水烫伤头部,洗发后及时擦干头发以防病人着凉。

5. 操作过程中注意运用人体力学原理,身体尽量靠近床边,保持良好姿势,避免疲劳。

【社区应用】

1. 宣传头发护理的重要性,操作方法如前所述,可让家庭成员参与。

2. 洗头应以病人安全、舒适,不导致不良后果为原则。

3. 洗头车洗发适用于医院、社区卫生服务站,在家庭中可以就地取材,如用塑料纸代替橡胶单,自制马蹄形垫,方法:将一块大浴巾,卷成长圆柱形(长约 80~100cm,直径约 6~8cm),外裹塑料纸。对于卧床移动不便的病人,还可以采用扣杯式洗发(图 2-11),即在大脸盆里倒扣一只大杯子或小脸盆,上垫毛巾,头枕其上,病人平卧,无须斜置,大脸盆下垫毛巾与塑料纸于床头,洗发过程中,大脸盆中的污水可通过一根管子吸入污水桶(利用虹吸原理),其余操作相同。

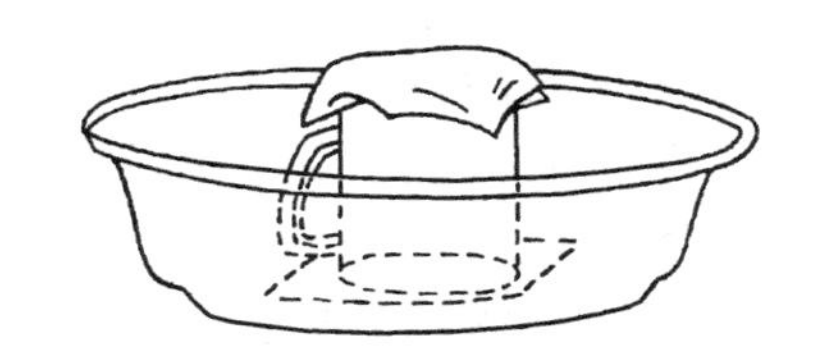

图 2-11 扣杯法

（三）皮肤护理

皮肤（skin）是机体的天然屏障，清洁、健康的皮肤可抵御微生物的侵入。皮肤新陈代谢旺盛，其代谢产物如皮脂、汗液、表皮脱屑等，常常与细菌，灰尘结合成污垢，黏附于皮肤表面从而有利于细菌繁殖，如不及时清洗，时间长了，就会引起皮肤炎症，同时也给病人带来生理、心理上的不适。因此，及时对皮肤进行清洁护理，不仅可去除污垢，起到清洁皮肤，促进血液循环，增强皮肤的排泄功能，预防皮肤感染的作用，同时也满足了病人对舒适和清洁的需要。

沐　浴

【目的】

1. 使病人去除皮肤污垢，保持皮肤清洁，促进血液循环，增强皮肤的排泄功能，预防感染和压疮的发生。

2. 满足病人皮肤舒适的需要，促进心身舒适。

3. 为医护人员提供观察病人并与病人建立良好关系的机会。

【操作方法】

1. 淋浴（shower）与盆浴（tub baths）　适用于全身一般情况良好者。

（1）用物准备：浴皂、浴巾、毛巾、清洁衣裤、拖鞋。

（2）操作步骤

1）调节室温至22～26℃，水温40～45℃。可按季节等调节水温。

2）向病人交代有关事项，如信号令的使用，携带用物，送病人入浴室。

3）浴室不闩门，可在门外挂牌示意，注意入浴时间。如需帮助沐浴的病人，操作者应进入浴室，协助病人脱衣、沐浴、穿衣。

4）沐浴后，观察病人一般情况，必要时作记录。

2. 床上擦浴（bed baths）　适用于病情较重、长期卧床、活动受限、不能自理的病人。

（1）用物准备：脸盆、水桶（内盛50～52℃热水，可按季节等调节水温）、清洁被服、毛巾2条、浴巾、浴皂、梳子、剪刀、50%乙醇、爽身粉、清洁衣裤、必要时备便盆、便盆布及屏风。

（2）操作步骤

1）洗手，备齐用物至床旁，核对并解释，关好门窗，围好屏风，调节室温到22～26℃，必要时协助病人大小便。

2）松开床尾盖被，将病人移至床边，将脸盆放于床旁桌上，倒入热水至2/3满，测试水温。

3）为病人洗脸及颈部。方法：将微湿小毛巾包在手上呈手套状（图2-12），一手托病人头颈部，擦洗脸及颈部。先擦眼，由内眦向外眦擦拭，然后擦洗一侧额部、颊部、鼻翼、耳后、下颌，直至颈部；同法擦洗另一侧。最后用较干毛巾依次再擦洗一遍。

4）协助病人脱下上衣，在擦洗部位下铺大毛巾。

5）按顺序擦洗两上肢、胸、腹部。方法：先用

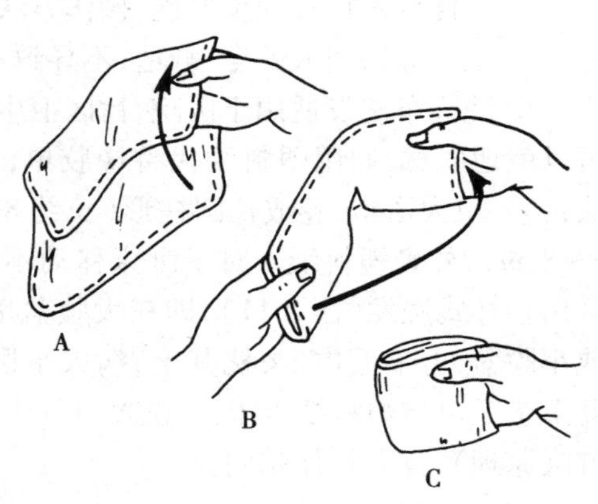

图2-12　小毛巾包法

涂浴皂的湿毛巾擦洗,再用湿毛巾擦去浴皂,清洗毛巾后再擦洗,最后用浴巾擦干。

6)协助病人侧卧,背向操作者,为病人依次擦洗后颈部、背部、臀部。擦洗后用50%乙醇按摩受压部位,根据季节扑爽身粉。

7)协助病人平卧,穿上清洁上衣,换盆,换水,换毛巾。

8)擦洗下肢、双足:协助病人脱裤,先擦洗双下肢,然后将盆移于足下,盆下垫大毛巾,病人屈膝,将双脚同时或先后浸泡片刻,洗净双足,擦干。

9)换水、盆及毛巾后,为病人擦洗会阴。

10)为病人穿上清洁裤子。

11)整理床单位,按需要更换床单,安置病人于舒适卧位,开窗通风。

12)清理用物,做好记录。

【注意事项】

1. 淋浴与盆浴的注意事项 ①饭后1小时内不宜立即淋浴或盆浴,以免影响消化系统正常功能。②防止烫伤或受凉。③注意入浴时间,淋浴时间不宜过长。④妊娠7个月以上的孕妇禁用盆浴。⑤传染病病人淋浴按病种隔离原则进行。⑥防止发生晕厥、滑跌等意外,一旦发生应迅速到位救治、护理。

2. 床上擦浴的注意事项 ①清洗脸部及颈部时要注意清洗耳郭、耳后颈部等皮肤皱褶部位,勿用浴皂洗眼部周围。②协助脱上衣时,先脱近侧,后脱远侧;如有外伤,先脱健侧,后脱患侧;穿衣时正好相反,以减少患侧的活动和牵拉,避免疼痛。③擦洗动作要敏捷,可适当用力,但不宜过重。④擦洗过程中,注意观察病情,若病人出现寒战、面色苍白等情况时,应立即停止擦洗,给予适当处理,洗时还应观察皮肤有无异常。⑤尽量减少翻身和暴露,以保护病人的自尊及避免病人受凉。⑥婴幼儿更应注意皮肤护理,及时更换被污染的衣裤。

背部按摩护理(back massage care)

【目的】

促进皮肤血液循环,预防压疮等并发症的发生。

【操作方法】

1. 用物准备 清洁衣裤、大毛巾、毛巾(自备)、脸盆(内盛40~45℃温水)、50%乙醇、润滑剂、屏风。

2. 操作步骤

(1)操作者洗手,向病人核对并解释,必要时协助病人大小便。

(2)围好屏风或关闭门窗,调节室温,将盛温水的脸盆置床旁桌或椅上。

(3)协助病人俯卧或侧卧,大毛巾一半铺于病人身下,一半盖于病人上半身。

(4)清洁背部,用毛巾依次擦净病人的颈部、肩部、背部及臀部。

(5)按摩背部,按摩者斜站在病人右侧,左腿弯曲在前,右腿伸伸直在后,两手掌沾少许50%乙醇,从病人骶尾部皮肤开始,沿脊柱两侧向上做环状按摩,力量要足以刺激肌肉组织。在肩部时,手法稍轻,然后再转向下至腰部、骶尾部。如此有节奏地按摩数次。再用拇指指腹蘸50%乙醇,由骶骨部沿脊柱按摩至第7颈椎处(图2-13)。

(6)按摩完毕,用大毛巾擦去皮肤上的乙醇,撤去大毛巾,协助病人穿衣并取舒适卧位。

(7)整理床单位,洗手,记录。

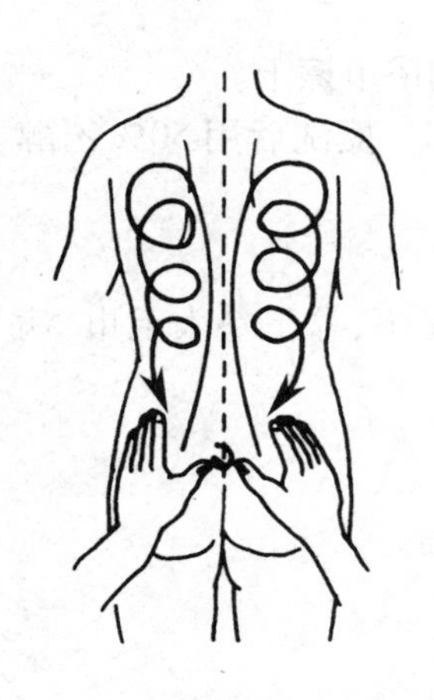
图2-13 背部按摩示意图

【注意事项】

1. 避免床单潮湿和病人受凉。

2. 按摩过程中力度要适当，防止擦伤病人皮肤。

3. 注意运用人体力学原理，节时省力。

（四）指（趾）甲护理

指（趾）甲位于手指和足趾远端的背面，是表皮角质层增厚而形成的板状结构，指（趾）甲对下面的组织具有保护作用，但指（趾）甲缝里也是微生物滋生的地方。及时对病人指（趾）护理可减少微生物滋生，同时也避免过长的指（趾）甲可能对自身皮肤的划伤。

【目的】

1. 清洁指（趾）甲，减少细菌滋生，切断传播途径。

2. 剪短、修理指（趾）甲，减少对自身皮肤的划伤。

【操作方法】

1. 用物准备　剪刀或指甲剪、搓剪、面盆（内盛40～45℃温水）、污水桶、橡胶单（必要时）、毛巾。

2. 操作步骤

（1）操作者洗手、戴口罩，备齐用物至床边，核对并向病人解释。

（2）调整水温后将病人双手（足）置面盆里，用浴皂涂抹，轻轻搓揉。特别是指（趾）甲缝隙，再用清水清洗干净，待指（趾）甲泡软后擦干双手（足）。

（3）细心修剪指（趾）甲，并用搓剪将其边缘搓整齐。

（4）清理用物，洗手，记录。

【注意事项】

1. 小心修剪指（趾）甲，避免误伤病人。

2. 所用剪刀清洗卫生，防止交叉感染。

3. 防止被单弄湿，必要时垫上橡胶单。

（五）卧有病人床整理法及更换床单法

卧有病人床整理法

【目的】

1. 使病床整洁，病人睡卧舒适。

2. 预防压疮及其他并发症的发生。

3. 保持病室整洁、美观。

【操作方法】

1. 用物准备　清洁大单、中单、被套、枕套、床刷（外加布套）或微湿的扫床巾、污衣袋，需要时备清洁衣裤和便器（上盖便器巾）。

2. 操作步骤

（1）操作者洗手、戴口罩备齐用物至床旁，核对并解释，酌情关闭门窗。

（2）询问病人有无特殊需要，必要时协助使用便盆。

(3)移开床旁桌,距床约20cm,将椅子放于床尾,清洁物品按顺序放于椅上。

(4)病情允许时放平床头、床尾支架。

(5)松开床尾盖被,协助病人翻身至对侧,松开近侧各层床单,用扫床巾扫净中单和橡胶中单后搭在病人身上,然后从床头至床尾扫净大单上的碎屑,最后将各单逐层拉平铺好。

(6)协助病人翻身至扫净一侧,转至对侧,同上法逐层扫净,拉平铺好。

(7)协助病人取舒适卧位,整理盖被,将棉胎和被套拉平,折成筒状,铺好,被尾折叠于床尾。

(8)取出枕头,轻轻拍松后协助病人枕好。

(9)移回床旁桌椅,扫床巾集中消毒清洗,记录。

【注意事项】

神志不清楚者,应设床栏,防止坠床。注意扫净枕下及病人身下的碎屑。操作过程中,观察病人面色、脉搏、呼吸情况,注意保暖。整理盖被时,注意被头端有无空虚,以防受凉。整理床单时,应拉紧,铺平,防止皱褶损伤病人皮肤。

更换床单法

【目的】

同卧有病人床整理法。

【操作方法】

1. 用物准备　清洁大单、中单、被套、枕套、床刷及刷套、污衣袋,必要时备床挡、屏风或围帘。

2. 操作步骤

(1)备齐用物至床边,向病人核对并解释,必要时关闭门窗、放平床头床尾支架。

(2)移开床旁桌距床20cm,床旁椅移至床尾,将用物按顺序放于椅上。

(3)松开床尾盖被。

(4)协助病人移向一侧,背向操作者,将枕头置于病人头下,盖好盖被,必要时安床挡,防止坠床。

(5)松开近侧各层被单,将污中单向上卷入病人身下,用床刷自上而下扫净橡胶单后搭在病人身上,将污大单向上卷入病人身下,从床头至床尾扫净床褥。

(6)铺清洁大单,对准中线,正面向上,将近侧大单展开,另半侧塞于病人身下,将床头、床尾、中部先后展平拉紧折成斜角或直角,塞入床垫下。

(7)放平橡胶中单,铺清洁中单,对准中线,展开近侧半幅,另半幅塞入病人身下。下垂的两中单,展平拉紧一并塞于床垫下。

(8)移枕至近侧,协助病人翻身至近侧,面向操作者。

(9)操作者转至对侧,松开各单,撤下污中单至床尾,扫净橡胶中单后搭在病人身上,将污大单由床头卷向床尾,与污中单一并入污衣袋。

(10)用床刷自床头向床尾扫净床褥,从病人身下取出清洁大单,展平拉紧,铺好床头床尾两角和中间部分,放下橡胶单,从病人身下取出清洁中单展平拉紧,一并塞入床垫下。

(11)移枕至床中央,协助病人取平卧位,拉平盖被,松解被套开口处系带。

(12)铺清洁被套于盖被上,将棉胎在被套内三折,从污被套内迅速取出棉胎(S形折叠)放于清洁被套内,套好被套,同时卷出污被套投入污衣袋内,操作者站在床尾拉平盖被并系带。

(13)做被筒,两侧齐床沿,被头距床头15cm,被尾向内翻折压于病人脚下。

(14)更换枕套,放回床旁桌椅,协助病人取舒适卧位。

(15)根据病情摇起床头、床尾支架,开窗通风。

【注意事项】

1. 更换被套时尽量少暴露病人,棉胎不能直接接触病人身体。
2. 对于骨折、牵引或有引流管的病人,应加以保护,防止损伤或扭曲引流管及脱管。
3. 操作过程中观察病人的面色、呼吸,经常询问有无不适。
4. 被筒不可过紧,勿使病人足部受压,以防足下垂。
5. 更换枕套时,要求动作迅速,避免病人头部悬空过久。
6. 污单不可扔在地上,以减少污染。

【社区应用】

卧有病人床整理法及更换床单法适用于家庭中长期卧床的病人,可教会家属其中的技巧,操作如前所述,同时应根据家庭中具体情况,采取符合实际的操作方法,如家庭中的被套开口一般位于一侧,就不同于开口在尾端的套法。总之,本操作在社区中应用的原则应做到:①床铺始终保持清洁、平整、干燥;②病人感觉舒适,无压疮等并发症发生;③操作顺利,未对病人造成伤害。

三、消毒和灭菌

(一)基本概念

1. 消毒(disinfection) 是指清除或杀灭传播媒介上的病原微生物,使其达到无害化的处理。

2. 灭菌(sterilization) 是指杀灭或清除医疗器械、器具和物品上一切微生物(包括致病微生物和非致病微生物,也包括细菌芽胞和真菌孢子)的处理。

(二)物理消毒灭菌法

1. 热力消毒灭菌法(heat disinfection sterilization) 是利用热力破坏微生物的蛋白质、核酸、细胞壁和细胞膜,从而导致其死亡以达到消毒灭菌目的的方法。

(1)燃烧法:是一种简单、迅速、彻底的灭菌法。

1)使用方法:无保留价值的物品可直接焚烧;金属器械可在火上烧约20秒;搪瓷容器,可倒入少量95%~100%乙醇,慢慢转动容器,使乙醇分布均匀,点火燃烧至熄灭。

2)适用范围:①无保留价值的物品:污纸,被破伤风、气性坏疽、铜绿假单胞菌等特殊感染的敷料;②金属器械、搪瓷类物品,需急用时。

3)注意事项:①锐利刀剪禁用此法灭菌,以防锋刃变钝;②必须远离乙醇、氧气等易燃、易爆物品;③燃烧过程中不可加入乙醇等燃料,以免火焰上窜而造成烧伤等。

(2)干烤法:利用特制的烤箱进行灭菌,其热力传播与穿透主要靠空气对流与介质的传导,灭菌效果可靠。

1)使用方法:消毒:箱温为120~140℃,时间10~20分钟。灭菌:箱温180℃,时间30分钟;或170℃,时间1小时;160℃,时间2小时。

2)适用范围:适用于高温下不变质、不损坏、不蒸发的物品,如油剂、粉剂、玻璃器具、金属制品等。

3）注意事项：①需灭菌的物品干烤前应洗净，以防附着在表面的污物炭化；②玻璃器具干烤前洗净并完全干燥，灭菌时勿与烤箱底、壁直接接触，灭菌后等温度降到40℃以下再开箱，以防炸裂；③物品包装不能过大，不能超过烤箱高度的2/3，物品间应留有空隙，粉剂和油脂的厚度不得超过1.3cm；④温度高于170℃时，有机物会碳化，故有机物品灭菌时，温度不能过高。

（3）煮沸消毒法：将水煮沸，保持5～10分钟可杀灭繁殖体，保持1～3小时可杀灭芽胞。在水中加碳酸氢钠配成1%～2%的浓度时，沸点可达105℃，能增强灭菌作用，还可去污防锈。

1）使用方法：煮沸前将物品刷洗干净，将其全部浸入水中，然后加热至水沸腾后维持≥15分钟。

2）适用范围：适用于金属、搪瓷、玻璃制品、餐饮具、织物或其他耐湿、耐高温物品的消毒。

3）注意事项：①煮沸消毒前，物品必须刷洗干净，空腔导管内须先灌水；②玻璃物品用纱布包裹，在冷水或温水时放入；③器械的轴节和容器的盖要打开，可拆卸物品应拆开，大小相同的碗盆不能重叠，以保证物品各面与水接触；④消毒时间从水沸后开始计时，若中途再加入物品，则在第二次水沸后重新计时；⑤高海拔地区，应适当延长煮沸时间；⑥煮沸消毒用水宜使用软水。

（4）压力蒸汽灭菌法：是临床上最常用的一种灭菌法。根据排放冷空气的方式和程度不同，分为下排气式压力灭菌器和预排气压力灭菌器两类。根据灭菌时间的长短，压力蒸汽灭菌程序包括常规压力蒸汽灭菌程序和快速蒸汽灭菌程序。

1）使用方法：下排气压力蒸汽灭菌器包括手提式（图2-14）和卧式（图2-15）两种。其中手提式压力蒸汽灭菌器具有易携带、使用方便、效果可靠等优点，多用于基层医疗单位。灭菌程序一般包括前排气、灭菌、后排气和干燥等过程，具体操作方法遵循生产厂家的使用说明或指导手册，灭菌器的灭菌参数为温度121℃，压力102.9kPa，器械灭菌时间为20分钟，敷料灭菌时间30分钟。

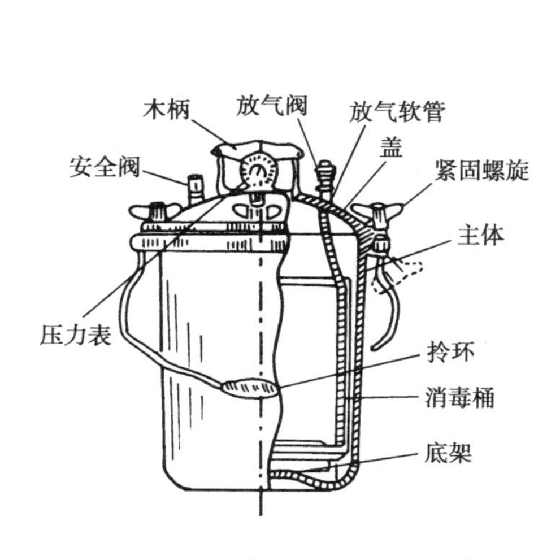

图2-14　手提式压力蒸汽灭菌器

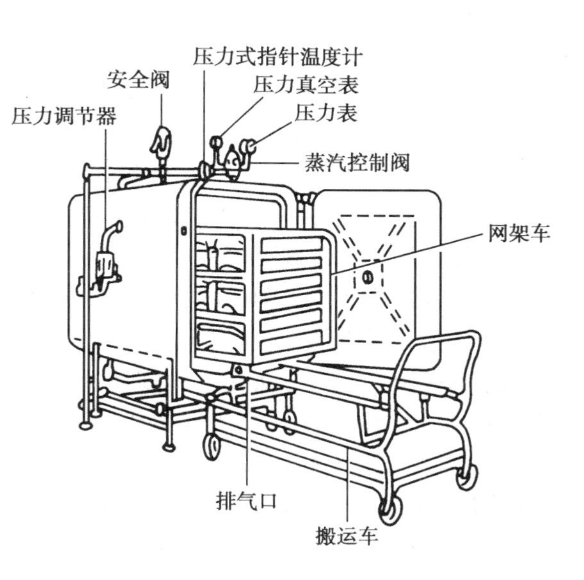

图2-15　卧式压力蒸汽灭菌器

预排气压力蒸汽灭菌器一般包括3次以上的预真空和充气等脉动排气、灭菌后排气和干燥等过程，具体操作方法遵循生产厂家的使用说明或指导手册，灭菌器的灭菌参数一般为温度

132～134℃,压力205.8kPa,灭菌时间4分钟。

快速压力蒸汽灭菌包括下排气、正压力排气和预压力排气蒸汽灭菌。其灭菌温度由灭菌器性质、灭菌物品材料性质(带孔和不带孔)、是否裸露而定,见表2-2。具体操作方法遵循生产厂家的使用说明或指导手册。

表2-2 快速压力蒸汽灭菌所需最短时间

物品种类	下排气		正压排气		预排气	
	灭菌温度(℃)	灭菌时间(min)	灭菌温度(℃)	灭菌时间(min)	灭菌温度(℃)	灭菌时间(min)
不带孔物品	132	3	134	3.5	132	3
带孔物品	132	10	134	3.5	132	4
不带孔-带孔物品	132	10	134	3.5	132	4

2)适用范围:适用于耐高温、耐高压、不怕潮湿的医用器械和物品的灭菌,如敷料、手术器械、搪瓷、橡胶、细菌培养基等。

3)注意事项:①每天设备运行前应进行安全检查,检查内容包括:灭菌器柜门密封圈完整无损坏,柜门安全锁扣灵活、安全有效;灭菌器压力表处在"0"的位置;由柜室排气口倒入500ml水,检查有无阻塞;关闭灭菌器柜门,通蒸气检查有无泄漏;检查蒸汽调节阀是否灵活、准确,压力表与温度计的标示是否吻合,排气口温度计是否完好;记录打印装置处于备用状态;电源、水源、蒸汽、压缩空气等运行条件符合设备要求。②灭菌前应进行灭菌器的预热。③检查安全阀是否在蒸汽压力达到规定的安全限度时被冲开。④灭菌包重量要求:器械包重量不宜超过7kg,敷料包不宜超过5kg。⑤灭菌包体积要求:下排气压力蒸汽灭菌器不宜超过30cm×30cm×25cm,预排气压力蒸汽灭菌器不宜超过30cm×30cm×50cm。⑥灭菌结束后,压力表在蒸汽排气尽时应在"0"位。⑦手提式和卧式压力蒸汽灭菌器主体与顶盖应无裂缝和变形,不应使用无排气软管或软管锈蚀的手提式压力蒸汽灭菌器。⑧卧式压力蒸汽灭菌器输入蒸汽的压力不宜过高,夹层的温度不能高于灭菌室的温度。⑨预排气压力蒸汽灭菌器应在每日开始灭菌运行前行空载进行B-D试验,检测其空气排出效果。⑩下排气、预排气压力蒸汽灭菌器的具体操作步骤、常规保养和检查措施,应遵循生产厂家的使用说明或指导手册。⑪快速灭菌程序不应作为物品的常规灭菌程序。应急情况下使用时,只适用于灭菌裸露物品,使用卡式盒或专用灭菌容器盛放。灭菌后的物品应尽快使用,不应储存,无有效期。

4)灭菌效果的监测:对压力灭菌器及经灭菌的各类器械、敷料等,要定期检验灭菌效果,以保证达到灭菌标准。方法有:①物理监测法:用150℃或200℃的留点温度计。使用前将温度计水银柱甩至50℃以下,放在包裹内,等灭菌完后,再检查其读数是否达到灭菌温度。②化学监测法:常使用化学指示胶带,将其放在包裹的中央部位,在121℃、20分钟或130℃、4分钟后,根据指示带的颜色及性质的改变来判断灭菌效果。③生物监测法:是最可靠的监测法,将至少一个标准指示菌片(非致病性嗜热脂肪杆菌芽胞作为指示剂,每片含10^6个嗜热脂肪杆菌芽胞)装入水纸袋或至少一个自含式生物指示剂,置入标准测试包(由16条41cm×66cm全棉手术巾制成23cm×23cm×15cm的测试包)的中心部位,待灭菌完毕,在无菌条件下取出标准试验包的指示菌片,放入溴甲酚紫葡萄糖蛋白胨水培养基内,在56℃±1℃温箱中培养7天(自含式生物指示剂按产品说明书执行),观察培养结果。结果判定:阳性对照组培养阳性,阴性对照组培养阴性，试验组培养阴性，判定为灭菌合格。阳性对照组培养阳性，阴性对照组培养阴性，试验组培养阳性，判定为灭菌不合格；同时应进一步鉴定试验组阳性的细菌是否为指示菌或是污染所致。自含式生物指示剂不需要做阴性对照。小型压力蒸汽灭菌器因一般无标准生物监测包，应选择灭菌常用的，有代表性的灭菌包制作生物测试包或生物 PCD（挑战装置，process challenge device），置于灭菌器最难灭菌的部位，且灭菌器应处于满载状态。生物测试包或生物 PCD 应侧放，体积大时可平放。监测所用菌片或自含式菌管应取得卫生部消毒产品许可批件，并在有效期内使用。B-D 测试法：测试前先预热灭菌器，将 B-D 测试包（由 100% 脱脂纯棉布或 100% 全棉手术巾折叠成长 30cm ±2cm、宽 25cm ±2cm、高 25 ~28cm 大小的布包中间置入专用的 B-D 测试纸制成）水平放于灭菌柜内灭菌车的前底层，靠近柜门与排气口底前方；柜内除测试包外无任何物品；在 134℃ 温度下，时间不超过 3.5 分钟，取出测试包，观察 B-D 测试纸的颜色变化。结果判定：B-D 测试纸均匀一致变色，说明 B-D 试验通过，灭菌器可以使用；变色不均匀说明 B-D 试验失败。可再重复一次 B-D 测试，合格灭菌器可以使用；不合格需检查 B-D 试验失败原因，直至 B-D 测试通过后，该灭菌器方能使用。

（5）微波消毒灭菌：利用微波对物品消毒和灭菌。

1）使用方法：需采用医用微波灭菌器，按使用说明书进行。

2）适用范围：微波可杀灭各种微生物，多用于食品及餐具的处理，化验单据、票证的消毒及医疗药品和耐热非金属材料器械的消毒灭菌。

3）注意事项：严格掌握适用范围和使用条件。物品包装后高度不应超过柜室高度的 2/3，宽度不应超过转盘周边，不得接触装置四壁。微波的热效应需要有一定的水分，因此，被消毒物品的含水量适当，可提高消毒效果。

2. 光照消毒法（辐射消毒）　主要利用紫外线照射，使菌体蛋白发生光解、变性而导致细菌死亡。

（1）日光暴晒法：日光由于其热、干燥和紫外线的作用，有一定的杀菌力。

1）方法：将物品放在直射日光下暴晒 6 小时，定时翻动，使物体各面均受到日光照射。

2）适用范围：常用于床垫、毛毯、衣服、书籍等物品的消毒。

3）注意事项：①需暴晒 6 小时以上；②定时翻动，使物体各面均受照射。

（2）紫外线灯管消毒法：紫外线灯管是人工制造的低压汞石英灯管，通电后，汞气化放出紫外线，经 5 分钟后，受紫外线照射的氧气电离产生臭氧，增强杀菌作用。常用紫外线灯的波长为 253.7nm（此为最佳杀菌波长），灯管有 15、20、30、40W 四种。

1）使用方法：在室内无人状态下，采用紫外线灯管悬吊式或移动式直接照射消毒。室内安装紫外线消毒灯数量为平均 ≥1.5W/m^3。灯管吊装高度距地面 1.8 ~2.2m，照射时间 ≥30 分钟。使用紫外线直接照射消毒空气时，应关闭门窗，保持消毒空间内环境清洁干燥，消毒空气的适宜温度 20 ~40℃，相对湿度低于 89%。

2）适用范围：用于室内空气、物体表面的消毒。

3）注意事项：①消毒室内空气时，室内保持清洁、干燥，温度保持 20 ~40℃，相对湿度 40% ~60%，当温度 <20℃ 或 >40℃，相对湿度 >60% 时，应适当延长照射时间；②灯管应保持清洁，无污垢，灯管表面至少每两周用无水乙醇棉球擦拭一次；③紫外线对人的皮肤和眼睛有刺激作用，直接照射 30 秒，就可引起皮炎或眼炎，照射过程中产生的臭氧亦对人体不利，故照射时人应离开房间，必要时可戴护目镜，穿防护衣加以防护；④每年至少用紫外线强度计标定一次，普通 30W 直管型紫外线灯使用中其照射强度不低于 70μW/cm^2 为合格，并记录使用时间，凡使用时间超过1000小时，应更换灯管；⑤采用紫外线杀灭被有机物保护的微生物及空气中悬浮粒子多时，应加大照射剂量；⑥消毒物品时，应将物品摊开或挂起，使其表面充分暴露于紫外线，消毒纸张、织物等粗糙表面时，应适当延长照射时间，且两面均应受到照射；⑦不应在易燃易爆的场所使用。

(3)臭氧灭菌灯消毒法：灭菌灯内装有臭氧发生管，在电场作用下，将空气中的氧气转换成高纯臭氧。臭氧主要依靠其强大的氧化作用杀菌。

1)使用方法：在使用灭菌灯时，关闭门窗，以确保消毒效果。

2)适用范围：①室内空气的消毒；②物品表面消毒：饮食用具、理发用具、食品加工用具、衣物等；③水的消毒：医院污水和诊疗用水的消毒。

3)注意事项：臭氧对人有毒，在有人的情况下，室内空气中允许浓度为0.16mg/m^3，因此室内空气消毒时，人员须离开现场，消毒结束后至少过30分钟才能进入。

3. 电离辐射灭菌法　应用γ射线或电子加速器产生的高能电子束(阴极射线)，穿透物品，杀死其中微生物的一种灭菌方法。由于此法是在常温下进行，故又称“冷灭菌”，具有广谱灭菌作用。杀菌效果可靠，适用于不耐高温物品的灭菌，如橡胶、塑料、高分子聚合物(一次性注射器、输液器、输血器等)、精密医疗器械、生物医学制品及节育用品等。

4. 过滤除菌　采用生物洁净技术，选用不同的气流方式，通过三级空气过滤器，除掉空气中0.5～5μm的尘埃，达到空气洁净的目的。主要适用于手术室或烧伤病房等。

(三)化学消毒灭菌法

化学消毒灭菌法是利用化学药物杀灭病原微生物的方法。

1. 常用方法

(1)浸泡法(immersion)：将洗净、擦干后的物品浸没于消毒溶液中，在规定的浓度和时间内达到消毒灭菌作用的方法。适用于耐湿不耐热的物品、器械的消毒。

(2)熏蒸法(fumigation)：将消毒剂(如甲醛、乳酸等)加热或加入氧化剂，使其呈气体，在标准的浓度及时间内达到消毒灭菌作用的方法。适用于室内空气、不耐高温物品的消毒。

(3)喷雾法(nebulization)：用喷雾器将消毒剂均匀喷洒在空气中或物体表面的消毒方法。常用于地面、墙壁、环境等的消毒。注意喷洒时必须使物品表面湿透才能起到消毒作用。

(4)擦拭法(rubbing)：用化学消毒剂擦拭物品表面，或进行皮肤消毒的方法。一般选用易溶于水，穿透力强，无显著刺激的消毒剂。

2. 常用的化学消毒剂　化学消毒剂效力可分为3种：①高效：能杀灭一切微生物，包括芽胞。②中效：杀灭细菌繁殖体、结核分枝杆菌、病毒，不能杀灭芽胞。③低效：杀灭细菌繁殖体，部分真菌和亲脂性病毒，不能杀灭亲水性病毒、结核分枝杆菌和芽胞。碘、含氯消毒剂在浓度高时属高效消毒剂，在浓度低时属中效消毒剂。

(1)乙醇(alcohol)：中效消毒剂。

1)适用范围：适用于手、皮肤、物体表面及诊疗器具的消毒。

2)使用方法：70%～80%(体积比)乙醇溶液作为消毒剂用于：①皮肤消毒时，擦拭皮肤2遍，作用3分钟；②物体表面消毒，擦拭物体表面2遍，作用3分钟；③诊疗器具的消毒，将待消毒物品浸于溶液中≥30分钟并加盖或进行表面擦拭消毒。

3)注意事项：①易挥发，应加盖置于阴凉避光处保存，定期测定其浓度；②易燃，使用时不能有明火；③醇类过敏者慎用；不能用于血、脓、粪便等有机物严重污染表面的消毒。

(2)碘酊(iodine tincture):高效消毒剂。

1)适用范围:适用于注射部位和手术部分的消毒。

2)使用方法:使用碘酊原液直接涂擦于注射及手术部位皮肤 2 遍以上,作用时间 1 ~3 分钟,应擦后待干,再用 70% ~80%(体积比)乙醇脱碘。

3)注意事项:①不能应用于破损皮肤、眼及口腔黏膜消毒;②不能应用于碘酊过敏者,过敏体质者慎用;③应置于阴凉处避光、防潮、密闭封存。

(3)碘附(iodophor):中效消毒剂。

1)适用范围:适用于手、皮肤、黏膜及伤口的消毒

2)使用方法:①擦拭法:皮肤、黏膜擦拭消毒,用浸有碘附消毒液原液的无菌棉球或其他替代物品擦拭被消毒部位。外科手消毒用碘附消毒液原液擦拭揉搓作用至少 3 分钟。手术部位的皮肤消毒,用碘附消毒液原液局部擦拭 2 遍,作用时间遵照产品的使用说明。口腔黏膜及创面的消毒,用含有效碘 1000 ~2000mg/L 碘附擦拭,作用 3 ~5 分钟。②冲洗法:对阴道黏膜创面的消毒,用含有效碘 5000mg/L 的碘附冲洗,作用到使用产品的规定时间。

3)注意事项:①阴凉处避光、防潮、密封保存;②含乙醇的碘制剂消毒液不能应用于黏膜和伤口的消毒;③对二价金属制品有腐蚀性,不做相应金属制品的消毒;④碘过敏者慎用。

(4)氯己定(chlorhexidine),又名洗必泰(hibitane):中效消毒剂

1)适用范围:适用于手、皮肤、黏膜的消毒。

2)使用方法:①擦拭法:手术部位及注射部位皮肤和伤口创面消毒,用有效含量≥2g/L 氯己定-乙醇(70%,体积比)溶液局部擦拭 2 ~3 遍,作用时间遵照产品的使用说明;外科手消毒用有效含量≥2g/L 氯己定-乙醇(70%,体积比)溶液,使用方法及作用时间应遵照产品使用说明。②冲洗法:对口腔、阴道或伤口创面的消毒,用有效含量≥2g/L 氯己定水溶液冲洗,作用时间遵照产品使用说明。

3)注意事项:不能与肥皂、洗衣粉等阴性离子表面活性剂混合使用或前后使用。

(5)过氧乙酸(peracetic acid):高效消毒剂

1)适用范围:适用于耐腐蚀物品、环境、室内空气等的消毒。专用机械消毒设备适用于内镜的灭菌。

2)使用方法:①浸泡法:将待消毒的物品浸没于装有过氧乙酸的容器中并加盖。对一般物体表面,用 0.1% ~0.2%(1000 ~2000mg/L)过氧乙酸溶液浸泡 30 分钟。对耐腐蚀医疗器械的高水平消毒,采用 0.5%(5000mg/L)过氧乙酸溶液冲洗作用 30 分钟,用无菌方法取出后采用无菌水冲洗干净,无菌巾擦干后使用。②擦拭法:大件物品或其他不能用浸泡法消毒的物品用擦拭法消毒。消毒使用的浓度和作用时间同浸泡法。③喷洒法:用于环境消毒时,用 0.2% ~0.4%(2000 ~4000mg/L)过氧乙酸溶液喷洒,作用时间 30 ~60 分钟。④喷雾法:采用电动超低容量喷雾器,使用 5000mg/L 过氧乙酸溶液,按照 20 ~30ml/m^3 的用量进行喷雾消毒,作用 60 分钟。⑤熏蒸法:使用 15% 过氧乙酸(7ml/m^3)加热蒸发,相对湿度 60% ~70%,室温熏蒸 2 小时。⑥使用过氧乙酸为灭菌剂的专用机械消毒设备灭菌内镜时,应遵循卫生部消毒产品卫生许可批件的适用范围及操作方法。

3)注意事项:①过氧乙酸不稳定,应贮存于通风阴凉处,远离可燃物质。用前应测定有效含量,原液浓度低于 12% 时不能使用。②稀释液应现用现配,使用时限≤24 小时。③过氧乙酸对多种金属和织物有很强的腐蚀和漂白作用,金属制品与织物经浸泡消毒后,及时用符合要求的水冲洗干净。④接触过氧乙酸时应采取防护措施,不慎溅入眼中或皮肤上,应立即用大量

清水冲洗。⑤空气熏蒸消毒时，室内不应有人。

(6)含氯消毒剂(常用的有液氯[liquid chlorine]、漂白粉[calcium hypochlorite]、漂白粉精[bleaching powder concentrated]、次氯酸钠[sodium Hypochlorite]、二氯异氰尿酸钠[sodium dichloroisocyanurate]等)：高效消毒剂

1)适用范围：适用于物品、物体表面、分泌物、排泄物等的消毒。

2)使用方法：①浸泡法：将待消毒的物品浸没于装有含氯消毒剂溶液的容器中并加盖。对细菌繁殖体污染物品的消毒，用含有效氯500mg/L的消毒液浸泡>10分钟，对血传播病原体、结核分枝杆菌、细菌芽胞污染物品的消毒，用含有效氯2000~5000mg/L的消毒液浸泡>30分钟。②擦拭法：大件物品或其他不能用浸泡消毒的物品用擦拭消毒，消毒所用的浓度和作用时间同浸泡法。③喷洒法：对一般污染的物品表面，用含有效氯400~700mg/L的消毒液均匀喷洒，作用10~30分钟；对血传播病原体、结核分枝杆菌污染表面的消毒，用含有效氯2000mg/L的消毒液均匀喷洒，作用时间>60分钟。喷洒后有强烈的刺激性气味，人员应离开现场。④干粉消毒法：对分泌物、排泄物的消毒，用含氯消毒剂干粉加入分泌物、排泄物中，使有效氯含量达到10 000mg/L，搅拌后作用时间>2小时，对医院污水的消毒，用干粉按有效氯50mg/L用量加入污水中，并搅拌均匀，作用2小时后排放。

3)注意事项：①配制漂白粉等粉剂溶液时，应戴口罩、手套。②未加防锈剂的含氯消毒剂对金属有腐蚀性，不能用于金属器械的消毒；加防锈剂的含氯消毒剂对金属器械消毒后，应用无菌蒸馏水冲洗干净，干燥后使用。③对织物有腐蚀和漂白作用，不能用于有色织物的消毒。④粉剂应放于阴凉处避光、防潮、密封保存；水剂应置于阴凉处避光、密闭保存，使用液应现配现用，使用时限≤24小时。

(7)戊二醛(glutaraldehyde)：灭菌剂

1)适用范围：适用于不耐热诊疗器械、器具与物品的浸泡消毒与灭菌。

2)使用方法：①诊疗器械、器具与物品的浸泡消毒与灭菌：将洗净、干燥的诊疗器械、器具与物品放入2%的碱性戊二醛溶液中完全浸没，去除器械表面的气泡，容器加盖，温度20~25℃，消毒时间按产品使用说明规定的时间，灭菌作用10小时。用无菌方式取出，并用无菌水反复冲洗，再用无菌纱布擦干后使用。②内镜的消毒或灭菌必须遵循国家有关要求。

3)注意事项：用于浸泡灭菌的容器，应洁净、密闭，并在使用前灭菌处理。诊疗器械、器具与物品在消毒前应彻底清洗、干燥。新启用的诊疗器械、器具与物品先除去油污及保护膜，再用清洁剂清洗去除油脂，干燥后及时消毒或灭菌。戊二醛对人有毒性，应在通风良好的环境中使用。对皮肤和黏膜有刺激性，使用时应注意个人防护。不慎接触者应立即用清水连续冲洗干净，必要时就医。戊二醛不能用于物体表面的擦拭或喷雾消毒、室内空气消毒、手和皮肤黏膜的消毒。强化酸性戊二醛使用前应加入pH调节剂(碳酸氢钠)，再加防锈剂(亚硝酸钠)充分混匀。在20~25℃温度条件下，加入pH调节剂和亚硝酸钠后的戊二醛连续使用时间应≤14天。应确保使用中戊二醛浓度符合产品使用说明的要求。戊二醛应密封，避光，置于阴凉、干燥、通风的环境中保存。

(8)邻苯二甲醛(o-phthalaldehyde)：高效消毒剂

1)适用范围：适用于不耐热诊疗器械、器具与物品的浸泡消毒。

2)使用方法：将待消毒的诊疗器械、器具与物品完全淹没于含量为5.5g/L、pH为7.0~8.0、温度为20~25℃的邻苯二甲醛溶液中浸泡，消毒容器加盖，作用5~12分钟。用于内镜的消毒应遵循国家有关要求。

3)注意事项:诊疗器械、器具与物品在消毒前应彻底清洗、干燥。新启用的诊疗器械、器具与物品先除去油污及保护膜,再用清洁剂清洗去除油脂,干燥后及时消毒。使用时应注意通风。直接接触本品会引起眼睛,皮肤,消化道、呼吸道黏膜损伤。使用时应注意个人防护。不慎溅入眼内时应立即用清水冲洗干净,必要时就医。接触皮肤、黏膜会导致着色,使用时需谨慎,应戴手套。配制应采用专用塑料容器。消毒液连续使用时间应≤14 天。应确保使用中浓度符合产品使用说明的要求。邻苯二甲醛应密封、避光,置于阴凉、干燥、通风的环境中保存。

(9)季铵盐类(苯扎溴铵[bromogeraminum]):低效消毒剂

1)适用范围:适用于环境、物体表面、皮肤与黏膜的消毒。

2)使用方法:环境、物体表面消毒一般使用 1000 ~ 2000mg/L 消毒液,浸泡或擦拭消毒,作用时间 15 ~ 30 分钟。皮肤消毒:复方季铵盐消毒剂原液皮肤擦拭消毒,作用时间 3 ~ 5 分钟。黏膜消毒:采用 1000 ~ 2000mg/L 季铵盐消毒液,作用到产品使用说明规定的时间。

3)注意事项:不宜与阴离子表面活性肥皂、洗衣粉等合用。

(10)甲醛(formaldehyde):灭菌剂

1)适用范围:适用于不耐湿、热的诊疗器械、器具和物品的灭菌,如电子仪器、光学仪器、管腔器械、金属器械、玻璃器皿、合成材料物品等。

2)使用方法:低温甲醛蒸汽灭菌程序应包括预热、预真空、排气、蒸汽注入、湿化、升温,反复甲醛蒸发、注入,甲醛穿透,灭菌(在预设的压力、温度下持续一定时间),反复蒸汽冲洗灭菌腔内甲醛,反复空气冲洗、干燥、冷却,恢复灭菌仓内正常压力。

根据低温甲醛蒸汽灭菌器的要求,采用 2% 复方甲醛溶液或福尔马林溶液(35% ~ 40% 甲醛)进行灭菌,每个循环的 2% 复方甲醛溶液或福尔马林溶液(35% ~ 40% 甲醛)用量根据装载量不同而异。灭菌参数为:温度 55 ~ 80℃,灭菌维持时间为 30 ~ 60 分钟。

3)注意事项:①应采用取得卫生部消毒产品卫生许可批件的低温甲醛蒸汽灭菌器,并使用专用灭菌溶液进行灭菌,不应采用自然挥发或熏蒸的灭菌方法。②低温甲醛蒸汽灭菌器操作者应培训上岗,并具有相应的职业防护知识和技能。③低温甲醛蒸汽灭菌器的安装及使用应遵循生产厂家使用说明书或指导手册,必要时应设置专用的排气系统。④运行时的周围环境甲醛浓度应 $<0.5mg/m^3$,排水内的甲醛浓度应符合国家有关规定,灭菌物品上的甲醛残留均值 $\leq 4.5\mu g/cm^2$。在灭菌器内经过甲醛残留处理的灭菌物品,取出后可直接使用。⑤灭菌包装材料应使用与压力蒸汽灭菌法相同或专用的纸塑包装、无纺布、硬质容器,不应使用可吸附甲醛或甲醛不易穿透的材料如布类、普通纸类、聚乙烯膜、玻璃纸等。⑥装载时,灭菌物品应摊开放置,中间留有一定的缝隙,物品表面应尽量暴露。使用纸塑包装材料时,包装应竖立,纸面对塑面依序排放。⑦消毒后,应去除残留甲醛气体,采用抽气通风或用氨水中和法。

(四)社区消毒灭菌的应用

社区(community)是指人们在社会生活中所处的特定环境。社区消毒灭菌(community disinfection sterilization)是社区、家庭里利用物理和化学的方法消除和杀灭病原微生物的过程。常用的几种消毒灭菌方法如下:

1. 室内空气的消毒灭菌

(1)化学消毒剂喷雾消毒

使用方法:可用 0.5% 的过氧乙酸气溶胶(用量为 $20 \sim 30ml/m^3$)、2% 过氧乙酸(用量为 $8ml/m^3$)喷雾消毒 1 小时;或用含有有效氯 1500mg/L 的消毒剂气溶胶(用量为 $20 \sim 30ml/m^3$)

喷雾消毒30分钟。适用范围:可用于预防非典型肺炎等呼吸道传染病。注意事项:①消毒时,人员要离开房间,密闭门窗,喷雾完毕等作用时间充分后,方能开门窗通风;②严格按照消毒药物使用浓度、使用量及消毒作用时间操作。

(2)化学消毒剂熏蒸消毒:使用方法为将过氧乙酸稀释成15%的水溶液(用量为$7ml/m^3$)加热蒸发熏蒸2小时。适用范围及注意事项同喷雾消毒。

(3)食醋的熏蒸消毒:使用方法:$5\sim10ml/m^3$,加热水1~2倍,加热熏蒸,密闭门窗30~120分钟,用于流感、流脑病室的消毒。

(4)通风:通风虽不能杀灭病原微生物,但可使室内、外空气流通,减少室内病原体。通风主要利用门窗、气窗换气,因此,房间要尽量开窗通风。适用于各种隔离病人。注意事项:室内应经常保持通风,如定期通风,每次通风时间不少于30分钟。

(5)紫外线灯照射消毒:用紫外线灯消毒,一般按每立方米空间大于1.5W来配紫外线灯,或每10平方米设一盏30W紫外线灯,每次消毒1小时,每天2~3次。消毒需在无人且相对密闭的条件下进行。

2. 地面和物体表面的消毒

化学消毒剂喷雾消毒:使用方法为选择0.2%~0.5%过氧乙酸,或含有效氯1000~2000mg/L的消毒液,喷洒地面,先由外向内喷洒一次,喷洒量为$200\sim300ml/m^2$,待室内消毒完毕后,再由内向外重复喷洒一次。物体表面像桌子、门把手等可用上述消毒液擦拭消毒。

3. 病人使用的物品消毒

(1)日光曝晒:通过日光的干燥和紫外线作用将病原菌杀灭。通常用于被褥、毛毯、衣服等用物的消毒。注意点:曝晒时应经常翻动物品,使物品各面都能晒到太阳,一般曝晒6小时可达到消毒效果。

(2)煮沸消毒:是一种经济方便的灭菌法。煮沸15~30分钟可杀灭一般细菌。煮沸1~2小时可杀灭芽胞。注意点:①煮沸前先将物品洗净,然后浸没于水中,带盖的物品应打开,使其里面与水相接触;②计算时间应从水沸腾时开始。常用于餐具、饮具、毛巾等的消毒。

(3)化学消毒剂:①餐具饮具可选用含有效氯250~500mg/L的消毒液浸泡30分钟后,再用清水洗净。②便器、浴盆,可选用有效氯1500mg/L的消毒液浸泡30分钟。③被服、口罩可选用有效氯500mg/L的消毒液浸泡30分钟。

(4)浸泡法:衣服也可用0.1%~0.2%过氧乙酸溶液浸泡2小时后洗净,被褥、床垫、棉衣、毛毯等也可用0.1%~0.2%过氧乙酸溶液喷雾消毒。

4. 病人排泄物、分泌物的消毒

(1)化学消毒剂:①可选用含有效氯1500~2500mg/L的消毒液,消毒时间为30~60分钟。注意点:对病人排泄物、分泌物要及时消毒处理,容器内要有足够消毒液。②漂白粉用于粪便消毒的比例,稀便为1:5,干便为2:5。搅拌均匀后放置2小时。

(2)焚烧:是一种简便彻底的灭菌法,可用来处理病人用过的纸、垃圾等,适用于各种传染病。

四、无菌技术

无菌技术(aseptic technique)是指在医疗、护理操作过程中,防止一切微生物侵入人体和防止无菌物品、无菌区域被污染的技术。

无菌技术及操作规程是根据科学原则制定的,医护人员在任何一个环节上都不能违反,必须加强无菌观念,正确熟练地掌握无菌技术,严格遵守操作规程,以确保病人的安全。

(一)基本概念

无菌区(aseptic area)指经灭菌处理且未被污染的区域。

非无菌区(non-aseptic area)指未经过灭菌处理,或经过灭菌处理但又被污染的区域。

无菌物品(aseptic supply)是指经过灭菌处理后未被污染的物品。

(二)无菌技术操作原则

1. 操作前

(1)无菌操作环境应清洁、宽敞,操作前30分钟,停止扫地及更换床单,减少人群活动等,以避免尘埃飞扬。

(2)操作者要戴好帽子和口罩,修剪指甲并洗手,必要时穿无菌衣、戴无菌手套。

2. 操作中

(1)应首先明确无菌区和非无菌区。

(2)操作者身体应与无菌区保持一定距离;要面对无菌区,用无菌持物钳取用无菌物品;手臂应保持在腰部或治疗台面以上,不可跨越无菌区,无菌物品一经取出,即使未用,也不可放回无菌容器内;避免面对无菌区谈笑、咳嗽、打喷嚏;如用物疑有或已被污染,应及时更换并重新灭菌。

(3)一套无菌物品只供一位病人使用,以防交叉感染。

3. 无菌物品保管　无菌物品必须与非无菌物品分开放置,并有明显标志;无菌物品不可暴露于空气中,应存放于无菌包或无菌容器中;无菌包外须标明物品名称、灭菌日期,物品按失效期先后顺序摆放;无菌包的有效期一般为7天,过期或受潮应重新灭菌。

(三)无菌技术基本操作法

无菌持物钳的使用

【目的】

用于取放和传递无菌物品。

【操作方法】

1. 用物准备　①持物钳(可分三叉钳、卵圆钳,长、短镊子);②大口有盖容器(内盛有消毒液)。

2. 操作步骤

(1)操作者洗手、戴口罩。

(2)检查有效日期,将浸泡无菌持物钳的容器盖打开。

(3)手持无菌持物钳,将钳移至容器中央,使钳端闭合垂直向下取出。

(4)使用时始终保持钳端向下。

(5)用后闭合钳端,立即垂直放回容器中,浸泡时轴节松开(图2-16)。

(6)关好容器盖。

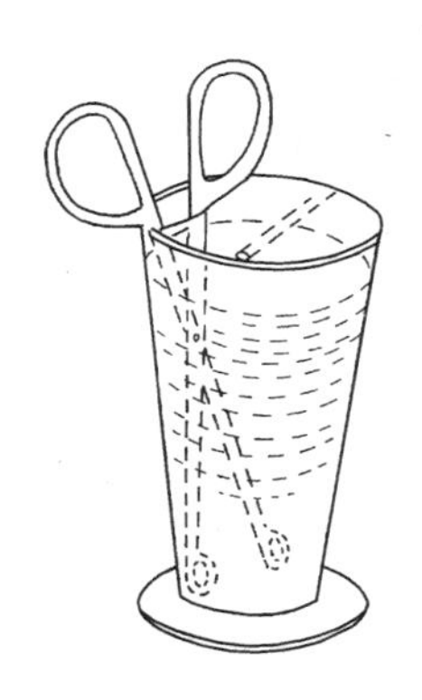

图2-16　无菌持物钳浸泡时轴节松开

【注意事项】

1. 浸泡持物钳容器内的消毒液液面高度以浸没钳轴节以上 2～3cm,镊子的 1/2 为宜,每个容器只能放置一把持物钳,持物钳及容器每周清洁、灭菌二次,同时更换消毒液。使用频率较高的部门应每天清洁、灭菌(如门诊换药室、注射室、手术室)。

2. 无菌持物钳,不可夹取未经消毒、灭菌的物品,也不能夹取油纱布,因粘于钳端的油脂可形成保护层,影响消毒液渗透而降低消毒效果。

3. 取放持物钳时,不可触及容器口缘及液面以上的容器内壁,以免污染。

4. 不可用无菌持物钳换药或消毒皮肤,以防被污染。

5. 到距离较远处取物时,应将持物钳和容器一起移至操作处就地使用,防止无菌持物钳在空气中暴露过久而被污染。

【效果评价】

操作规范,始终保持无菌持物钳端的无菌状态。

【社区应用】

使用过程中,应严格执行操作规程和遵循无菌原则。

无菌容器的使用

【目的】

用于盛放无菌物品并使其处于无菌状态。

【操作方法】

1. 用物准备 常用的无菌容器有无菌盒、罐、盘、贮槽等,无菌容器内装有治疗碗、棉球、纱布、无菌持物钳等。

2. 操作步骤

(1)操作者洗手戴口罩,检查无菌容器标记、灭菌日期。

(2)取物时,打开容器盖,将盖内面向上置于稳妥处或拿在手中。

(3)取物后,立即将盖盖严。

(4)手持无菌容器(如治疗碗)时,应托住容器底部(图 2-17)。

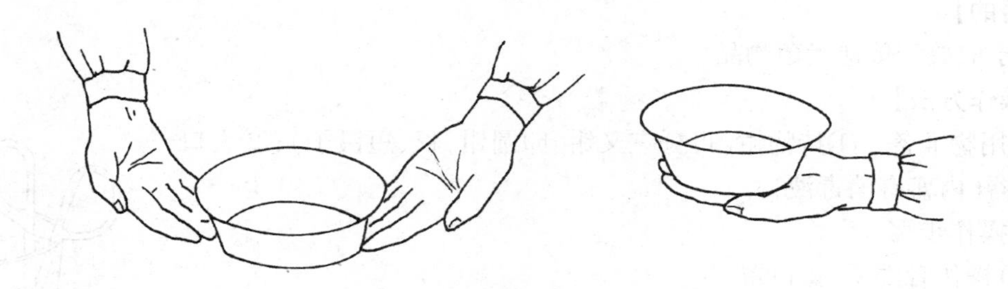

图 2-17 手持无菌容器的姿势

【注意事项】

1. 使用无菌容器时,手不可触及容器盖内面、容器边缘及内面,以免造成污染。

2. 取物迅速,同时保持环境清洁,防止尘埃落入容器盖内面或容器内。

3. 无菌容器应每周消毒灭菌一次。

【效果评价】

操作规范，无菌容器内物品能够保持无菌状态。

【社区应用】

使用过程中应严格执行操作规程和遵循无菌原则。

无菌包的使用

【目的】

保持无菌包内物品无菌、无污染。

【操作方法】

1. 用物准备 ①无菌包：内包敷料、医疗器械、治疗巾；②无菌持物钳；③标签、化学指示胶带、签字笔、治疗盘。

2. 操作步骤

(1)洗手，戴口罩，根据操作目的准备环境及用物。

(2)包扎或打开无菌包

1)包扎法：①选用质厚、致密、未脱脂的棉布制成的双层包布；②将包布平铺在清洁、干燥、平坦的操作台面上；③将物品放于包布中央；④用包布一角盖住物品，左右两角先后盖上并持角尖向外翻折，最后一角折盖后，以“十”字形扎妥，或用化学指示胶带贴妥(图 2-18)；⑤贴上标签，注明内容物、灭菌日期(手套包注明型号)。

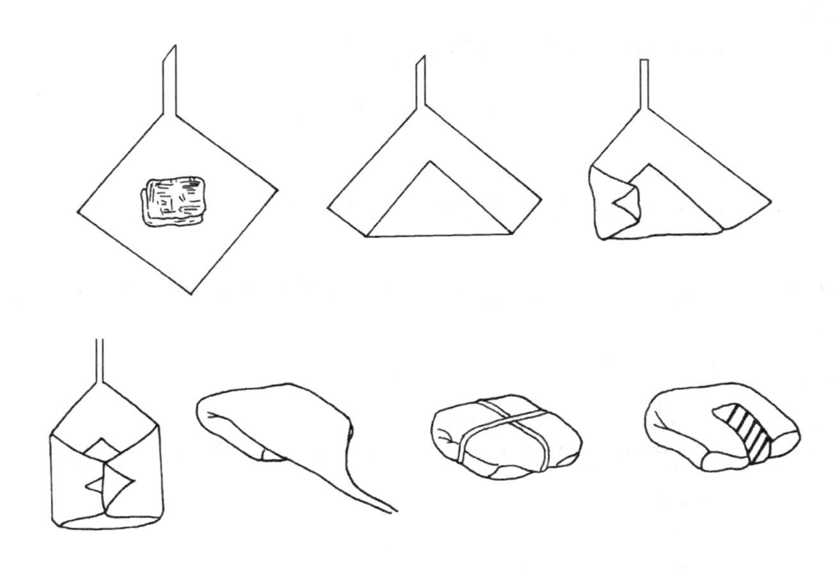

图 2-18 无菌包包扎法

2)开包法：①取出无菌包，查看名称、灭菌日期、化学指示胶带；②将无菌包平搁在清洁、干燥、平坦的操作台面上，解开系带(或撕开胶带)，卷放在包布下，按原折顺序逐层打开无菌包；③用无菌持物钳夹取所需物品，放在事先准备的无菌区内；④如包内物品未用完，按原折痕包盖，横向“一”字形扎好，并注明开包日期及时间；⑤如需将包内物品全部取出，可将包托在手上打开，另一手将包布四角抓住，稳妥地将包物品放在无菌区内(图 2-19)。

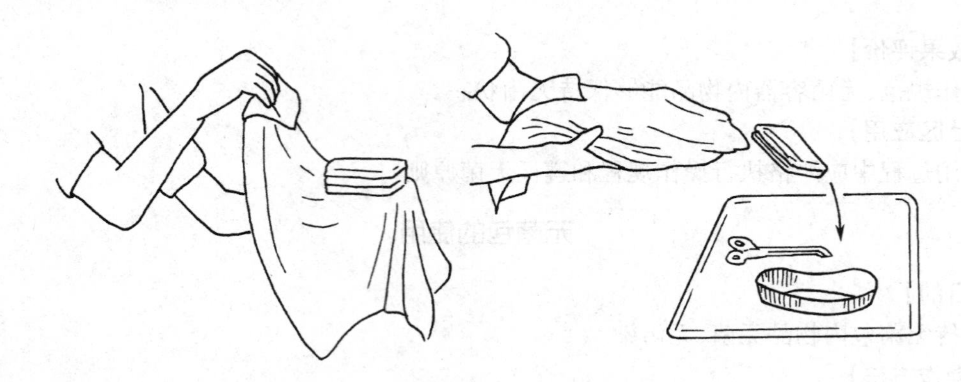

图 2-19 无菌物品放入无菌区内的方法

【注意事项】

1. 开包时,注意包外标明包的名称及灭菌日期,有效期为 1 周,一旦超过有效期,切不可使用。

2. 开包后,手不可触及包布内面及无菌物品,不可跨越无菌区,以免造成污染。

3. 无菌包如有潮湿或破损时不可使用。

4. 打开无菌包后,所剩物品在未被污染的情况下 24 小时内可再使用。

【效果评价】

操作规范,无菌包内物品无污染。

【社区应用】

使用过程中应严格执行操作规程和遵循无菌原则。

铺 无 菌 盘

【目的】

将无菌治疗巾铺在清洁、干燥的治疗盘内,形成无菌区,以便放置无菌物品,供治疗时用。

【操作方法】

1. 用物准备　治疗盘、无菌治疗巾包、无菌物品、无菌持物钳、小纸条、签字笔。

2. 操作步骤

(1)操作者洗手、戴口罩,根据操作目的准备环境及用物。

(2)取无菌治疗巾包,核对标签上的名称、灭菌日期,取无菌治疗巾。无菌巾通常有 2 种折法:①纵折法:治疗巾纵折两次,再横折 2 次,开口边向外(图 2-20)。②横折法:治疗巾横折后纵折,再重复一次(图 2-21)。

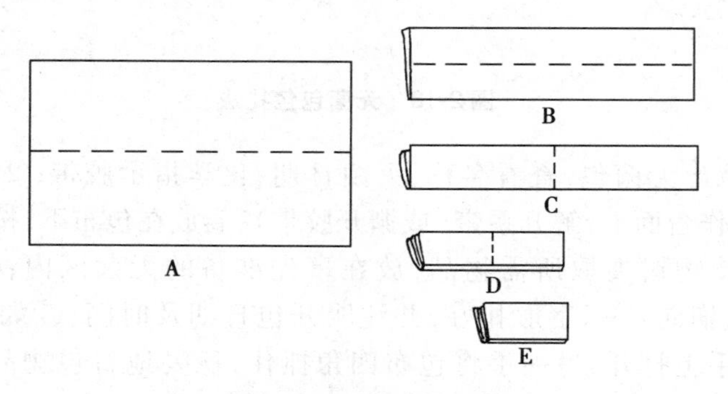

图 2-20 无菌巾纵折法

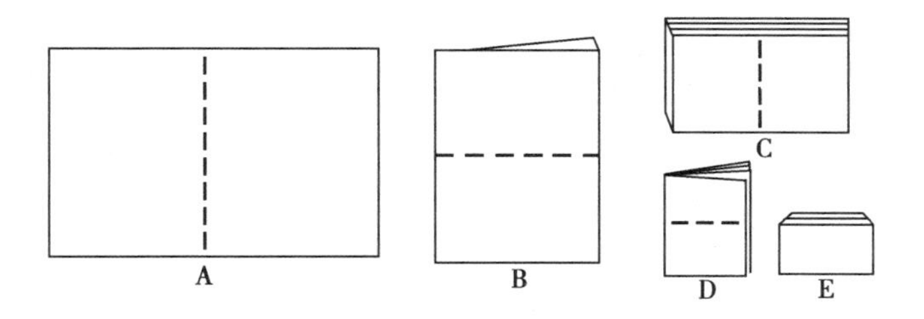

图 2-21　无菌巾横折法

(3)铺盘:有单层铺盘法和双层底铺盘法,通常采用单层铺盘法。

1)单层铺盘:①打开无菌包,用无菌持物钳取 1 块治疗巾放在治疗盘内;②双手捏住无菌巾一边两角外面,轻轻抖开,双折铺于治疗盘上,将上层折成扇形,边缘向外,治疗巾内面构成一无菌区;③放入无菌物品后,将上层盖上,上、下边缘对齐。将开口处向上折 2 次,两侧边缘分别向下折 1 次,露出治疗盘边缘(图 2-22)。

2)双层底铺盘:①取出无菌治疗巾,双手捏住治疗巾一边两角外面,轻轻抖开,从远到近,3 折成双层底,上层呈扇形折叠,开口边向外;②放入无菌物品,拉平扇形折叠层,盖于物品上,边缘对齐(图 2-23)。

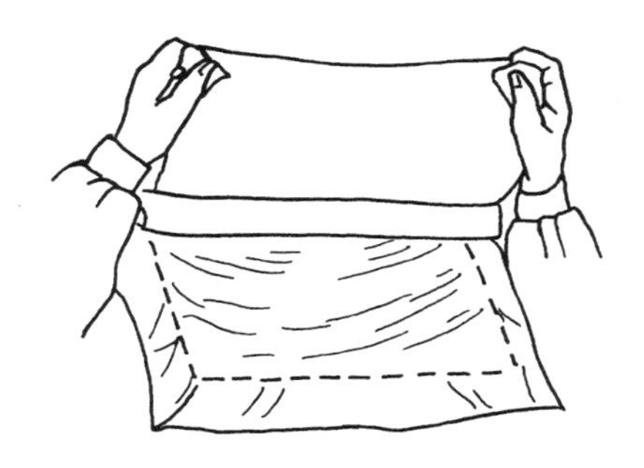

图 2-22　单层铺盘法

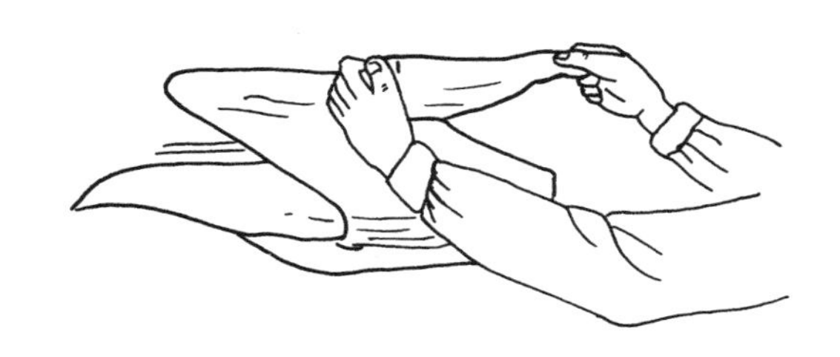

图 2-23　双层底铺盘法

【注意事项】

1. 若无菌包内治疗巾未用完,用"一"字法包扎好,24 小时内可再用。
2. 拿治疗巾时,手不可触及治疗巾内面。
3. 准备好的治疗盘若没有立即使用,应写明铺盘时间,4 小时内有效。

【效果评价】

1. 无菌巾的位置恰当,放入无菌物品后上、下两层的边缘对齐。
2. 无菌巾上物品放置有序,取用方便。
3. 操作过程中未曾跨越无菌区。
4. 操作过程中无菌巾内面未被污染。

【社区应用】

使用过程中应严格执行操作规程和遵循无菌原则。

取用无菌溶液法

【目的】

保持无菌溶液的无菌状态,供治疗用。

【操作方法】

1. 用物准备 无菌溶液（密封瓶、烧瓶）、无菌容器、2%碘酊、70%乙醇、棉签、弯盘、开瓶器。

2. 操作步骤

（1）操作者洗手，戴口罩，根据操作目的准备用物及环境。

（2）检查：①核对瓶签：核对溶液的有效期、药名、浓度、剂量；②检查瓶盖有无松动，瓶口、瓶底、瓶身有无裂缝；③查溶液质量：看有无沉淀、浑浊、变色等，以确定溶液质量可靠。

（3）取液：①用开瓶器撬开密封瓶外盖，用拇指与示指或双手拇指将橡胶塞边缘向上翻起；②一手示指和中指套住橡胶塞将其拉出，另一手拿溶液瓶，瓶签朝向掌心，倒出少量溶液旋转冲洗瓶口，再由原处将溶液倒至事先准备好的容器中；③倒完溶液后立即塞进橡皮塞，消毒后盖好，在瓶签上注明开瓶日期、时间，放回原处，已开启的溶液瓶内的溶液24小时内有效（图2-24）。

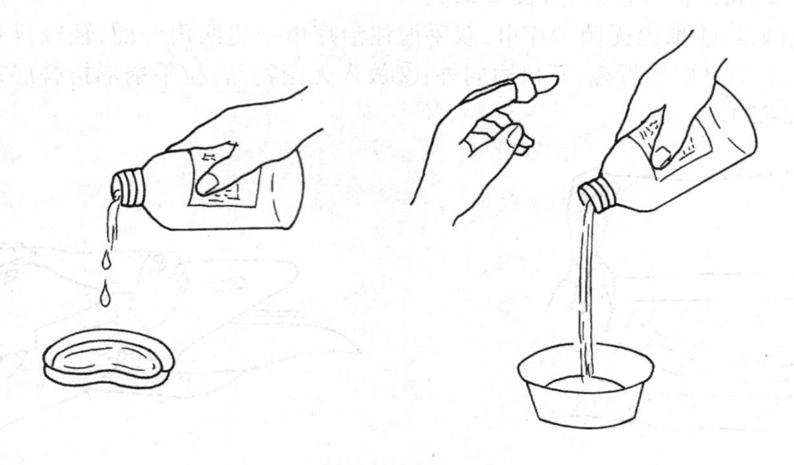

图2-24 取用无菌溶液法

如取烧杯内无菌溶液，解开系带，手拿瓶口盖布外面，取出瓶塞。倒取溶液的方法同上。

【注意事项】

1. 认真核对，确保溶液质量可靠后，方可使用。

2. 手不可触及瓶口及瓶塞内面，防止瓶塞受污染。

3. 倒溶液时，瓶签对掌心，避免瓶签因潮湿而致字迹模糊；倒取溶液时，瓶口不得接触容器口周围。

4. 不可将物品直接伸入无菌溶液瓶内蘸取溶液，已倒出的溶液不得再倒入瓶内。

5. 为防止污染，避免溶液在空气中暴露过久，倒完溶液立即盖上瓶塞。

【效果评价】

1. 手未触及瓶口及瓶内面。

2. 倾倒溶液时，未浸湿瓶签，未溅至桌面。

【社区应用】

使用过程中应严格执行操作规程和遵循无菌原则。

戴脱无菌手套

【目的】

在进行严格的医疗护理操作时确保无菌效果，切断传播途径。

【操作方法】

1. 用物准备　无菌手套、弯盘。

2. 操作步骤

(1)戴手套

1)操作者修剪指甲，取下手表，洗手、戴口罩，根据操作目的，准备环境及用物。

2)核对无菌手套包外标签上注明的名称、灭菌日期和手套号码。

3)将手套包平放于清洁、干燥桌面上打开，取出滑石粉，均匀涂擦双手。

4)右手提起两手套已翻转的袖口部，左手对准五指插入其手套内。

5)以戴好手套的左手指插入右手套的反褶内(手套外面)，同法戴好右手。

6)双手调整手套位置，将手套翻边扣套在工作服衣袖外(图2-25)。

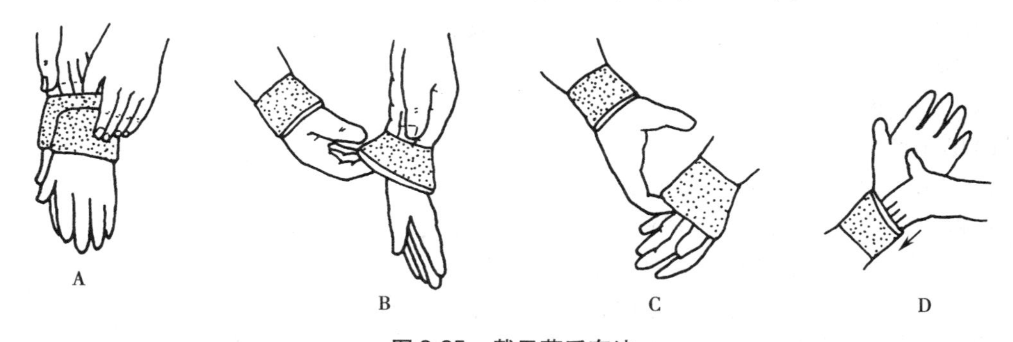

图2-25　戴无菌手套法

7)必要时由助手倒适量生理盐水冲洗手套外面的滑石粉后再行操作。

(2)脱手套

1)用戴手套的手捏住另一手套腕部外面翻转脱下。

2)已脱手套的手指插入另一手套内，将其翻转脱下。

3)将脱下的手套浸泡在消毒液内，洗手。

【注意事项】

1. 戴手套前，修剪指甲，以防刺破手套。

2. 严格区分无菌面和非无菌面，未戴手套的手不可触及手套外面，已戴手套的手不可触及手套内面或未戴手套的手。

3. 发现手套破裂应立即更换。

4. 脱手套时不可用力强拉手套边缘或手指部分，以免损坏手套。

5. 已戴好手套的手始终保持在腰部以上水平、视线范围内。

【效果评价】

1. 滑石粉未洒落于手套及无菌区内。

2. 戴、脱手套时未强行拉扯手套边缘，没有污染。

3. 操作始终在腰部或台面以上水平进行。

【社区应用】

在社区、家庭医疗护理病人时,也可使用一次性无菌手套,其操作方法与前述相似。

五、隔 离 技 术

隔离(isolation)是将传染病病人、高度易感人群安置在指定的地方,暂时避免与周围人群接触,以达到控制传染源、切断传播途径、保护易感人群的目的。做好隔离工作也是预防医院内感染和社区获得性感染的重要措施之一,因此,每一位医护人员都必须高度重视,严格执行并熟练掌握各项隔离技术,自觉遵守隔离的各项规章制度。

(一)口罩、帽子的使用

【目的】

口罩可避免医护人员与病人的互相传染,防止飞沫污染无菌物品或清洁食品。帽子可防止医护人员头发、头屑散落或被污染。

【操作方法】

1. 用物准备 ①清洁口罩:有纱布口罩(一般用6~8层医用纱布缝制)和一次性口罩;②帽子;③污物袋。

2. 操作步骤

(1)操作者洗手;

(2)戴帽子,帽子应遮住全部头发;

(3)取出清洁口罩,将口、鼻罩住,持口罩上端左右两根带子在头顶后部打活结,下端两根带子在颈后打活结(图2-26)。

(4)使用结束,洗手、擦干,先后取下口罩、帽子,取下的口罩将污染面向内折叠,放入胸前口袋或塑料袋内,离开污染区时,将口罩、帽子放入指定污物袋内,以便集中处理。

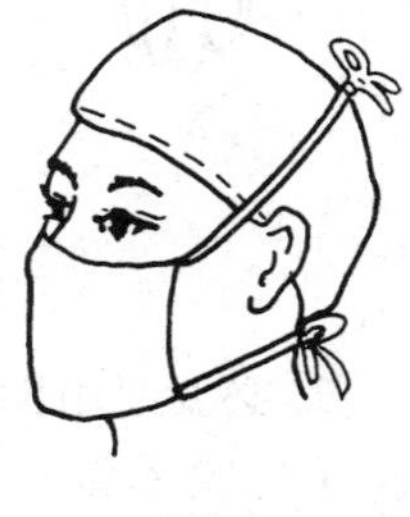

图2-26 戴口罩法

【注意事项】

1. 戴帽子不可将头发露出。

2. 戴口罩时,应能够将口、鼻部护好,防止侧漏,如口罩被污染,应立即更换。

3. 不可用污染的手触摸口罩,口罩不能挂在胸前。

4. 口罩潮湿立即更换 一般纱布口罩2~4小时更换;一次性口罩使用不超过4小时;接触严密隔离病人后应立即更换。

【效果评价】

戴、脱帽子、口罩方法正确。

【社区应用】

1. 在陪护和探视呼吸道传染病病人时,一定要注意自身防护,及时戴口罩,口罩一般由6~8层棉纱缝制,必要时为12层以上,应在医药公司、正规药房购买,所戴口罩应注意经常更换和清洗。

2. 在流感等呼吸道疾病流行期间,外出到公共场合人多处,应戴口罩。

3. 患呼吸道疾病或抵抗力差时,外出也应戴口罩。

（二）手的消毒

【目的】

去掉手上污垢及病菌；避免交叉感染的发生；避免污染无菌物品和清洁物品。

【操作方法】

1. 用物准备　①洗手池设备，如无洗手池设备另备消毒液和清水各一盆；②治疗盘内盛：已消毒的手刷、1%肥皂液（或洗手液）、清洁干燥小毛巾、避污纸、容器（盛用过的刷子、小毛巾等）。

2. 操作步骤　洗手前，取下手表，卷袖过肘，采用刷手法或6步洗手法进行手的消毒。

（1）刷手法：①用刷子蘸肥皂水，按前臂、腕部、手背、手掌、手指、指缝、指甲顺序彻底刷洗，刷30秒，用流水冲净（污水从前臂流向指尖）；②换刷另一手，反复刷洗二次，前后共刷2分钟；③用小毛巾自上而下擦干双手，或用烘干机吹干。

（2）6步洗手法：在流动水下将双手充分浸湿，取适量洗手液，按以下步骤搓洗双手至少15秒钟：①掌心相对，手指并拢，相互揉搓；②手心对手背沿指缝相互揉搓；③掌心相对，双手交叉指缝相互揉搓；④右手指握住左手大拇指旋转揉捻搓，交换进行；⑤弯曲手指使关节在另一手掌心旋转揉搓，交换进行；⑥将五个手指尖并拢放在另一手掌心旋转揉搓，交换进行。必要时增加对手腕的清洗（称为7步洗手法）。

【注意事项】

1. 流水冲洗时，腕部要低于肘部，使污水从前臂流向指尖。

2. 浸泡消毒法，消毒液要浸没肘部以下的部位。

3. 肥皂液应每天更换一次，手刷应每天消毒。

4. 刷洗范围应超过被污染的范围。

5. 操作中应保持水龙头清洁。

【效果评价】

操作规范，刷洗有序，隔离衣未污染水池，未被水溅湿。

【社区应用】

1. 在陪护消化道传染病病人时，要及时洗手，以防因手的污染引起消化道疾病。方法有两种：①可将双手浸在盛有消毒液的盆中，用手刷刷洗2分钟，再在清水盆内洗净并用小毛巾擦干。洗手消毒液可选0.3%～0.5%碘附，或5000mg/L氯己定、乙醇（70%）溶液。②6步洗手法：取洗手液，按6步洗手法顺序，用力搓揉，特别注意指缝、指甲下，搓揉时间至少10～15秒，然后用流水冲净（冲洗时污水应从前臂流向指尖），洗毕，用小毛巾擦干。

2. 手是传染疾病的重要途径，在社区、家庭中应着重宣传正确的洗手方法。

（三）穿脱隔离衣

【目的】

防止医护人员和病人间的交叉感染；防止病原微生物播散。

【操作方法】

1. 用物准备　隔离衣、挂衣架、洗手设备一套、污衣袋、操作物品。

2. 操作步骤

（1）穿隔离衣

1）戴好口罩、工作服、帽子，穿戴整齐，取下手表，洗手，备齐用物，将衣袖卷至肘关节以上。

2）手持隔离衣衣领，将其从挂衣架上取下，清洁面朝向自己；将衣领两端向外折齐，露出衣袖内口。

3）右手持衣领，左手伸入袖内，右手将衣领向上拉，使左手伸出；换左手持衣领，右手伸入袖内，依上法使左手伸出。

4）手持衣领，顺着领子边缘由前至领后扣好领扣，再扣好肩扣、袖扣。

5）解开腰带活结，将隔离衣一边向前拉，见到边缘，即捏住。同法捏住另一边，双手在背部将两边缘对齐，向一侧折叠，将腰带在背后交叉，回到前面打一活结（图 2-27）。

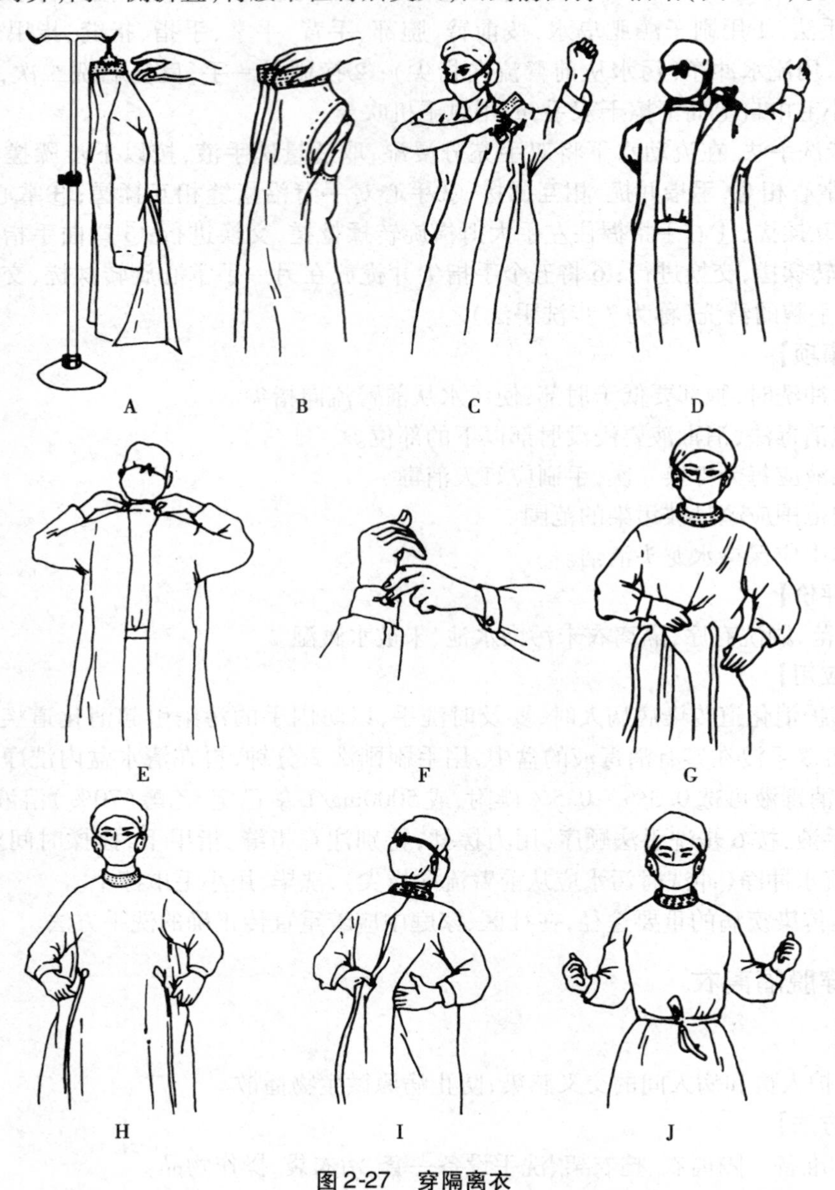

图 2-27 穿隔离衣

A. 取隔离衣；B. 清洁面向自己；C. 穿上一只衣袖；D. 穿上另一只衣袖；
E. 系领扣；F. 系袖口；G. 将一侧衣边拉到前面（同法拉另一侧）；
H. 将两侧衣边在背后对齐；I. 将对齐的衣边向一侧折叠；J. 系好腰带

（2）脱隔离衣法

1）解开腰带，在前面打一活结。

2）解开袖口及肩部扣子，在肘部将部分衣袖塞入袖内。

3）消毒双手。

4）解开领扣，右手伸入左手衣袖内，拉下衣袖过手，用衣袖遮盖的左手握住右手衣袖的外面，将右袖拉下，双手转换拉袖，将双臂从袖管中退出。

5）双手持衣领，将隔离衣两边对齐，挂在衣架上，不再穿的隔离衣，脱下后清洁面向外，卷好，放入污物袋中（图 2-28）。

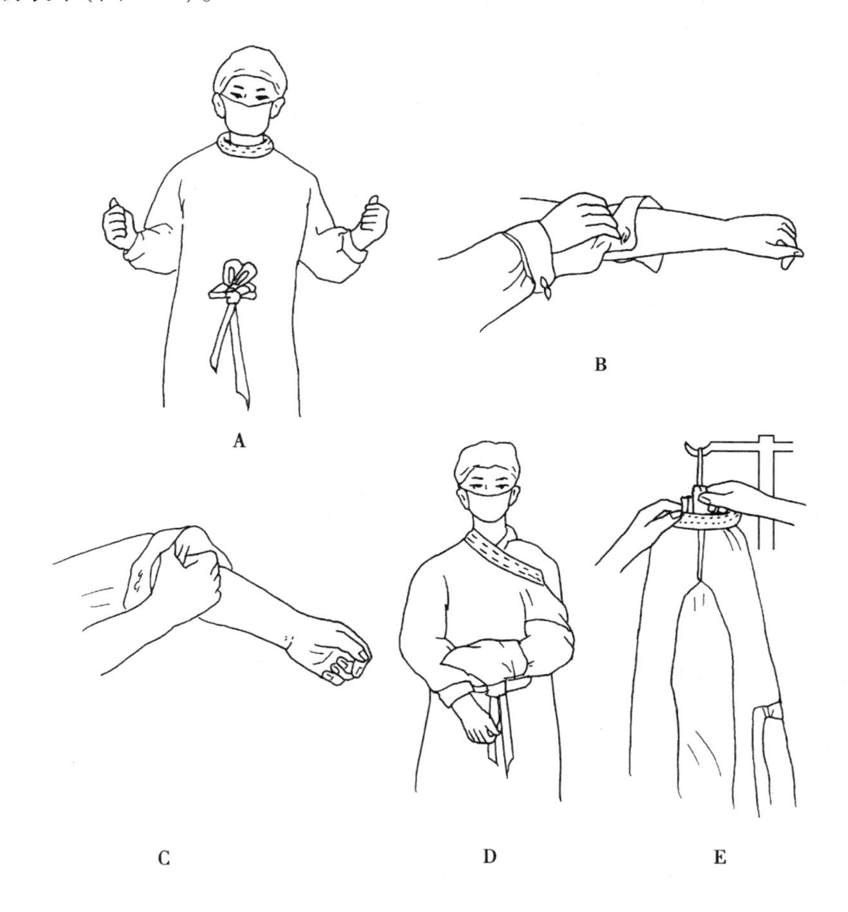

图 2-28　脱隔离衣

A. 解开腰带，在前面打活结；B. 翻起袖口，将衣袖向上拉；C. 用清洁手拉袖口内的清洁面；D. 用衣袖遮住的手拉另一衣袖的污染面；E. 提起衣领，对齐衣边挂在衣钩上

【注意事项】

1. 隔离衣长短，应能遮盖工作服的全部，避免工作服受到污染。

2. 穿上隔离衣后，禁止进入清洁区，避免接触清洁物品。

3. 隔离衣应视接触的病种不同，定时更换。一般每日更换，如有潮湿或污染，应立即更换。

4. 穿脱隔离衣时避免污染衣领及清洁面。

5. 挂在半污染区隔离衣清洁面向外；挂在污染区则污染面向外。

【效果评价】

能严格按穿脱隔离衣步骤操作。方法正确达到了隔离防护效果。

【社区应用】

在社区、家庭陪护病人时特别是消化道传染性病人，在拿取物品或做简单护理操作时，由于洗手消毒程序或穿脱隔离衣不方便，可使用避污纸，该法简单、实用，具体做法是用清洁的手拿取污染物或用污染的手拿取清洁物品时均用避污纸垫着（隔着）。应注意取避污纸（用清洁纸片订成）时，应从页面抓取，不可掀页撕取，以保持有一面始终是清洁面，避污纸用后应弃于污物桶内，定时焚烧，以防传染（图 2-29）。

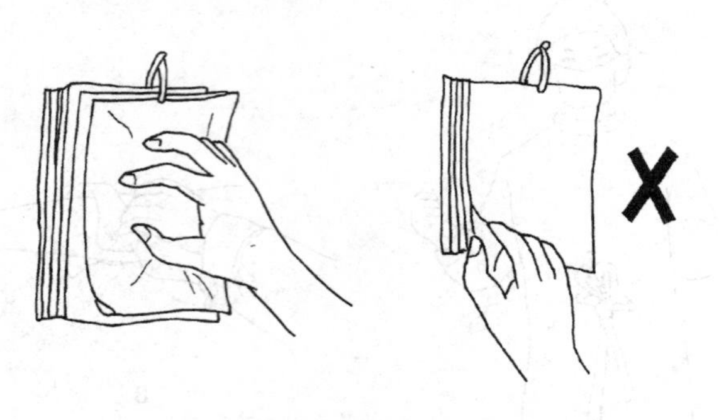

图 2-29 取避污纸法

第三节 药物治疗和过敏试验

一、概 述

药物在预防、诊断和治疗疾病中起着重要的作用，给药治疗中要熟悉各类药物的药理知识，合理地使用药物，防止和减少不良反应；掌握各种正确给药的方法，使药物充分发挥作用；做好药品管理，确保用药安全、有效。

（一）药物的保管

1. 药柜安置 放在通风光线充足处。药物要定期检查以确保安全。

2. 分类放置 应按内服、外用、注射、剧毒等分类放置。剧毒麻醉药应有明显标记并专人负责，加锁保管，班班交接。

3. 药瓶标签 要清楚，注明药品名称、剂量、浓度。内服药用蓝色标签，外用药用红色标签，剧毒麻醉药用黑色标签。标签脱落或辨认不清时及时处理。

4. 立即停用 药品如有沉淀、浑浊、异味、变色、潮解、变性等，应停止使用。

5. 按性质不同分别保管

（1）遇热易破坏的生物制品、抗生素：如疫苗、免疫球蛋白、青霉素等，置于阴凉干燥处或冷藏于 2～10℃处保存。

（2）易挥发、潮解、风化的药物：如乙醇、过氧乙酸、酵母片、糖衣片等，置于密封瓶内盖紧。

（3）易燃、易爆的药物：如环氧乙烷、乙醚、乙醇等，密闭密封瓶内置于阴凉低温处。

（4）易氧化和遇光变质的药物：如维生素 C、氨茶碱、肾上腺素，放深色瓶内盖紧或黑纸遮光置于阴凉处。

（5）各类中药：置于阴凉干燥处，芳香性药品须密闭保存。

（6）个人专用药：单独存放，注明姓名。

（二）给药原则

1. 严格执行查对制度　认真做好三查七对，务必做到五准确。将准确的药物，按准确的剂量，用准确的方法，在准确的时间内给予准确的病人。三查：操作前、操作中、操作后查（查七对内容）。七对：对床号、姓名、药名、浓度、剂量、用法、时间。

2. 安全正确用药　仔细认真检查药物质量，对疑有变质或已超过有效期的药物，应放弃使用。对易致过敏的药物，用药前要了解过敏史，做过敏试验，结果阴性者方可使用。用药前准备好急救药品和用物，用药后注意观察用药反应（疗效和不良反应）。发现用药错误，及时处理。

（三）给药途径

常用途径有口服、注射、舌下含化、吸入、外敷、直肠给药等。

（四）给药次数和时间

给药次数和时间取决于药物的半衰期，以维持有效药物浓度和发挥最大药效为最佳选择，同时考虑药物的特性及人体的生理节奏。

（五）影响药物疗效的因素

药物的疗效受药物本身、机体、给药方法和饮食等因素的影响。

二、口服给药法

口服给药法（administering oral medication）是最常用、最方便、又较安全的给药方法，但吸收慢，不宜用于急救，对意识不清、呕吐不止、禁食等病人也不宜用此法给药。

【目的】

药物经胃肠黏膜吸收而产生疗效，以减轻症状、治疗疾病、维持正常生理功能、协助诊断、预防疾病。

【操作方法】

1. 用物准备　药物、药匙、量杯、滴管、药杯、研钵、湿毛巾、发药盘、服药本、水壶（内盛温开水）等。

2. 操作步骤

（1）准备工作：操作者洗手，戴口罩，备好温开水，核对药物（药名、剂量、浓度）、给药时间和方法后携至病人旁。

（2）服药：核对姓名确认无误，协助病人取舒适位，解释用药的目的、注意事项。协助病人服药，确认服下后方可离开。病重及不能自行服药者应喂服；鼻饲者须将药物碾碎，用水溶解后，从胃管注入，再以少量温开水冲净胃管。健胃及刺激食欲的药物应在饭前服，对胃黏膜有刺激的药物宜在饭后服，使药物与食物混合，减少对胃黏膜的刺激。随时观察病人服药后有无异常反应。

【注意事项】

做好健康教育 对给药对象,尤其是慢性病病人,要让其了解用药的有关知识,主动配合药疗,以采取措施提高疗效和减少不良反应。

【效果评价】

给药过程中要评价是否做到"五准确"、给药后要评价药物的疗效和副作用。

1. 临床潜在问题和处理

(1)药物吞咽困难

1)原因:食管阻塞;口咽或食管干燥;病人体位不当;药物不可口等。

2)处理:改变药物形态,利用研钵与杵碎磨药物;协助病人改变原有体位;吞咽前先湿润口咽;在不影响药物作用的前提下,可将药物混合于果汁或汽水服下,或将药物放于舌根处,此处味蕾少,可减少异味的感觉。

(2)对药物有过敏反应

1)原因:病人为过敏体质,对此药有过敏反应;药物不纯或变质。

2)处理:立即停药并保存药物;立即通知医生并给予抗组胺类药物;若有严重过敏反应,并有全身症状应立即平卧,给予心理支持以降低病人的恐惧害怕。准备急救用品并做好记录。

2. 药物疗效及有无副作用。

3. 病人是否具备所服药物的有关知识,是否合作服药,有无不遵医嘱的行为。

【社区应用】

在社区应用口服给药法,应让病人了解用药的有关知识,主动配合药疗,采取措施提高疗效和减少不良反应。

1. 对抗生素及磺胺类药物,为维持其在血液内有效浓度,需准时给药。

2. 对牙齿有腐蚀作用或使牙齿染色的药物,如酸剂、铁剂,服用时应避免与牙齿接触,可用吸水管吸入,服后及时漱口。

3. 对呼吸道黏膜起安抚作用的药物,服后不宜立即饮水,以免冲淡药液,降低疗效。若同时服用多种药物,应最后服用。

4. 某些磺胺类药物经肾脏排出,尿少时即析出结晶,引起肾小管堵塞,应鼓励病人多饮水。

5. 服用强心苷药物前,应先测心率(脉率)及心律,如脉率低于60次/分或节律不齐时,应暂停服用。

6. 健胃药宜在饭前服用,助消化药及对胃黏膜有刺激作用的药物宜在饭后服用。

三、雾化吸入疗法

雾化吸入法是将药液以气雾状喷出,由呼吸道吸入的方法。吸入疗法除了对呼吸道局部产生作用外,还可通过肺组织吸收而产生全身疗效。

【目的】

1. 湿化气道 通过吸入温暖、潮湿的气体,减少呼吸道的刺激,常用于呼吸道湿化不足、痰液黏稠、气道不畅者,或气管切开的病人等。

2. 控制呼吸道感染 消除炎症,减轻呼吸道黏膜水肿,稀释痰液,帮助祛痰。可用于急慢性呼吸道感染等病人。

3. 改善通气功能　解除支气管痉挛，保持呼吸道通畅。可用于支气管哮喘等病人。

4. 预防呼吸道感染　常用于胸部手术前后的病人。

【操作方法】

临床使用的雾化器有多种，以超声雾化吸入法最常用。超声雾化吸入法是利用超声波声能，将药液变成细微的气雾，再由呼吸道吸入的方法。其雾量大小可以调节，雾滴小而均匀（直径在5μm），药液可随深而慢的吸气到达终末支气管和肺泡。此外，超声雾化器因电子部件产热而能对药液温和加热。

1. 用物准备　超声雾化器（图2-30）、水温计、弯盘、药液、冷蒸馏水。

超声雾化器构造：①超声波发生器：通电后可输出高频电能，其面板上有电源和雾量调节开头、指示灯及定时器；②水槽与晶体换能器：水槽内盛冷蒸馏水，其底部有一晶体换能器，接受发生器输出的高频电能，将其转化为超声波声能；③雾化罐与透声膜：雾化罐盛药液，其底部是一半透明的透声膜，声能可透过此膜与罐内药液作用，产生雾滴喷出；④螺纹管和口含嘴（或面罩）。

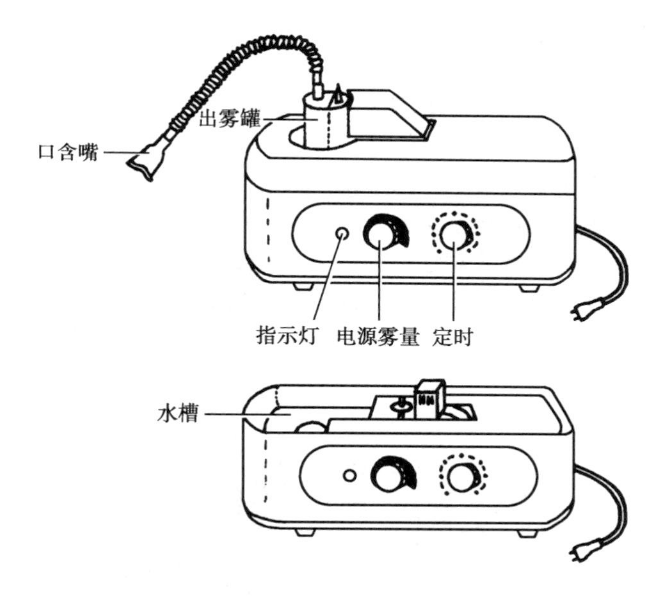

图2-30　超声雾化器

2. 操作步骤

（1）准备工作：洗手、戴口罩，连接雾化器各部件，水槽内加冷蒸馏水，可视不同类型的雾化器而定，要求浸没雾化罐底部的透声膜。将药液用生理盐水稀释至30～50ml倒入雾化罐内，检查无漏水后，将雾化罐放入水槽，盖紧水槽盖。

（2）雾化吸入：携用物至病人处，核对并解释。协助病人取舒适卧位，接通电源，打开开关（指示灯亮），预热3～5分钟，将定时开关至所需时间，打开雾化开关，调节雾量。将口含嘴放入病人口中（也可用面罩），指导病人做深呼吸。

（3）治疗毕：取下口含嘴，关雾化开关，再关电源开关。

（4）整理：擦干病人面部，协助其取舒适卧位，整理床单位。清理用物，放掉水槽内的水，擦干水槽，将口含嘴、雾化罐、螺纹管浸泡于消毒液内1小时，再洗净晾干备用。观察并记录治疗效果与反应。

【注意事项】

1. 使用前,先检查机器各部有无松动、脱落等异常情况。机器和雾化罐编号要一致。

2. 水槽底部的晶体换能器和雾化罐底部的透声膜薄而质脆,易破碎,应轻按,不能用力过猛。水槽和雾化罐切忌加温水或热水。

3. 雾化液每日新鲜配制。治疗时嘱病人进行慢而深的吸气,吸气末梢停片刻,使雾滴吸入更深。治疗开始后要注意有无呛咳和支气管痉挛。治疗后1~2小时内注意拍击病人胸背,并鼓励病人咳嗽。

4. 特殊情况需连续使用,中间须间歇30分钟。每次使用完毕,将雾化罐、口含嘴或面罩浸泡于消毒溶液内60分钟。

【效果评价】

1. 病人感觉轻松、舒适,痰液较易咳出,呼吸道痉挛解除。

2. 当雾量过大、雾化吸入时间过长、水分过多或应用对呼吸道有刺激的药物时,可引起支气管痉挛或水中毒,应注意观察。

3. 如药液喷不出或雾量太小需检查水槽内水是否浸没雾化罐底部的透声膜、药液量是否太少。当水槽内水水温超过60℃时需更换。

【社区应用】

1. 手压式雾化器　在社区应用雾化吸入法时,可用手压式雾化器(图2-31)。手压式雾化器主要用于雾化吸入解除支气管痉挛的药物(拟肾上腺素类药、氨茶碱或沙丁胺醇等),适用于支气管哮喘和喘息性支气管炎的对症治疗。药液预置于雾化器的送雾器中。由于送雾器内腔为高压,将其倒置,用拇指按压雾化器顶部时,其内的阀门即打开,药液从喷嘴喷出。雾滴平均直径为2.8~4.3μm,其喷出速度很快,80%雾滴会直接喷洒到口腔及咽部黏膜,药物经黏膜吸收。

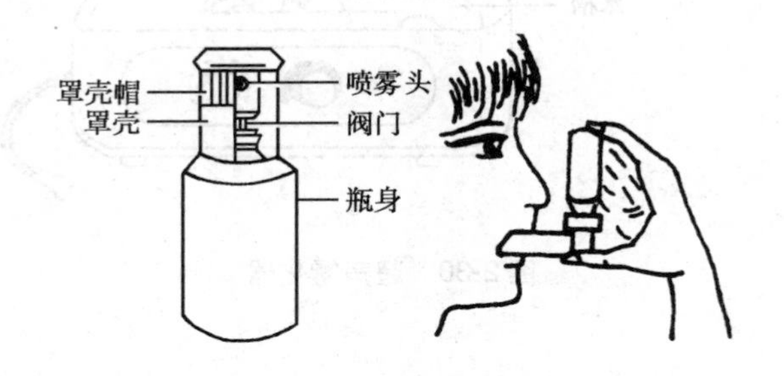

图2-31　手压式雾化吸入

操作方法简单,可教会病人自行使用:①取下雾化器保护盖,充分摇匀药液。②将雾化器倒置,接口端放入双唇,平静呼气。③在吸气开始时,按压气雾瓶颈顶部,使之喷药,随着深吸气的动作,药雾经口吸入。④尽可能延长屏气(最好能坚持10秒左右),然后呼气,每次1~2喷,两次使用时间间隔不少于3~4小时。

注意喷雾器使用后应放在阴凉处(30℃以下)保存。其塑料外壳应定期用温水清洁。当疗效不满意时,不能随意增加用量和缩短用药间隔时间,以免加重不良反应。

2. 壶式雾化法　将药物放入有嘴的壶中,加水适量,盖好壶盖,加热煮沸,蒸气则从壶嘴中冒出。病人坐在壶嘴旁边,口鼻周围涂以凡士林(防止烫伤),然后将气雾吸入。每天2~4

次，每次15～20分钟。

3. 杯式与瓶式雾化法　将选取的药物放入搪瓷杯中，加水煮沸，使其产生气雾；或将药物放砂锅中加水煎煮，使其产生气雾；或将药物放在药锅中煎煮后，将药液倒入保温瓶中，使其冒出气雾。然后病人（口鼻周围皮肤涂凡士林，以防烫伤）吸入气雾。每天2～4次，每次20～30分钟。

4. 蒸汽雾化吸入法　蒸汽吸入疗法是将液体加热，使之成为蒸汽后，再由呼吸道吸入的治疗方法。蒸汽雾化吸入器是利用“空吸原理”而制成的（图2-32）。当小锅中的水煮沸后，蒸汽迅速自横管中急速冲出，冲力越大，流速越大，压强越小，而使直管口压强小于大气压。但杯中药液面受的是大气压，比管口压强大，药液被迫由直管上升，当药液达管口时，被来自横管的蒸汽不断冲散而混合在蒸汽中，经漏斗状管口喷出。

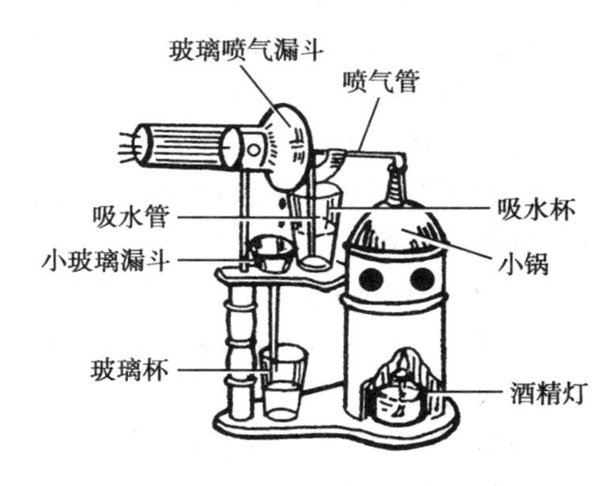

图2-32　蒸汽雾化吸入器

使用时在吸入器的小锅内加入约三分之二的沸水，旋紧锅上盖子，小药杯内倒入配好的药液，点燃酒精灯，待喷出均匀的蒸汽时病人取坐位或侧卧位，围治疗巾或毛巾于颈部，颌下放弯盘，免使衣服潮湿。将吸入器移至病人口鼻部约10cm，嘱病人张口做深呼吸，使蒸汽吸入呼吸道，时间约15～20分钟。治疗毕，移去吸入器，熄灭酒精灯，为病人擦干脸部，取下弯盘和毛巾（治疗巾），协助病人卧床休息，嘱暂勿外出，以免受凉。整理用物，将吸入器各部洗净、擦干备用。

吸入前检查吸入器是否通畅，必要时用金属细丝疏通堵塞的管口，小锅内盛水不宜太满，灯内乙醇不宜过多，以免外溢引起火灾或烧伤的危险。

四、常用注射法

注射法是将无菌药液或生物制剂注入体内的方法。常用的注射方法有皮内注射、皮下注射、肌内注射、静脉注射及动脉注射。注射给药药物吸收快，血药浓度迅速升高，适用于因各种原因不宜口服给药的病人。此外，某些药物易受消化液影响而失效，或不能经胃肠道黏膜吸收，只能选择注射给药的方式。但因注射给药造成组织一定程度的损伤，引起疼痛及有潜在并发症发生的可能，还由于此方式给药，药物吸收快，一些不良反应如严重的过敏反应可迅速出现，使处理的难度加大。

（一）注射基础知识

1. 注射原则

（1）严格遵守无菌操作原则：注射前必须洗手、戴口罩，保持衣帽整洁。注射部位常规消毒或用0.5%碘附消毒。消毒方法为用2%碘酊棉签以注射点为中心向外螺旋式涂擦，直径在5cm以上，待干后，用70%的乙醇以同样方法脱碘，待干后方可注射。或用0.5%碘附以同样方法涂擦消毒，无须脱碘。注射器活塞、针头的针尖与针梗必须保持无菌。

（2）严格执行查对制度：做好三查七对，仔细检查药液，如药物有变色、变质、混浊、沉淀、过期或安瓿有裂痕等现象，均不能应用。

（3）严格执行消毒隔离制度：注射时做到一人一针一带一垫。一次性物品按规定处理，不可随意丢弃。

(4)选择合适的注射器和针头:根据药液的量、黏稠度和刺激性的强弱选择注射器和针头。注射器应完整无损、不漏气;针头锐利、无钩、无弯曲,型号合适;注射器和针头衔接要紧密;一次性注射器须在有效时间内且包装须密封。

(5)选择合适的注射部位:注射部位应避开神经、血管处。应在无炎症、瘢痕、皮肤病、硬结处进针。长期注射时,应经常更换注射部位。

(6)现配现用注射药液:药液应规定注射时间临时抽取,即时注射,以免放置时间过长导致药物效价降低或被污染。

(7)排尽空气:注射前应排出注射器内的空气,防止空气进入血管引起空气栓塞。排气时应避免药液浪费。

(8)检查回血:进针后注射药液前,应抽动活塞,检查有无回血。皮下、肌内注射应无回血方可注射,如有回血应拔出针头,重新进针,不可将药液注入血管内。动、静脉注射必须有回血方可注入药液。

(9)应用无痛注射技术:解除病人思想顾虑,消除其不安与害怕的心理;通过交谈和听音乐或指导病人深呼吸,分散其注意力。取合适体位,使肌肉松弛。注射时做到"二快一慢",即进针快、拔针快、推药液慢。推药速度要均匀。刺激性较强的药液选用细长针头,进针要深。同时注射多种药物先注射刺激性弱的再注射刺激性强的,同时注意药物配伍禁忌。

2. 用物准备

(1)注射盘内放置物品

1)皮肤消毒液:2%碘酊与70%酒精。

2)无菌持物镊:浸泡于消毒溶液瓶内。

3)其他:砂轮、棉签、乙醇棉球罐、弯盘、开瓶器,静脉注射时加止血带和塑料小枕。

(2)注射器和针头:有一次性注射器和玻璃注射器二类。

1)注射器的构造、规格:注射器的构造有乳头、空筒、活塞(包括活塞、活塞轴、活塞柄)(图2-33),其中乳头、活塞、空筒内壁应保持无菌,不得用手接触。其规格有1、2、5、10、20、30、50、100ml。

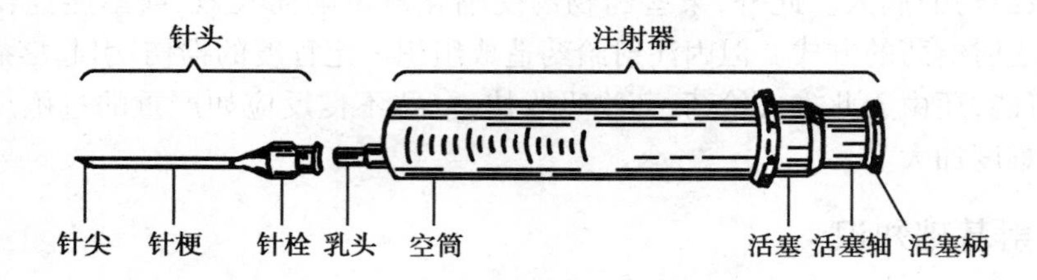

图2-33 注射器和针头的构造

2)针头的构造、规格:针头由针尖、针梗、针栓三部分组成。其常用型号有4、4½、5、5½、6、6½、7、8、9号等数种。

3)药物:常用有溶液、油剂、混悬液、结晶和粉剂等。

3. 药液抽吸法

(1)自安瓿内吸药法:洗手、戴口罩,查对。将安瓿尖端药液弹至体部,用砂轮在安瓿颈部划一锯痕,乙醇棉签消毒安瓿颈部,折断安瓿。用注射器将针头斜面向下,伸入安瓿内的液面下,抽动活塞进行吸药(图2-34、图2-35)。吸药时不得用手握住活塞,只能持活塞柄,吸毕,将安瓿套在针头上备用。

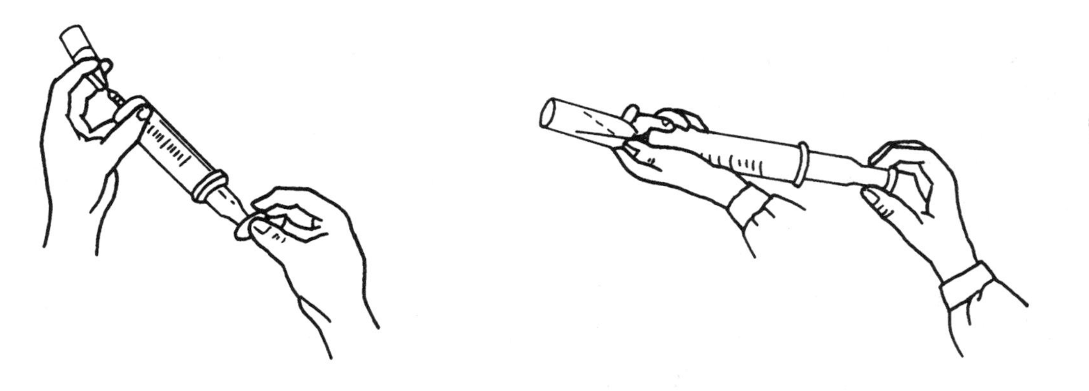

图2-34　自小安瓿内吸取药液　　图2-35　自大安瓿内吸取药液

(2)自密封瓶内吸药法:除去铝盖中心部分,用2%碘酊、70%乙醇消毒瓶塞,待干后往瓶内注入所需药液的等空气,以增加瓶内压力,避免形成负压,倒转药瓶及注射器,使针头在液面下,吸取所需药量,再以示指固定针栓,拔出针头(图2-36)。然后把针头向上,轻拉活塞使针头中的药液流入注射器内,并使气泡聚集在乳头口,稍推活塞,驱出气体。如注射器乳头偏向一侧,驱出气泡时应使注射器乳头朝上倾斜,使气泡集中于乳头根部,然后按上法驱出。

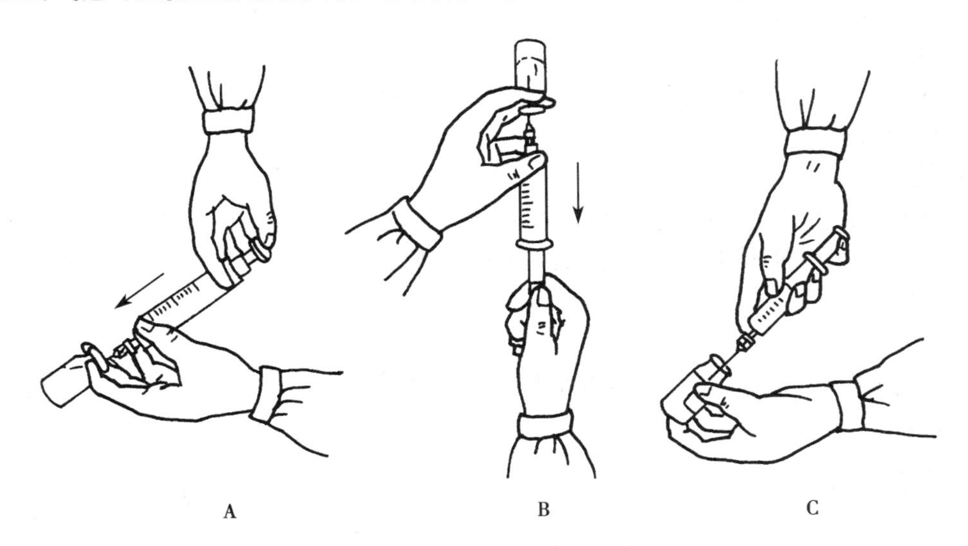

图2-36　自密封瓶内吸取药液

(3)吸取结晶或粉剂注射剂法:用无菌生理盐水或注射用水将药溶化(某些药物需专用溶媒)待充分溶解后吸取。黏稠油剂注射时,可先加温(药液易被热破坏者除外),或将药瓶用双手对搓后再抽吸。如为混悬液,应先摇匀后再吸取,油剂及混悬剂使用时应选用稍粗长针头注射。

(二)皮内注射法

皮内注射法(intradermic injection,ID)是将少量药液注射于表皮和真皮之间的方法。

【目的】

用于药物过敏试验、预防接种及局部麻醉的起始步骤。

【部位】

皮内试验在前臂掌侧下段,此处皮肤较薄,易于注射,且肤色较浅,易于辨认局部反应;预防接种在上臂三角肌下缘;局部麻醉在实施局部麻醉处。

【操作方法】

1. 用物准备注射盘内加1ml注射器、4½号针头、药液。如为药物过敏试验,另备0.1%盐酸肾上腺素。

2. 操作步骤

(1)准备工作:洗手、戴口罩。备齐用物,核对并向病人解释,以取得合作。做皮试前,应详细询问用药史、过敏史,如对需要注射的药液有过敏史,则不可做皮试,应更换其他药物。

(2)吸取药液:选前臂掌侧(或三角肌下缘部位),用70%乙醇消毒皮肤待干,再次核对,排尽空气。左手绷紧皮肤,右手持注射器,针头斜面向上,与皮肤呈5°刺入皮内(图2-37)。待针头斜面进入皮内后,放平注射器,左手拇指固定针栓,右手推注药液0.1ml,使局部形成皮丘。注射完毕,迅速拔出针头,切勿按揉。

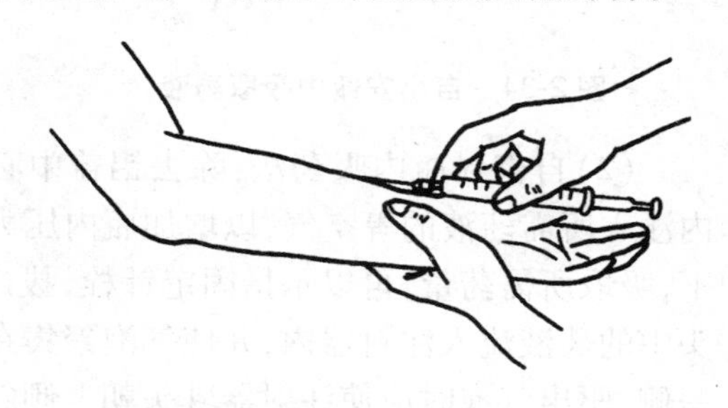

图2-37 皮内注射法

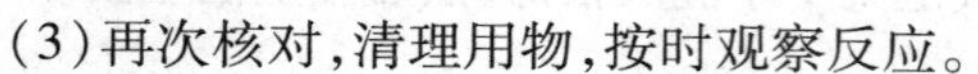

(3)再次核对,清理用物,按时观察反应。

【注意事项】

忌用碘酊消毒皮肤,以免药物过敏试验结果与碘过敏试验相混淆或因脱碘不彻底而影响对局部反应的观察。

【效果评价】

进针的深度以针尖斜面全部进入皮内为宜,成功的皮丘应呈一圆形隆起,局部皮肤变白、毛孔变大。进针过深皮丘不易形成,过浅可至药液外溢可使皮丘过小,过深过浅均可影响局部对结果的观察和判断。

【社区应用】

社区应用皮内注射法方法同前,但不具备抢救条件的不能进行药物过敏试验。

(三)皮下注射法

皮下注射法(hypodermic injection,H)是将少量药液注入皮下组织的方法。

【目的】

注入小剂量药物,用于不宜口服,而需在一定时间内发生药效时,如注射胰岛素、阿托品、肾上腺素和预防接种。

【部位】

常选用上臂三角肌下缘、腹壁、后背、大腿前侧与外侧(图2-38)。

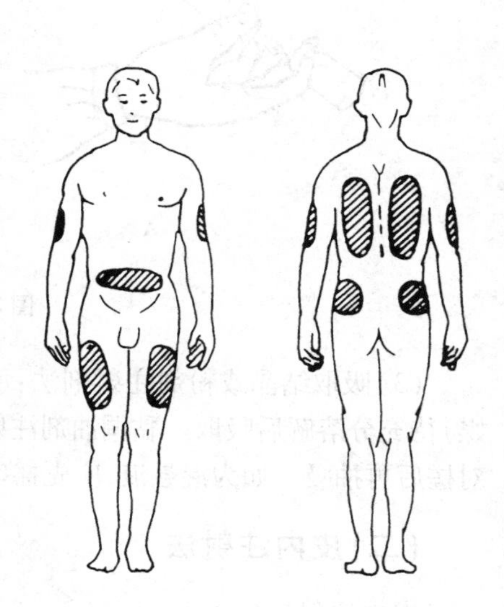

图2-38 皮下注射部位

【操作方法】

1. 用物准备　注射盘内无菌1～2ml注射器和5～6号针头，药液。

2. 操作步骤

(1)准备工作：洗手、戴口罩，按医嘱吸取药液。备齐用物携至床边，核对并向病人解释，以取得合作。

(2)注射：选择注射部位，用2%碘酊和70%乙醇消毒皮肤，待干。再次核对，排尽空气。左手绷紧皮肤，右手持注射器，示指固定针栓，针头斜面向上和皮肤呈30°～40°角，过瘦者可捏起注射部位(图2-39)，迅速刺入针头的三分之二，右手固定针栓。松开左手，抽动活塞，如无回血，即可推注药液。用干棉签轻按针刺处，快速拔针。

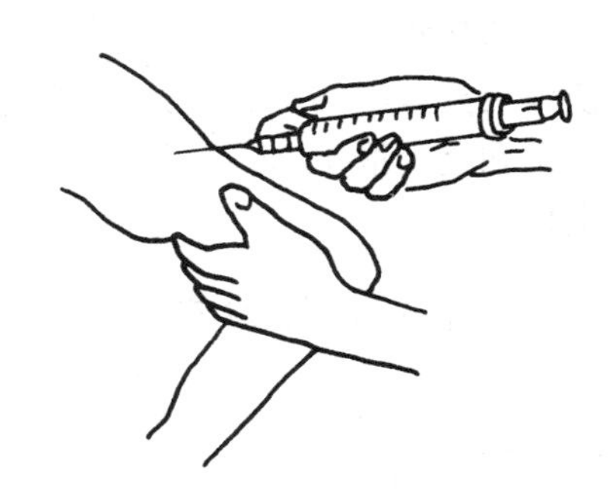

图2-39　皮下注射法

(3)注射毕：安置病人，清理用物。

【注意事项】

尽量避免应用对皮肤有刺激作用的药物做皮下注射。经常注射者，应更换部位，轮流注射。注射少于1ml的药液，必须用1ml注射器，以保证注入药液剂量准确。

【效果评价】

皮下注射时如进针角度大于45°，则刺入肌层。在三角肌部位注射时，针头要偏向外侧，以免影响手臂活动。为防止注射部位组织硬化、脂肪萎缩，注射部位经常变换，交替注射，这样可在有限注射部位吸收最大药量。

【社区应用】

社区应用注射法主要要教会病人皮下注射胰岛素。

1. 做好胰岛素的保存　如未开瓶，放在冰箱内(2～8℃)保存，注意不能放在冷冻室内。如无冰箱，放在阴凉处，但不宜过长。如已开瓶，尽可能放在2～8℃，室温下不要超过30天。

2. 胰岛素注射器　有注射器和诺和笔两种。

(1)注射器注射方法同前。告诉病人注射器不能与他人共用，否则有引起感染的危险，可选用一次性注射器或可重复使用的注射器。可重复使用的注射器应严格消毒。病人应定期检查注射部位周围有无红肿或感染征象。注意低血糖反应，出现后可口服糖类食物或糖水。为减轻注射疼痛应将注射的胰岛素提前放置在室温下；注射前注射器内无气泡，局部使用的酒精必须完全蒸发；注射时注射部位肌肉要放松；快速刺入皮肤；进针或拔针时不要改变针头方向；针头变钝或弯曲时不宜再使用。

(2)诺和笔注射器的使用：诺和笔注射器是丹麦诺和诺德公司生产的一种附用型注射器，外观呈笔形，专门配有特制的3ml卡式瓶诺和笔芯和诺和针，使用简单而且准确。

1)准备：使用前须先仔细阅读诺和笔使用手册，掌握其操作要领。

2)安装：首先要检查笔芯是否完整，诺和笔有无损坏，然后将笔芯按要求装入笔芯架，将机械装置与笔芯架拧紧，装上特制诺和针头，取下针帽待用。

3)注射：注射部位选择与消毒同常规皮下注射。排气：诺和笔芯可能含有气泡或使用期间也可能有少量空气存在，调拨剂量选择环在2单位位置，用手指轻弹笔芯架数次，推下注射推键，当有一滴胰岛素出现在针头时，即表示排气成功。如针头无胰岛素出现，则重复上述步骤，直至排气成功。剂量选择：确定剂量选择环位置，选择所需注射的单位数。注射要点：右手拇指压住注射推键,其余四指握住笔身,垂直进针,进针深度为诺和针头的2/3,完全按下注射推键。注射后针头应停留在皮下6秒以上,并继续按住推键,直至针头完全拔出,这样可以确保剂量准确,又可阻止体液反流入针头或笔芯内。注射完毕,旋下诺和针,经戊二醛溶液浸泡消毒后丢弃。

4)注意:安装前须将活塞杆旋入回弹装置内,再将机械装置与笔芯架拧紧。注射不同类型的胰岛素,应换用另一支诺和笔。在使用混合型胰岛素前,应将诺和笔上下颠倒摆动数次,使药液充分混匀,然后马上注射。小心存放诺和笔、诺和笔芯和诺和针。每次注射后须将针头从诺和笔上取走,否则气温的变化可致药液从针头外溢,如是混合型胰岛素可致药液浓度发生变化。

(四)肌内注射法

肌内注射法(intramuscular injection,IM)是将一定量药液注入肌肉组织的方法。

【目的】

注入药物,用于不宜或不能口服或静脉注射,且要求比皮下注射更迅速发生疗效时。

【部位】

应选用肌肉丰厚且距大血管、大神经较远处。最常用为臀大肌,其次为臀中肌、臀小肌、股外侧肌及上臂三角肌。

1. 臀大肌注射定位法(图2-40)

(1)十字法:从臀裂顶点向左或向右划一水平线,然后从髂嵴最高点做一垂线,将一侧臀部分为四个象限,其外上象限(避开内角)为注射区。

(2)连线法:从髂前上棘至尾骨做一连线,其外1/3处为注射部位。

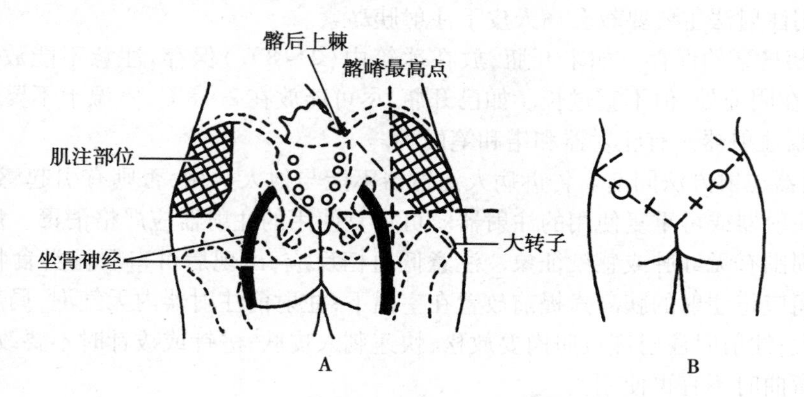

图2-40 臀大肌肌内注射定位法

A. 十字法;B. 连线法

2. 臀中肌、臀小肌注射定位法　该处血管、神经分布较少,且脂肪组织较薄。(图2-41)

(1)以示指尖和中指尖分别置于髂前上棘和髂嵴下缘处,在髂嵴、示指、中指之间构成一三角形区,其示指与中指构成的内角为注射区。

(2)髂前上棘外侧三横指处,患儿应以其手指的宽度为标准。

3. 股外侧肌注射定位法　为大腿中段外侧,位于膝上10cm,髋关节下10cm处约7.5cm宽。此区大血管、神经干很少通过,注射部位较广,适用于多次注射者(图2-42)。

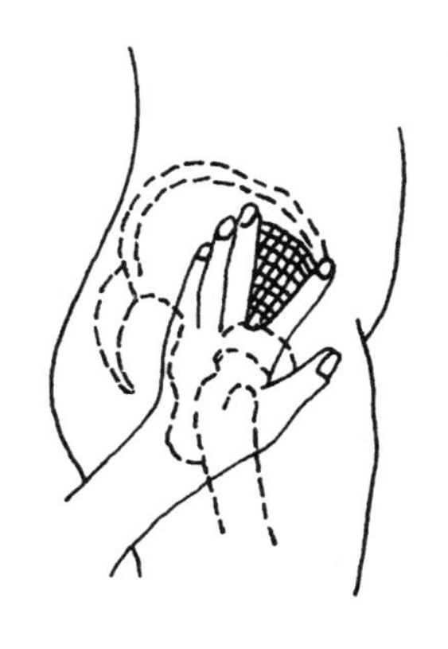

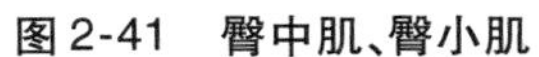

图2-41 臀中肌、臀小肌

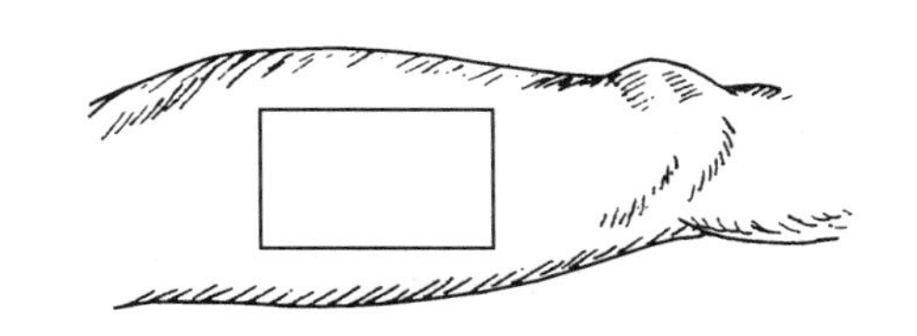

图2-42 股外侧肌内注射区

4. 上臂三角肌注射定位法 为上臂外侧自肩峰下2～3指，此处肌肉分布较臀部少，只能做小剂量注射（图2-43）。

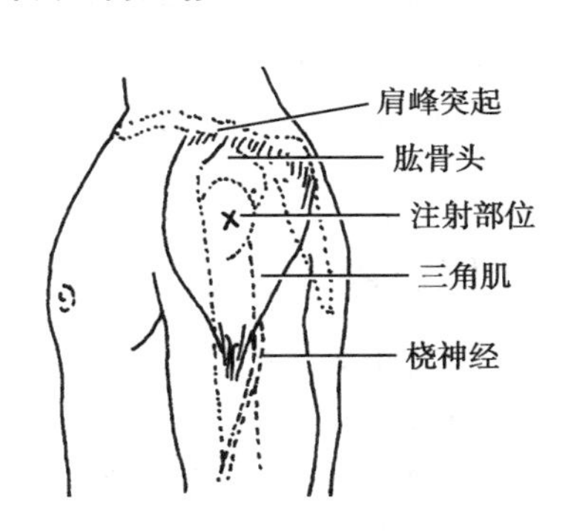

图2-43 三角肌内注射定位法

【操作方法】

1. 用物准备 注射盘内无菌注射器2～5ml，针头6½～7号，药液。

2. 操作步骤

（1）准备工作：洗手、戴口罩，吸取药液。将用物备齐携至床边，核对并向病人解释，以取得合作，协助病人取适当体位。

（2）注射：选择注射部位，用2%碘酊和70%乙醇消毒皮肤，待干。再次核对，排尽空气。用左手拇指和示指绷紧皮肤，右手持针，如握笔姿势，以中指固定针栓，针头与注射部位呈90°，快速刺入肌肉内。一般约进针2.5～3cm，消瘦者及儿童酌减。松开左手，抽动活塞，如无回血，固定针头，注入药物。注射毕以消毒棉签按压进针点，快速拔针（图2-44）。

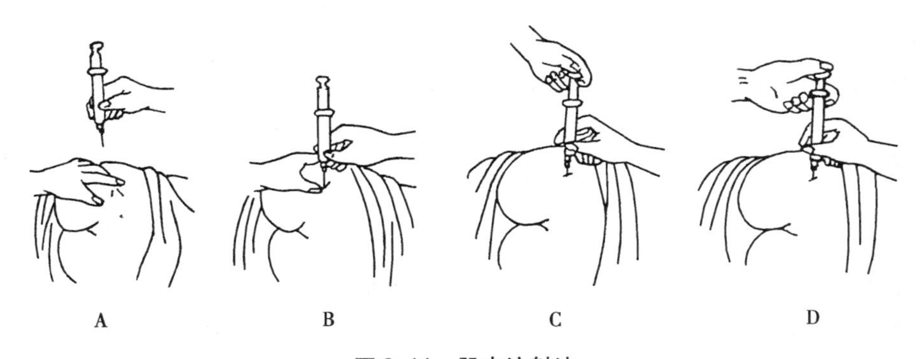

图2-44 肌内注射法

A. 绷紧皮肤；B. 进针；C. 抽回血；D. 推药液

（3）整理：安置病人，清理用物，归还原处。

【注意事项】

1. 切勿把针梗全部刺入，以防针梗从根部折断。

2. 两种药液同时注射时,要注意配伍禁忌;需长期做肌内注射者,注射部位应交替更换,避免硬结的发生。

3. 两岁以下婴幼儿不宜选用臀大肌注射,因有损伤坐骨神经的危险,幼儿在未能独自走路前,其臀部肌肉发育不好,应选用臀中肌、臀小肌处注射。

4. 臀部肌内注射时,为使臀部肌肉松弛,减轻疼痛与不适,可取以下各种体位。

侧卧位:上腿伸直,下腿稍弯曲。

俯卧位:足尖相对,足跟分开。

坐位:坐位椅要稍高,便于操作。

仰卧位:常用于危重或不能翻身的病人。

【效果评价】

肌内注射后局部应无出血、感染,无硬结、无神经损伤发生。

【社区应用】

社区应用肌内注射方法同上,无抢救设施的情况不能注射易引起过敏反应的药物,如青霉素。

(五)静脉注射

静脉注射(intravenous injection,IV)是指自静脉注入药液或所取血标本的方法。

【目的】

1. 药物不宜口服、皮下或肌内注射,或需迅速发生药效时,可采用静脉注射法。
2. 药物因浓度高、刺激性大、量多而不宜采取其他注射方法。
3. 做诊断、试验检查时,由静脉注入药物,如为肝、肾、胆囊等X线摄片所需。
4. 输液和输血。
5. 用于静脉营养治疗。

【部位】

以四肢浅静脉较为常用,有肘窝的贵要静脉、正中静脉、头静脉,或手背、足背、踝部等处浅静脉(图2-45)。

【操作方法】

1. 用物准备　注射盘内无菌注射器(根据药液量选用),6½~7号针头或头皮针,止血带,药物。

2. 操作步骤

(1)准备工作:洗手、戴口罩,吸取药液。备齐用物携至床边,核对并向病人解释,以取得合作,协助病人取适当体位。

(2)选择注射部位:选择合适静脉,以手指探明静脉方向及深浅,在穿刺部位的肢体下垫治疗巾或纸巾,在穿刺部位的上方(近心端)约6cm处扎紧止血带,用2%碘酊消毒皮肤,待干后以70%乙醇脱碘,嘱病人握拳,使静脉充盈。

(3)注射:以左手拇指绷紧静脉下端皮肤,右手持注射器,针头斜面向上,针头和皮肤呈15°~30°,由静脉上方或侧方刺入皮下,再沿静脉方向潜行刺入。见回血,证实针头已入静脉,可再顺静脉进针少许,松开止血带,嘱病人松拳,固定针头,缓慢注入药液(图2-46)。注射毕,以消毒棉签按压穿刺点,迅速拔出针头,嘱病人屈肘按压片刻。

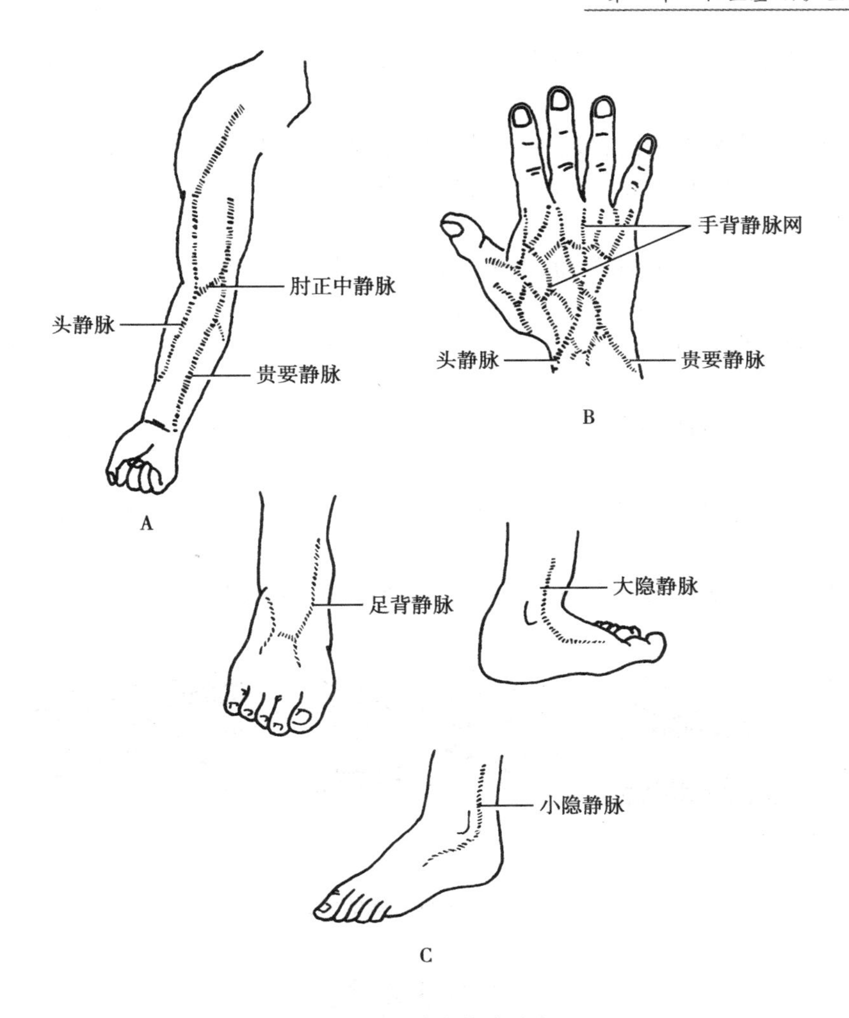

图 2-45 四肢浅静脉分布图

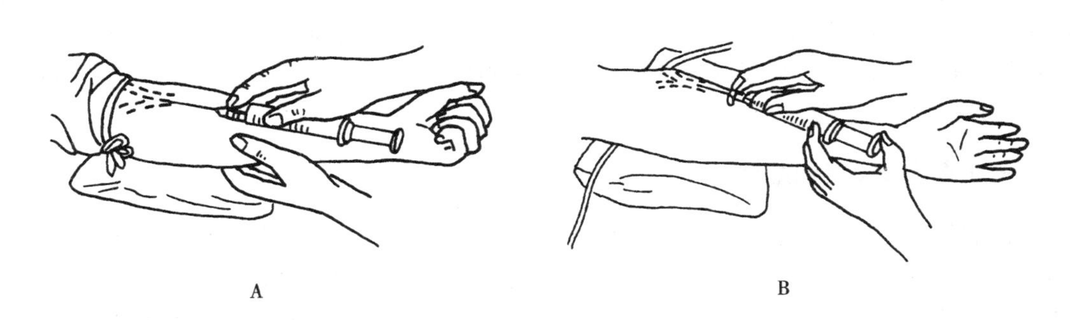

图 2-46 静脉注射法

A. 静脉注射进针；B. 推注药液

(4)整理:安置病人,整理床单位,清理用物,归还原处。

【注意事项】

1. 注射时应选择粗直、弹性好、不易滑动的静脉。如需长期静脉给药者,应由远心端到近心端进行注射。

2. 根据病情及药物性质，掌握注入药液的速度，并随时听取病人的主诉，观察体征及其病情变化。

3. 对组织有强烈刺激的药物，注射前应先做穿刺，注入少量等渗盐水，证实针头确在血管内，再推注药物，以防药液外溢于组织内而发生坏死。

【效果评价】

在注射过程中，若局部肿胀疼痛，提示针头滑出静脉，应拔出针头更换部位，重新注射。临床静脉注射常见失败的原因有以下几个方面（图2-47）。

1. 针头斜面一半在血管内，一半在血管外，可有回血，注药时溢出至皮下，皮肤隆起，病人局部疼痛。

2. 针头刺入较深，斜面一半穿破对侧血管壁，可有回血，但推药不畅，部分药液溢出至深层组织。

3. 针头刺入过深，穿透对侧血管壁，药物注入深部组织，有痛感，没有回血，如只推注少量药液，局部不一定隆起。

4. 针头刺入过深或过浅，没有刺入血管，在血管周围，无回血。

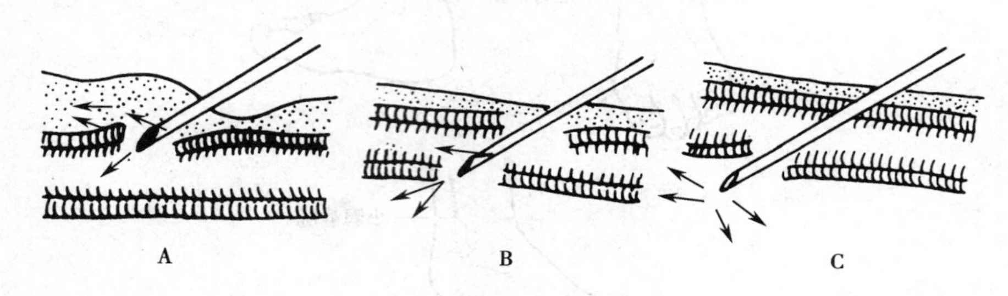

图2-47 静脉注射失败的常见原因

五、药物过敏试验法

临床上使用某些药物时，可引起不同程度的过敏反应，甚至发生过敏性休克，如不及时抢救，可危及生命，为了防止发生过敏反应，在使用某些药物前，除须详细询问过敏史外，还须做过敏试验，操作者应正确掌握试验液配制和试验方法，认真观察，正确判断试验结果，同时要熟练掌握过敏反应的急救处理。

（一）青霉素过敏试验

【目的】青霉素具有杀菌力强、毒性低的特点，临床应用广泛。但青霉素易致过敏反应，人群中有5% ~6%对青霉素过敏，而且任何年龄、任何剂型和剂量、任何给药途径，均可发生过敏反应，以青壮年为多见。青霉素过敏可引起过敏性休克、血清病型反应和各组织器官的过敏反应，临床表现可多种多样。在使用各种青霉素前都应先做过敏试验，试验结果阴性者方可用药。

【操作方法】

1. 用物准备　青霉素、0.9%氯化钠溶液、注射器、针头、肾上腺素等。

2. 皮内试验方法

（1）皮内试验液的配制：皮内试验液以每毫升含100 ~500U的青霉素G生理盐水溶液为

标准(即皮试液浓度为100~500U/ml)。具体配制如下:

1)以青霉素一瓶(80万U)为例,注入生理盐水4ml则每ml含20万U;取上液0.1ml加生理盐水至1ml,每ml含2万U;取上液0.1ml加生理盐水至1ml,每ml含2000U;取上液0.1~0.25ml加生理盐水至1ml,每ml含200~500U。每次配制时均需将溶液混匀。

2)目前临床有青霉素皮试液一瓶(含2500U),注入生理盐水5ml摇匀即可得每ml含青霉素500U的试验液。

(2)试验方法:取青霉素皮试液0.1ml(含10~50U)做皮内注射,观察20分钟后,判断试验结果。

【注意事项】

1. 试验前详细询问病人的用药史、过敏史和家族过敏史。

2. 凡首次用药,停药3天后再用者,以及更换药物批号,均须按常规做过敏试验。

3. 皮试液必须新鲜配制,皮试液浓度与注射剂量要准确;溶媒不可混用。

4. 青霉素过敏试验或注射前均应做好急救的准备工作(备好盐酸肾上腺素和注射器等)。

5. 进行青霉素过敏试验或首次使用青霉素不宜与麻醉药及手术同时进行。因为麻醉和手术牵拉可引起消化道症状,如恶心、呕吐等;易掩盖病情,延误诊断与治疗。做青霉素过敏试验或首次使用青霉素不宜与破伤风抗毒素皮试同时使用。因破伤风抗毒素皮试阳性率较高,大多数病人都需脱敏注射,在脱敏注射过程中少数病人有头晕、心悸等症状,与青霉素过敏反应症状极为相似,易造成混淆,不利于鉴别。

6. 全麻未清醒的病人,不宜做青霉素皮试。因病人意识不清,不能主诉头晕、心悸等症状,一旦发生过敏反应易延误抢救。

【效果评价】

1. 严密观察病人,首次注射后须观察30分钟以防迟缓反应的发生。注意局部和全身反应,倾听病人主诉。

2. 结果判断 20分钟观察结果。

阴性:皮丘无改变,周围不红肿,无自觉症状。

阳性:局部皮丘隆起,并出现红晕硬块,直径大于1cm,或红晕周围有伪足,痒感,严重时可出现过敏性休克。

不确定为阴性,可适当延长观察时间,询问有无不适及皮试区是否有瘙痒;如果30分钟观察皮丘不肿大,且周围红晕不超过1厘米则判断为阴性;在使用过程中需注意病人有无慢性过敏。

3. 试验结果阳性者则禁止使用青霉素,在医嘱单、病历、床头卡上醒目地注明青霉素过敏试验阳性反应,并告知病人及其家属。

4. 皮丘的大小要适当。

【过敏性休克的处理】

1. 立即停药,就地抢救。平卧,注意保暖。

2. 立即皮下注射0.1%盐酸肾上腺素 成人剂量0.5~1ml,病儿酌减,如症状不缓解,可每隔半小时皮下或静脉注射0.5ml,直至脱离危险期。此药是抢救过敏性休克的首选药物,它具有收缩血管、增加外周阻力、兴奋心肌、增加心排出量及松弛支气管平滑肌的作用。

3. 纠正缺氧改善呼吸 给予氧气吸入,当呼吸受抑制时,应立即进行口对口呼吸,并肌内注射尼可刹米或洛贝林等呼吸兴奋剂。喉头水肿影响呼吸时,应立即准备进行气管插管或气管切开术。

4. 抗过敏抗休克 根据病情给地塞米松 5~10mg 静脉注射或用氢化可的松 200mg 加 5%或 10%葡萄糖液 500ml 静脉滴注,给予升压药物,如多巴胺、间羟胺等。如发生心搏骤停,立即行胸外心脏按压等复苏抢救措施。

5. 应用纠正酸中毒和抗组胺类药物。

6. 密切观察,详细记录 密切观察病人体温、脉搏、呼吸、血压、尿量等。做好病情动态记录,病人未脱离危险期,不宜搬动。

【社区应用】

在社区进行药物过敏试验法时,操作方法同上所述,须在有抢救设施的情况下方可进行,并注意严密观察,做好急救准备,及时处理过敏反应。

(二)破伤风抗毒素过敏试验及脱敏注射法

【目的】

破伤风抗毒素(tetanus antitoxin,TAT)是一种免疫马血清,对人体是异种蛋白,具有抗原性,注射后也容易出现过敏反应。因此,在用药前须做过敏试验,曾用过破伤风抗毒素超过 1 周者,如再使用,还须重做皮内试验。

【操作方法】

1. 用物准备 破伤风抗毒素、0.9%氯化钠溶液、注射器、针头、肾上腺素等。

2. 试验方法

(1)皮试液的配制:取每支 1ml 含 1500 国际单位的破伤风抗毒素药液 0.1ml,加等渗盐水稀释到 1ml(即 150IU)。

(2)试验方法:取破伤风抗毒素试验液 0.1ml(含 15IU)做皮内注射,观察 20 分钟后判断试验结果。

【效果评价】

1. 试验结果判断

阴性:局部无红肿,全身无反应。

阳性:局部皮丘红肿、硬结,直径大于 1.5cm,红晕超过 4cm,有时出现伪足、痒感。全身过敏反应、血清病型反应与青霉素过敏反应相同。若试验结果不能肯定时,应做对照试验,确定为阴性者,将余液 0.9ml 做肌内注射。

2. 若试验证实为阳性反应,但病情需要,须用脱敏注射法:

(1)机制:少量抗原进入人体后,在一定时间内经过多次小量的反复注射后,可使细胞表面的 IgE 抗体大部分甚至全部被结合而消耗掉,最后大量注射 TAT(抗原),不再发生过敏反应,从而达到脱敏目的。脱敏原则:少量多次,逐渐增加。

(2)方法:即给过敏者分多次小剂量注射药液(表 2-3),每隔 20 分钟注射一次,每次注射后均须密切观察。在脱敏注射过程中如发现病人有全身反应,如气促、发绀、荨麻疹及过敏性休克时,应立即停止注射,并迅速处理。如反应轻微,待消退后,酌情将剂量减少,注射次数增加,使其顺利注入所需的全量。

表 2-3　破伤风抗霉素脱敏注射法

次数	抗毒血清	生理盐水	注射法
1	0.1ml	0.9ml	H 或 IM
2	0.2ml	0.8ml	H 或 IM
3	0.3ml	0.7ml	H 或 IM
4	余量	加至 1ml	H 或 IM

附：亦可将 1ml TAT 稀释成 10ml TAT 等渗盐水，分别以 1、2、3、4ml 分 4 次肌内注射，每次间隔 20 分钟，余同上。

(3)过敏反应的急救措施同青霉素过敏反应。

【社区应用】

同青霉素。

(三)普鲁卡因过敏试验

【目的】

普鲁卡因属于局部麻醉药，极少数病人用药后可发生过敏反应，表现皮炎、鼻炎、结膜炎、虚脱、发绀和惊厥，个别病人发生肺水肿、哮喘，甚至休克等过敏反应，故用药前应做过敏试验。

【操作方法】

1. 用物准备　注射盘、普鲁卡因、0.9% 氯化钠溶液、注射器、针头等。
2. 试验方法　取 0.25% 普鲁卡因液 0.1ml 做皮内注射，观察 20 分钟后判断试验结果。

【效果评价】

试验结果判断和处理同青霉素。

【社区应用】

同青霉素。

(四)抗狂犬病血清过敏试验

【目的】

抗狂犬病血清是一种免疫马血清，对人体也是一种异体蛋白，注射后也易发生过敏反应，用药前须进行过敏试验。

【操作方法】

1. 用物准备　抗狂犬病血清、0.9% 氯化钠溶液、注射器、针头、肾上腺素等。
2. 试验方法　取抗狂犬病血清 0.1ml(每支 5ml)，以生理盐水稀释至 1ml，然后取 0.1ml 做皮内注射，观察 20 分钟后判断试验结果。

【效果评价】

1. 试验结果判断

阴性：皮丘无改变，周围不红肿，可用全量(5ml)做肌内注射。

阳性：皮丘红肿、硬结、直径超过 1cm 及伴有全身不适，甚至出现过敏性休克。若为阳性，应做脱敏注射。

2. 脱敏注射法 取抗狂犬病血清1ml加生理盐水至10ml,分次注射;第一次1ml;第二次2ml;第三次3ml;第四次4ml。每隔15~20分钟皮下注射一次,每次注射后均需密切观察,无反应方可继续注射。在脱敏过程中,如果病人有全身反应,如气喘、发绀、呼吸短促及过敏性休克时,应及时处理;如症状轻微,则待症状缓解后,酌情减少剂量,增加次数,直到注完。脱敏注射完毕,即可注射抗狂犬血清。

3. 抗狂犬血清用量、用法 按每公斤体重0.5ml计算,成人一般注射量为25~30ml(病情特别严重者可酌情加倍剂量注射)。在被咬伤后三天内分次肌内注射完。受伤部位也应进行局部浸润注射,如咬伤头部,可注射颈、背部肌肉。

【注意事项】

1. 凡有哮喘、花粉症或一周前曾注射马血清,如TAT,以及直系亲属有过敏病史者,都应特别提防过敏性休克的发生。

2. 如果发生休克,立即抢救,抢救法与过敏性休克的抢救相同。

3. 在注射抗狂犬疫苗前常规使用破伤风抗毒素。

【效果评价】

同青霉素。

【社区应用】

同青霉素。

第四节 静脉输液和输血法

一、静脉输液法

静脉输液(intravenous infusion)是利用大气压和液体静压原理将大量无菌液体、电解质、药物由静脉输入体内的方法。无菌药液自输液瓶经输液管通过针尖输入到静脉内应具备的条件有:①溶液瓶必须有一定的高度,即需要具有一定的水柱压力。②液面上方除液体软包装外必须与大气相通,能使液体向压力低的方向流动。③输液管必须保持通畅,不扭曲、不受压,针头不堵塞,并确保在静脉内。

【目的】

1. 补充水分及电解质,纠正水、电解质和酸碱平衡。常用于各种原因的脱水、禁食、大手术后所致的水、电解质和酸碱平衡紊乱。

2. 补充营养,供给热量,促进组织修复,获得正氮平衡。常用于慢性消耗性疾病、禁食等。

3. 输入药物,治疗疾病。常用于中毒、各种感染等。输入脱水剂,提高血液的渗透压,以达到预防或减轻脑水肿、降低颅内压、改善中枢神经系统功能的目的,同时借高渗作用,达到利尿消肿的作用。

4. 增加循环血量,改善微循环,维持血压。常用于治疗烧伤、出血、休克等。

【操作方法】

周围静脉输液法有密闭式和开放式两种输液方法,临床以密闭式更为常用。进行静脉输液时应严格执行查对制度和无菌技术,掌握操作步骤,一次排气成功,进针手法正确,固定牢固,正确调节滴速。

1. 用物准备

(1)无菌物品:一次性输液器,加药用注射器及针头。

(2)其他用物:注射盘内另加网袋(密闭式用)、止血带、胶布、开瓶器、无菌纱布或敷贴,必要时备夹板、绷带、输液架。

(3)药液。

2. 操作步骤　密闭式输液法是利用原装密闭瓶插管输液的方法,其操作简便,污染机会少,广泛用于临床。

(1)操作者准备:衣帽整洁,洗手,戴口罩。

(2)药液准备:根据医嘱核对药液(药名、浓度、剂量和有效期),检查瓶盖有无松动、药瓶有无裂缝,对光检查溶液有无变色、混浊、沉淀等。在光线充足条件下检查药液的质量,将瓶上下摇动,采用直立-倒置"Z"字形检查,每瓶对光检查时间不少于10秒,如发现有絮状物、沉淀、变色等均不得输用。需加入药液时,写好输液标签倒贴于溶液瓶上,开启液体瓶铝盖中心部分,常规消毒瓶塞,加入其他药物时应注意配伍禁忌,并应摇匀,套上网袋。

(3)插输液器:检查输液器的规格是否符合要求,有效期、外包装是否合格后,将输液管和通气管针头同时插入瓶塞至针头根部(目前有的输液器输液管和通气管合二为一),关闭调节器,妥善放置输液器。

(4)病人准备:将用物携至病人床旁,核对姓名、床号,向清醒病人解释输液目的,以取得配合,嘱病人排尿。再次核对所用药物无误后将输液瓶挂于输液架上,调节输液架高度。

(5)排气:将穿刺针的针柄夹于一手指缝中,反折滴管下端,并挤压滴管,使溶液迅速流入至滴管的1/3～1/2满时,抬高针柄处的输液管,松开调节器,溶液顺输液管缓慢下降至排尽导管和针头内的空气。关闭调节器,并检查滴管以下有无空气,将输液管妥善安置,注意保持针头无菌(图2-48)。

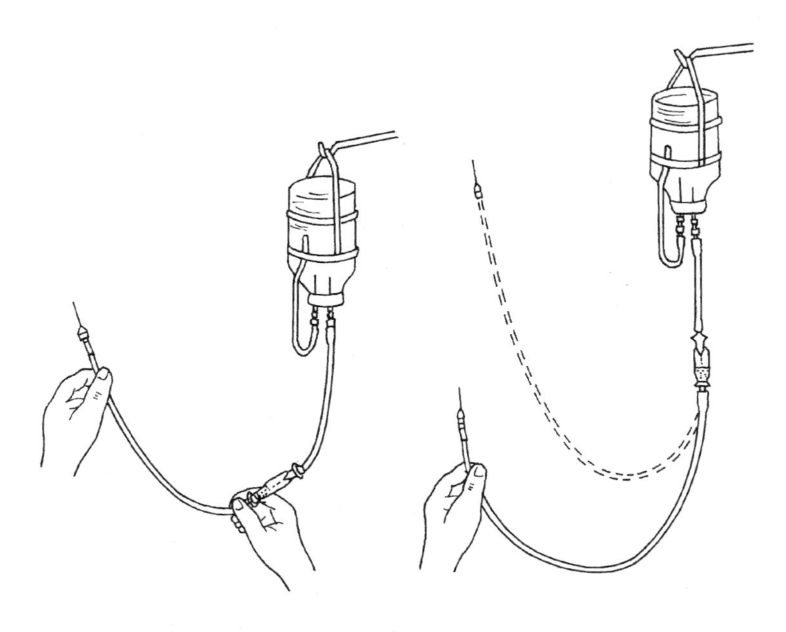

图2-48　排气法

(6)穿刺输液:协助病人取合适的体位,根据病情及药物的性质选择合适的静脉,肢体下垫小枕,扎止血带,常规消毒皮肤。嘱病人握拳,使静脉充盈。再次排气及核对,取下针头保护帽,按静脉注射法进行穿刺,见回血后,将针头再平行进针少许。一手固定针柄,一手松开止血带,放开调节器,嘱病人松拳,待液体滴入通畅,病人无不适后用胶布或敷贴固定针头(图2-49),必要时用夹板绷带固定肢体。

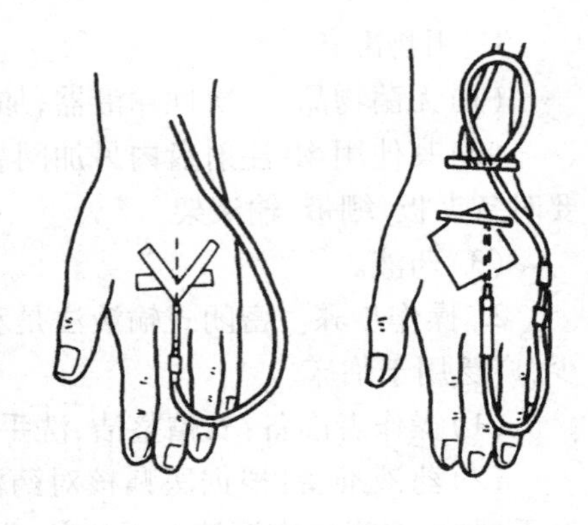
图2-49 胶布固定法

(7)调节滴速:根据病人的病情、年龄、药物性质调节滴速,一般成人每分钟40~60滴,儿童每分钟20~40滴,对年老、体弱、婴幼儿、心肺疾病病人输入速度宜慢;严重脱水,心肺功能良好者速度可适当加快,当输入高渗溶液、含钾药物、升压药物等时滴速宜慢。

(8)整理用物:再次查对,取出止血带和小枕,协助病人取舒适卧位,注意保暖。记录输液的时间、滴速、病人全身及局部情况。向病人交待输液过程中的注意事项,将呼叫器置于易取处。清理用物,归还原处,操作者洗手。

(9)换瓶:输液过程中应定时巡视病人,随时观察反应及滴速。如需继续输液,原则上输一瓶配一瓶,以防准备过早造成药物污染,或降低药效。更换输液瓶时,先除去铝盖中心部分,套上网袋,常规消毒瓶塞后,挂于输液架上,从第一瓶内拔出通气针头与输液管瓶针,分别插入瓶内,待输液畅通方可离开。

(10)拔针:输液完毕,除去胶布,夹紧调节器,利用敷盖针眼的纱布按压穿刺点上方,迅速拔出针头,应按压片刻至无出血。

【注意事项】

1. 静脉的选择　根据病情及药物的性质,选择合适的静脉。应选择弹性好、走向直、清晰的血管。尽量避开关节和静脉瓣。对需长期输液者,应有计划合理地选用静脉,一般从远端小静脉开始。

2. 观察　加强巡视,密切观察有无输液反应,耐心听取病人主诉,严密观察输液部位状况,及时处理输液故障,保证输液通畅。

3. 严格执行无菌操作和查对制度,根据病情需要,有计划地安排输液顺序。

4. 连续输液24小时以上者每天更换输液器。

【常见输液故障的排除】

1. 溶液不滴

(1)针头滑出血管外:液体注入皮下组织,局部肿胀并有疼痛,查无回血。应拔出,更换针头后,另选血管重新穿刺。

(2)针头斜面紧贴血管壁:局部无肿,回血可有。应改变针头或肢体位置,直到点滴通畅。

(3)压力过低:由于周围循环不良或输液瓶位置过低所致,局部无肿痛,有回血。可抬高输液瓶位置。

(4)针头阻塞:局部可有肿痛,用手轻轻挤压下端输液管,感觉有阻力又无回血时,表明针头已阻塞,应拔出,更换针头后重新穿刺。切忌强行挤压导管或用溶液冲洗,以免凝血块进入静脉造成栓塞。

（5）静脉痉挛：由于肢体暴露在冷的环境中过久或输入的液体温度过低所致。局部无肿痛，回抽可有回血。用局部热敷即可缓解痉挛。

2. 滴管内液面过高

（1）滴管侧壁有调节孔时：夹住输液滴管上端，开放调节孔，待滴管内液体降到露出液面，见到点滴时，再关闭调节孔，松开滴管上端的输液管即可。

（2）滴管侧壁无调节孔时：可将溶液瓶取下，倒转瓶身，露出针头，待溶液缓缓流下至所需液面时，再将溶液瓶挂于输液架上（图 2-50）。

3. 滴管内液面过低

（1）滴管侧壁有调节孔时：夹住滴管下端的输液管，开放调节孔，当滴管内液面升至所需高度时，关闭调节孔，松开滴管下端输液管即可。

（2）滴管侧壁无调节孔时：夹住滴管下端的输液管，挤捏滴管至所需液面高度，松开滴管下端输液管即可。

4. 滴管内液面自行下降　输液过程中，如果滴管内液面自行下降，则应检查滴管上端输液管与滴管的衔接是否紧密，滴管有无漏气或裂隙，必要时更换输液器。

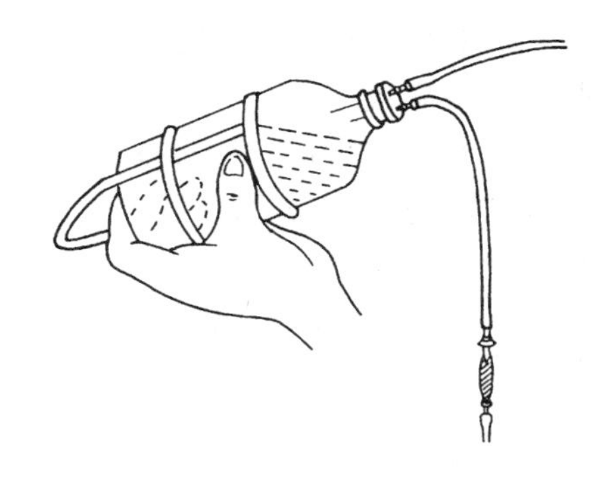

图 2-50　液面过高处理方法

【效果评价】

1. 常见输液反应及处理

（1）发热反应

1）原因：发热是常见的输液反应，常因输入致热物质（致热原、死菌、游离的菌体蛋白或药物成分不纯等）引起，多因输液用具清洁消毒不完善或被再次污染，输入液体消毒、保存不良，输液过程中未能严格执行无菌操作等所致。

2）临床表现：主要表现发冷、寒战、发热。轻者发热常在 38℃左右，严重者高热达 40～41℃，并伴有恶心、呕吐、头痛、脉速、周身不适等全身症状。

3）预防：输液前认真检查药液的质量，输液用具包装及有效期，严格无菌操作。

4）处理：①反应轻者可减慢输液速度，注意保暖，适当增加盖被或给热水袋。重者应停止输液。②对症处理，高热者给以物理降温，必要时应用抗过敏药物或激素治疗，针刺合谷、内关穴。③保留剩余溶液和输液器进行检测，查找原因。

（2）心力衰竭、肺水肿

1）原因：由于输液速度过快，在短期内输入过多液体，使循环血容量急剧增加，心脏负担过重所致。

2）临床表现：病人突然感到胸闷、气短、呼吸困难，咯泡沫样或粉红色泡沫样痰；严重时稀痰液可由口鼻涌出，肺部出现湿啰音，心率快且不齐。

3）预防：输液过程中应注意控制输液滴速，不宜过快，输入液量不可过多。对心脏病人、老年和儿童尤须注意。

4）处理：①当出现肺水肿症状时，应立即停止输液，并通知医生，进行紧急处理。如病情允许让病人取端坐位，两腿下垂，以减少静脉回流，减轻心脏负担。②高流量氧气吸入，使肺泡内压力增高，减少毛细血管漏出液的产生。并将湿化瓶内水换成 20%～30% 乙醇湿化后吸入，以降低肺泡内泡沫表面的张力，使泡沫破裂消散，从而改善肺部气体交换，减轻缺氧症状。③按病情给予镇静剂、扩血管药、平喘药、强心剂和利尿剂等药物，以减少回心血量，减轻心脏负荷。④必要时进行四肢轮扎，每隔5～10分钟须轮流放松肢体上的止血带，可有效地减少回心血量。待症状缓解后，止血带应逐渐解除。⑤安慰病人，解除病人的紧张情绪。

(3)静脉炎

1)原因：由于长期输注浓度较高、刺激性较强的药物，或静脉内置管时间过长而引起局部静脉壁的化学炎性反应，也可因输液过程中无菌操作不严引起局部静脉感染。

2)临床表现：沿静脉走向出现条索状红线，局部组织红、肿、灼热、疼痛，有时伴有畏寒、发热等全身症状。

3)预防：以避免感染，减少对血管壁的刺激为原则。严格执行无菌技术操作，对血管有刺激性的药物，应充分稀释后应用，并防止药物溢出血管外。同时要有计划地更换注射部位，以保护静脉。

4)处理：①停止在患处输液，抬高患肢并制动，局部用95%酒精或50%硫酸镁进行热湿敷。②超短波理疗，每日2次，每次30分钟。③如合并感染，可给予抗生素治疗。

(4)空气栓塞

1)原因：由于输液管内空气未排尽，导管连接不紧，有漏缝，加压输液、输血无人在旁看守等，均有发生空气栓塞的危险。进入静脉的空气，首先被带到右心房，再进入右心室。如空气量少，则被右心室压入肺动脉，并分散到肺小动脉内，最后到毛细血管被吸收，因而损害较少；如空气量大，则空气在右心室内将阻塞动脉入口，使血液不能进入肺内进行气体交换，引起严重缺氧，而致病人死亡。

2)临床表现：病人感觉胸部异常不适或有胸骨后疼痛，随即出现呼吸困难，严重发绀，有濒死感。听诊心前区可闻及响亮、持续的“水泡声”，心电图可表现心肌缺血和急性肺心病的改变。

3)预防：输液前认真检查输液器的质量，必须排尽输液导管内的空气；输液时加强巡视，输液中及时更换输液瓶或添加药物；输液完毕及时拔针；如需加压输液时，应有专人在旁守护。

4)处理：①立即使病人取左侧卧位和头低足高位，此位置在吸气时可增加胸内压力，以减少空气进入静脉，左侧卧位可使肺动脉的位置在右心室的下部，气泡则向上飘移右心室尖部，避开肺动脉入口(图2-51，图2-52)，由于心脏跳动，空气被混成泡沫，分次小量进肺动脉内。②给予高流量氧气吸入，以提高病人血氧浓度，纠正缺氧状态。③有条件时可通过中心静脉导管抽出空气。④严密观察病人病情变化，如有异常及时对症处理。

2. 输液微粒及消除

(1)概念：输液微粒是指输入液体中含有的非代谢性颗粒杂质，其直径一般为1～15μm，大的直径可达50～300μm。颗粒的多少决定液体的透明度，可判断液体的质量。输液微粒污染指在输液过程中，输液微粒随液体进入人体，对人体造成严重危害的过程。

(2)输液微粒的来源

1)药液生产制作工艺不完善，使异物与微粒混入。如水、空气、原材料的污染等。

2)包装容器如溶液瓶、橡胶塞不洁净；液体存放过久，玻璃瓶内壁和橡胶塞受药液浸泡时间过长，腐蚀剥脱形成微粒。

3)输液器和加药用注射器不洁净。

4)输液环境不洁净，切割安瓿、开瓶塞、加药时反复穿刺橡胶塞。

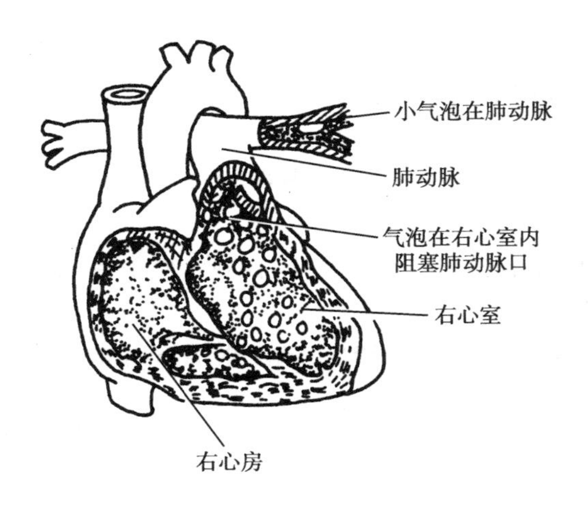

图 2-51 空气在右心室内阻塞肺动脉口

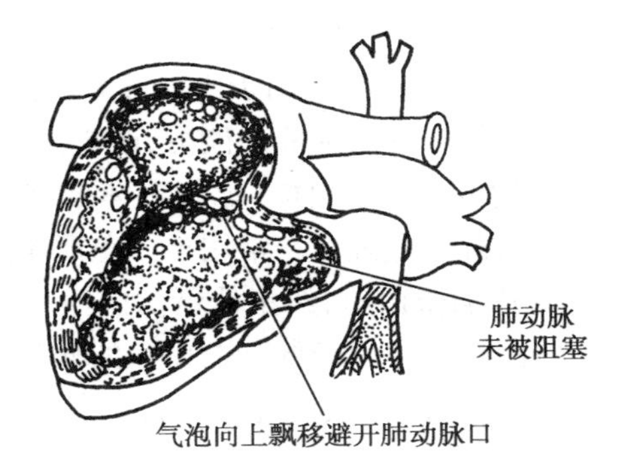

图 2-52 置病人于左侧卧位和头低足高位，使气泡避开肺动脉口

(3)输液微粒的危害：主要取决于微粒的大小、形状、化学性质以及堵塞血管的部位，血流阻断的程度和人体对微粒的反应。最易受微粒损害的脏器有肺、脑、肝、肾等部位。可直接阻塞血管，引起局部供血不足，组织缺血缺氧，甚至坏死；可使红细胞聚集在微粒上，形成血栓，引起血管栓塞和静脉炎；微粒进入肺毛细血管，引起巨噬细胞增殖，包围微粒形成肺内肉芽肿；可出现血小板减少和过敏反应；刺激组织而发生炎症或形成肿块。

(4)防止和消除微粒污染的危害

1)制剂生产方面：把好各个环节。

2)临床操作方面：①采用密闭式一次性医用输液(血)器，减少污染机会。②输液前认真检查液体质量。③净化治疗室空气。④输液通气管末端放置空气滤膜。⑤严格执行无菌操作，遵守操作规程。药液应现配现用，避免污染。

3. 输液速度与时间的计算

(1)已知输入液体总量与计划所用输液时间，计算每分钟滴数

$$每分钟滴数=\frac{液体总量(ml)\times 滴系数}{输液时间(分)}$$

(2)已知每分钟滴数与输液总量，计算输液所需用时间

$$输液时间(小时)=\frac{液体总量(ml)\times 滴系数}{每分钟滴数\times 60(分)}$$

二、静脉输血法

静脉输血(blood transfusion)是将血液通过静脉输入体内的方法。是急救和治疗的一项重要措施。随着输血理论与技术的发展，成分输血已在临床上广泛应用，既节省了大量血源，也减少了由输注全血引起的不良反应。正常成人的血容量应占体重的8%。一般情况失血不超过人体血量的10%时，对健康无明显影响，机体可以通过一系列调节机制，使血容量短期内得以恢复；失血20%时对人体有明显影响，可能出现各种缺氧表现；失血超过30%时可危及生命，导致血压下降，脏器供血不足，特别是脑细胞供血不足出现功能降低至昏迷，必须立即输血。

【目的】

1. 补充血容量 用于失血、失液引起的血容量减少或休克病人。以增加有效循环血量，提高血压，增加心排出量。

2. 纠正贫血 常用于因血液系统疾病而引起的严重贫血，以及某些慢性疾病的病人，以增加血浆蛋白及携带氧的能力，改善全身状况。

3. 输入抗体、补体 增加机体抵抗力。新鲜血液含有多种抗体及白细胞、血小板，输血后可以增强机体抵抗力。常用于严重感染、烧伤等。

4. 增加蛋白质，纠正低蛋白血症 改善营养，维持胶体渗透压，减少组织渗出和水肿，保证循环血量。常用于低蛋白血症的病人。

5. 输入新鲜血，补充血小板和各种凝血因子 改善凝血功能，有助于止血。常用于凝血机制障碍的病人。

6. 其他 用于一氧化碳等化学物质中毒，通过补充血红蛋白改善组织器官的缺氧状况。

【输血方法】

1. 输血前准备

(1)备血：抽取血标本和已填写的输血申请单、血型交叉配合检验单一并送交血库，做血型鉴定和交叉配血试验。采血时禁止同时采集两个病人的血标本，以免发生错误。一般每200ml血液为一单位，如需血1～2单位者，取血标本2ml，需血3～4单位者，取血标本3ml。

(2)取血：凭提血单取血，应与血库人员共同认真查对病人床号、姓名、住院号、供血者及受血者血型、交叉配血试验结果，血量及采血日期，血瓶(袋)包装是否严密，有无裂痕，输血装置是否完好。认真检查血液质量，正常血液分为两层，上层为血浆，呈淡黄色半透明，下层为红细胞，呈均匀暗红色，两者界限清楚，且无凝块，如血浆呈绛红色混浊或血浆表面有泡沫，血浆与红细胞交界面界限不清，有明显血凝块，说明血液可能变质，不能输用。查对准确无误方可签字取回使用。

(3)血液从血库取出后勿剧烈震荡，以免破坏红细胞而引起溶血。血液不能加温，以免血红蛋白凝固变性而引起反应。如输血量较多时，可在室温下放置15～20分钟后再输入。

(4)输血前，应经另一人按上述要求再次核对无误方可输用。

2. 用物准备

(1)间接输血法：同密闭式输液，仅将输液器换为输血器(滴管内有滤网，9号静脉穿刺针头)。生理盐水、血液制品(按需而定)。

(2)直接输血法：同静脉注射，另备50ml注射器数个(根据输血量决定)，3.8%枸橼酸钠溶液。

3. 操作方法

(1)直接输血法：将供血者血液抽出后，立即输给病人的方法。适用于无血库而病人急需输血时，也适用于婴幼儿的少量输血。

1)准备工作：洗手、戴口罩，备齐用物携至病人处，向供血者及病人做好解释工作。供血者和病人分别取仰卧位，并露出一侧上臂。在备好的注射器内加入一定量的抗凝剂(50ml血中加3.8%枸橼酸钠溶液5ml)。

2)核对、输血：认真核对供血者和受血者姓名、血型、交叉配血结果。将血压计袖带缠于供血者上臂并充气。选择粗大的静脉(一般为肘正中静脉)。戴手套，常规消毒皮肤，抽取血液，立即行静脉注射输给受血者。操作时需要三人合作，一人抽血，一人传递，另一个输血，如此连续进行。更换注射器时，不需拔出针头，仅用手指压住静脉远端即可减少出血。

3）输血结束：拔出针头，用无菌纱布覆盖针眼并压迫片刻，然后用纱布覆盖，胶布固定。

4）整理：协助病人采取舒适卧位，妥善安置供血者，整理床单位，清理用物。

（2）间接输血法

1）准备工作：洗手、戴口罩，备齐用物，按密闭式周围静脉输液法先输入少量无菌生理盐水。

2）核对、输血：仔细核对化验单及贮血液瓶（或贮血袋）上的标签，确属无误后，将血液以旋转动作轻轻摇匀，常规消毒贮血袋上的乳胶管，将生理盐水瓶内的针头拔出，插入贮血袋上乳胶管，夹住生理盐水瓶下端的调节器，打开贮血瓶下端的调节器，开始输入血液速度宜慢，观察15分钟，如无不良反应，根据病情调节滴速。成人一般40～60gtt/min，儿童酌减。对年老体弱、严重贫血、心衰病人应谨慎，速度宜慢。交待病人或家属有关注意事项，嘱病人勿随便调节滴速，如有不适及时呼叫，将呼叫器置于易取处。

3）输血毕：待血液将输完时，再滴入少量生理盐水，力求把输血胶管内的血液全部输完再拔针，整理用物。做好输血记录。

【注意事项】

1. 输血时应以高度责任心，严格执行查对制度，严格无菌操作。

2. 血液从血库取出后应在半小时内输入，不宜久置，200～300ml血液要求在3～4小时内输完，避免溶血。冷藏血液不能加温，以免血浆蛋白凝固变性而引起反应。血液中不能加入任何其他药物，以防止血液凝集或溶解。

3. 凡输两个以上不同供血者的血液时，两者不能直接混合输入，其间应输入少量生理盐水，以免发生反应。

4. 输入除血浆和白蛋白制剂以外的各种成分血前均须进行交叉配血试验，输成分血（除红细胞外）要在采血24小时以内输完，同时要严密监视输成分血的全部过程。如在成分输血时病人一次要输入多个供血者的成分血，可应用抗过敏药，以减少过敏反应的发生。

5. 输血过程中及输血后，应观察有无输血反应，如发生反应，须立即停止输血，并保留余血以备检查分析原因。

【效果评价】

1. 常见输血反应及处理

（1）溶血反应：它是输血中最严重的一种反应。由于受血者血浆中凝集素和输入血内的红细胞中凝集原发生凝集反应，而后凝集细胞又被吞噬细胞所吞噬而溶血，导致大量游离血红蛋白散布到血浆中，而使机体发生一系列反应。通常输入10～15ml血后即可出现反应。

1）原因：①输入异型血：即供血者与受血者血型不符而造成血管内溶血。②输血前红细胞已变质溶解：如血液贮存过久，血温过高或过低，输血时血液被加热或震荡过剧，血液内加入高渗或低渗溶液，影响pH变化的药物等因素，致使血液中红细胞大量破坏。③Rh因子所致溶血：此种类型较少发生。

2）临床表现

开始阶段：由于红细胞凝集成团，阻塞部分小血管，从而引出四肢麻木、头胀痛、胸闷、腰背剧痛、恶心呕吐等。

中间阶段:由于凝集红细胞发生溶解,大量血红蛋白进入血浆中,出现黄疸和血红蛋白尿(呈酱油色或浓红茶色)。同时伴有寒战、发热、呼吸困难、血压下降等休克症状。

最后阶段:由于大量的血红蛋白从血浆进入肾小管,遇酸性物质而变成结晶体,使肾小管堵塞;同时由于抗原抗体的相互作用,引起肾小管内皮缺血、缺氧而坏死脱落,又使肾小管堵塞,临床出现急性肾衰竭症状,严重者可致死亡。

3)预防:认真做好血型鉴定、交叉配血试验及输血前的核对工作,避免发生差错;严格执行血液保存要求,不使用变质血液。

4)处理:①出现症状应立即停止输血,保留血标本和剩余血液,采集病人血标本重做血型和血交叉配血试验。②维持静脉通道,静脉输入低分子右旋糖酐或706代血浆,以及地塞米松或氢化可的松,血压下降者静滴多巴胺或间羟胺。③给予氧气吸入。④保护肾脏。为解除肾血管痉挛,可行双侧腰封或肾区热敷。正确记录每小时尿量,注意观察尿色。⑤密切观察病情,尤其是血压、尿量,一旦出现尿少、尿闭者,按急性肾衰竭处理。

(2)发热反应:是输血中最常见的反应。

1)原因:主要由致热原引起,当保养液或输血用具被致热原污染,输血后即可发生发热反应。另外病人原有疾病,输血后血液循环改善,导致病灶毒素扩散而发生发热反应;多次输血后,病人血液中产生一种白细胞抗体和血小板抗体,这两种不完全抗体易引起发热反应;快速输入低温的库存血;操作时违反无菌操作原则,造成污染等。

2)临床表现:多发生在输血后1~2小时内,病人有发冷或寒战,继而发热,体温可达39~40℃以上,伴有头痛、恶心呕吐等。

3)预防:除去致热原,严格执行无菌操作,防止污染。

4)处理:反应轻者减慢输血速度;严重者应立即停止输血。寒战时注意保暖,给热饮料,加盖被;高热时给物理降温,并严密观察病情。

(3)过敏反应

1)原因:①病人为过敏体质,对某些物质易引起过敏,血液中的异体蛋白质与过敏机体的组织细胞(蛋白质)结合,形成完全抗原而致敏。②输入血液中含有致敏物质,如供血者在献血前用过可致敏的药物或食物。③多次输血产生过敏性抗体,当再次输血时,这种抗体和抗原相互作用而发生过敏反应。

2)临床表现:其表现轻重不一,症状出现越早,反应越严重。轻者为皮肤瘙痒,局部或全身出现荨麻疹。重者可出现血管神经性水肿(多见于颜面,如眼睑、口唇高度水肿)、喉头水肿、支气管痉挛,严重者可发生过敏性休克。

3)预防:①为防止过敏反应的发生,可在输血前给予口服抗组胺类药物预防反应。②不选用有过敏史的献血者。③献血者在采血前4小时内不宜吃富含高蛋白质和脂肪的食物,可饮糖水或仅用少量清淡饮食,以免血中含有致敏物质。

4)处理:一旦发生过敏反应,应立即停止输血,根据医嘱皮下或静脉注射1:1000肾上腺素0.5~1ml。抗过敏治疗,可选用抗过敏药物如苯海拉明、氯苯那敏、氢化可的松和地塞米松等治疗。有循环衰竭时用抗休克治疗。喉头水肿伴有严重呼吸困难者,需做气管切开。

(4)细菌污染反应

1)原因:不遵守无菌操作规程的任何一环节,如由于保养液和输血器消毒不严,采血或输血全过程有细菌污染或血液保存不当等，都可造成血液被细菌污染。

2）临床表现：细菌性输血反应的程度，随细菌种类、毒性、输入量和受血者机体抵抗力不同而异。毒性小的细菌如输入量不多，病人可不发生反应或只发生发热反应，如输入的细菌量多、毒性大，即可突然发生寒战、高热、气促、发绀等，也可有恶心、呕吐等症状，或出现弥散性血管内凝血症状或发生中毒性休克。

3）预防：严格遵守无菌操作原则，做好血液的保存，输血全过程严格无菌操作。

4）处理：①立即停止输血，根据病情采取必要急救措施，并迅速检查原因，以供抢救措施之参考。②将未输完的库血和病人的血标本送化验室，做血培养和药敏试验。③严密观察病情变化，定时测量体温、脉搏、呼吸和血压，以利早期发现休克的先兆。抗休克和抗感染治疗。高热者给予物理降温。留置导尿管，并记录出入液量。

（5）大量快速输血可能引起的并发症

1）心脏负荷过重：心脏代偿功能减退的病人，如心脏病病人、老年人或小儿输血量过多或速度过快，都可增加心脏负担，甚至引起心力衰竭。其临床表现，早期自觉胸部紧迫感，呼吸增快，静脉压增高，颈静脉怒张，脉搏增快，血压下降，以致出现发绀、肺水肿，须立即停止输血，并按肺水肿处理。

2）出血倾向：因大量失血者在短时间内大量快速输血，当输血量相当于病人的一个血容量时，则因同时有大量的枸橼酸钠输入体内，以致来不及氧化，即与血液中的游离钙结合，使血钙下降，毛细血管张力减低，血管收缩不良。加之库血中的血小板数量和活性均减低，凝血因子不足，均可导致出血。其临床表现为皮肤出血。应及时进行有关检查，针对原因予以相应处理。大量输库血时应间隔输入一个单位新鲜血液，输血在1000ml以上时，可加用10%葡萄糖酸钙10ml做静脉注射。

3）枸橼酸中毒、低血钙、高血钾：正常情况下枸橼酸钠在肝内很快代谢为碳酸氢钠，故缓慢输入不致引起中毒，但大量输入时，枸橼酸钠可与钙结合，导致血钙下降而抑制循环，出现脉压小、血压下降及低血钙所致的手足抽搐，所以每输1000ml血时，常规给钙剂1g预防发生低血钙。

4）酸碱失衡：需大量输血者常有休克及代谢性酸中毒，大量输血可加重酸血症，可考虑每输血500ml加入5%碳酸氢钠35～70ml。

5）体温过低：大量输入冷藏的库血，使病人体温迅速下降，而发生心室纤颤（特别在低钙高钾的情况下更易发生）。故大量输血前将库血在室温下放置片刻，使其自然升温；一般主张温度20℃左右再行输入。

6）其他：如空气栓塞、微血管栓塞、氨中毒等也应注意防止。

远期观察也是必要的，有因输血而传染乙型肝炎、疟疾等疾病，如发现症状，应及时报告医生进行治疗。因此必须对供血者进行严格的体检，不合格者不得供血。此外，丝虫病、黑热病、回归热、布氏菌病等也可通过输血传播，应引起注意。

2. 在配血、取血及输血过程中严格查对，做到准确无误，无血液浪费现象，无输血反应发生。

【社区应用】

在家庭中不宜进行静脉输液或静脉输血，以防发生意外。在社区服务站进行静脉输液或输血时操作方法同上所述。

第五节 排泄护理技术

排泄是机体将新陈代谢所产生的废物排出体外的生理过程,是人体的基本生理需要之一,也是维持生命的必要条件之一。人体排泄废物的主要途径是泌尿系和消化道。医务人员应掌握与排泄有关的知识和技术,帮助、指导人们维持正常的排泄功能。

一、排尿护理技术

(一)导尿术

导尿术(catheterization)是在严格无菌操作下,用导尿管经尿道插入膀胱引出尿液的方法。原则上是在必要的情况下才实施,以减少泌尿系感染的发生。

【目的】

1. 为尿潴留病人引流出尿液,以减轻痛苦。

2. 协助临床诊断。如留取未被污染的尿标本做细菌培养;测量膀胱容量、压力及残余尿量,鉴别尿闭、尿潴留。

3. 为膀胱肿瘤病人进行膀胱化疗。

【操作方法】

1. 用物准备

(1)治疗盘内备:无菌导尿包(内有治疗碗1个,10号、12号导尿管各1根,内置棉球的小药杯1个,血管钳2把,润滑油棉球瓶1个,有盖标本瓶1个,弯盘1个,洞巾1块);外阴初步消毒用物:内盛消毒液棉球的治疗碗1个,血管钳1把,手套1只或指套2只、弯盘1个;无菌持物钳和无菌容器1套,无菌手套1双,消毒溶液。

(2)小橡皮单和治疗巾1套,浴巾、屏风、便盆及便盆布。男病人需备无菌纱布。

2. 操作步骤

(1)女病人导尿术

1)操作者洗手,戴口罩,备齐用物,携至病人床旁,核对床号、姓名,关闭门窗,屏风遮挡。向病人说明导尿目的、过程、注意事项及配合要点。能自理的病人,请其自行清洗外阴,不能起床者,协助进行。

2)操作者站在病人一侧,移床旁椅于操作的同侧床尾,将便盆放在床旁椅上,打开便盆巾。松开床尾盖被,协助病人脱去对侧裤腿盖在近侧腿部,并盖上浴巾,对侧腿用盖被遮盖,取仰卧屈膝位,两腿略外展,暴露外阴,臀部垫小橡胶单与治疗巾,将弯盘置于病人外阴旁,治疗碗置于弯盘后。

3)初步消毒:操作者一手戴手套(或一手拇指与示指戴指套),一手持血管钳夹取消毒液棉球自上而下、由外向内依次初步消毒阴阜、大阴唇,再用戴手套或指套的手分开大阴唇,消毒小阴唇及尿道口,每个棉球限用一次,污棉球放在弯盘内。初步消毒完毕,脱下手套或指套置弯盘内,移至床尾。

4)彻底消毒:在病人两腿之间打开导尿包外层包布,再按无菌操作技术打开内层治疗巾,用无菌持物钳显露小药杯,倒消毒液于药杯内,浸湿棉球。戴无菌手套,铺洞巾,使洞巾和内层治疗巾形成一无菌区,按操作顺序排列用物,润滑导尿管前端。一手拇指、示指分开并固定小阴唇，一手持血管钳夹取消毒液棉球，自上而下，依次消毒尿道口、小阴唇，再次消毒尿道口并停留片刻，使消毒液充分与尿道口黏膜接触，达到消毒目的。每个棉球限用一次，用过的血管钳、弯盘、小药杯移至床尾。

5）插管放尿：一手继续固定小阴唇，一手将无菌治疗碗移至洞巾旁，嘱病人张口呼吸，用另一血管钳夹持已润滑的导尿管对准尿道口轻轻插入尿管约 4～6cm，见尿液流出再插入 1cm 左右，松开固定小阴唇的手，固定导尿管，将尿液引入治疗碗内（图 2-53）。如治疗碗内尿液已满，可用血管钳夹住导尿管末端，将尿液倒入便盆内，再打开导尿管继续放尿，注意观察病人的反应及询问其感觉。

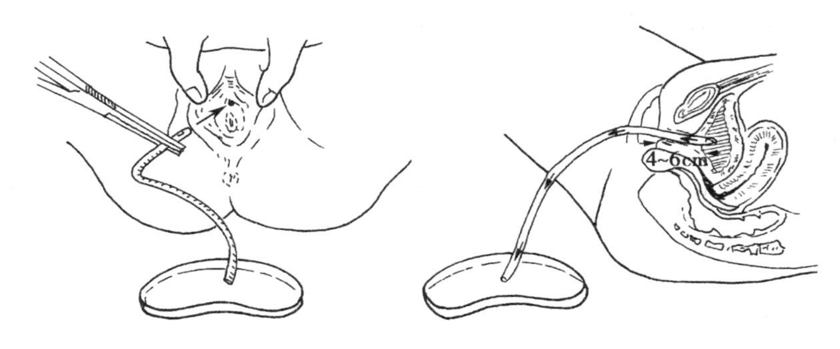

图 2-53　女病人导尿术

6）若需做尿培养，用无菌标本瓶接取中段尿 5ml，盖好瓶盖，放于稳妥处。

7）导尿毕，轻轻拔出导尿管，倒尿液于便盆内，撤下洞巾，擦净外阴。脱下手套置弯盘内，撤出病人臀下的小橡胶单和治疗巾，协助病人穿好裤子，取舒适卧位。

8）清理用物，整理床单位。尿标本贴标签后及时送检。洗手、记录。

（2）男病人导尿术：基本同女病人导尿术，不同之处如下。

1）卧位：取仰卧位，两腿平放略分开。

2）消毒：先依次消毒阴阜、阴茎、阴囊，再用一手以无菌纱布裹住阴茎并提起，将包皮向后推，暴露尿道外口，消毒尿道口、龟头及冠状沟数次。

3）插管：用无菌纱布裹住阴茎并提起与腹壁呈 60°角（图 2-54），使耻骨前弯消失。插管长度为 20～22cm，见尿液流出后，再插入 1～2cm。

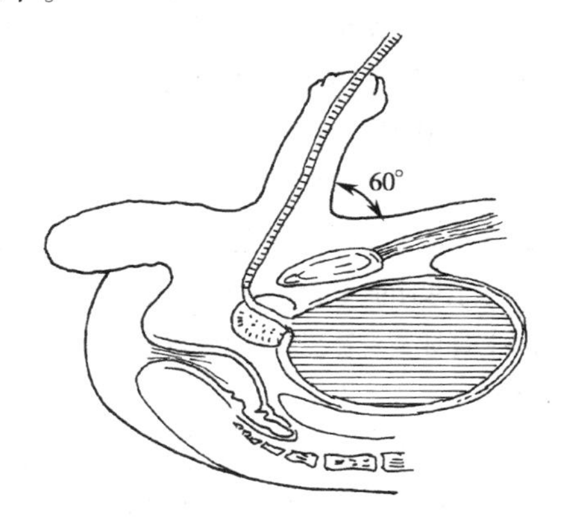

图 2-54　男病人导尿术

【注意事项】

1. 注意病人心理反应，避免过多暴露病人，维护病人的隐私，保护病人的自尊。

2. 用物必须消毒灭菌，严格按无菌操作进行，预防泌尿系感染。

3. 选择合适的导尿管，成人一般选用 10～12 号，小儿选用 8～10 号。

4. 为女病人导尿，如导尿管误入阴道，应更换导尿管重新插入。

5. 男性尿道较长，有三个狭窄，插管时略有阻力，因此在插管过程受阻时，稍停片刻，嘱病人深呼吸，以减轻尿道括约肌的紧张，再缓缓插入导尿管，切忌用力过快过猛而损伤尿道黏膜。

6. 对膀胱高度膨胀且又极度虚弱的病人,第一次放尿不得超过1000ml。因大量放尿,可使腹腔内压急剧下降,血液大量滞留在腹腔血管内,导致血压下降而虚脱;又因膀胱内压突然降低,导致膀胱黏膜急剧充血,发生血尿。

【效果评价】

1. 病人理解导尿目的,能主动配合。
2. 在操作过程中,注意关心、保护病人,未伤自尊。
3. 用物齐备,无菌观念强,操作规范,无污染。
4. 插管时,动作轻柔,未损伤病人的尿道黏膜。
5. 达到为病人解除痛苦、协助诊断或治疗的目的。
6. 无虚脱、泌尿系感染等并发症的发生。

(二)留置导尿管术

留置导尿管术(retention catheterization)是在导尿后,将导尿管保留在膀胱内,引流出尿液的方法。

【目的】

1. 抢救危重、休克病人时正确记录尿量、尿比重,以密切观察病人的病情变化。
2. 为接受盆腔手术的病人排空膀胱,使膀胱持续保持空虚,避免术中误伤。
3. 某些泌尿系统疾病手术后留置导尿管,便于引流和冲洗,并可减轻手术切口的张力、有利于愈合。
4. 为尿失禁或会阴部有伤口的病人引流尿液,保持会阴部清洁干燥,避免尿液长期浸渍皮肤而发生破溃。
5. 为尿失禁病人定时排放尿,锻炼膀胱壁肌肉张力,进行膀胱功能训练。

【操作方法】

1. 用物准备　同导尿术,另备无菌气囊导尿管1根、10ml无菌注射器1副、无菌生理盐水10~40ml,无菌集尿袋1只、橡皮圈1个、安全别针1个。

2. 操作步骤

(1)同导尿法:将导尿管插入膀胱,见尿液流出再插入5~7cm,排尿后夹注导尿管末端,根据导尿管上注明的气囊容积注入等量的生理盐水,轻拉导尿管有阻力感,即证实导尿管已固定于膀胱内(图2-55)。

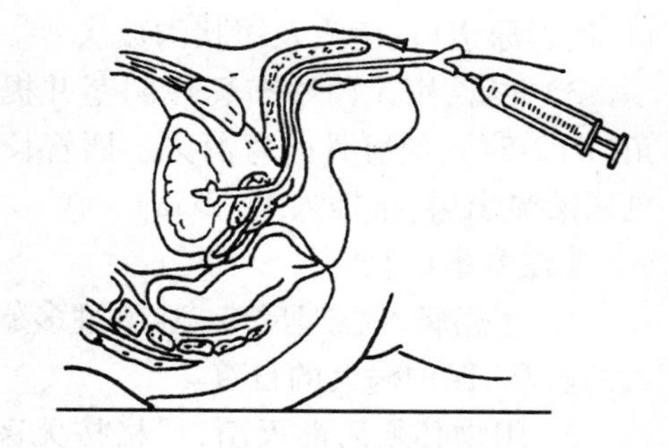

图2-55　气囊导尿管固定法

(2)将导尿管末端与集尿袋的引流管接头相连,用橡皮圈、安全别针将引流管固定在床单上。引流管要留出足以翻身的长度,以防翻身牵拉使导尿管滑出。

(3)将集尿袋妥善地固定在低于膀胱的位置,防止尿液逆流引起泌尿系感染(图2-56),开放导尿管。

(4)协助病人穿好裤子,取舒适卧位,整理床单位,清理用物。洗手、记录。

【注意事项】

1. 向病人及其家属解释留置导尿管的目的和护理方法,使其认识到防止泌尿道感染的重要性。

2. 膨胀的气囊不宜卡在尿道内口，以免气囊压迫膀胱内壁，造成黏膜损伤。若病人感觉不适或疼痛，应抽出生理盐水，将导管再稍向前推进，然后再注生理盐水。

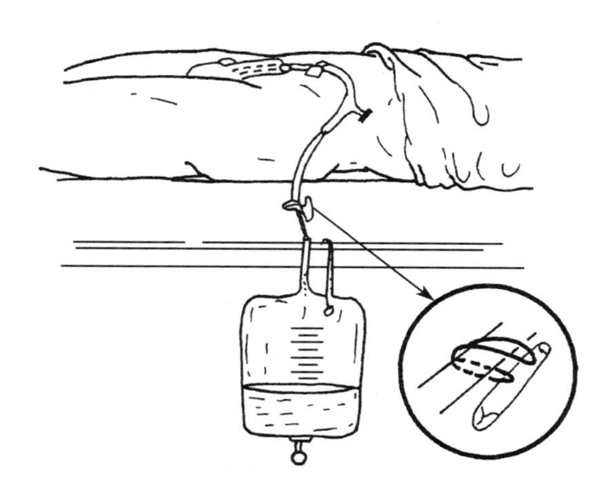

图2-56　集尿袋固定法

3. 保持引流通畅，避免导尿管受压、扭曲、堵塞。

4. 鼓励病人多饮水并进行适当的活动。每天尿量应维持在2000ml以上，产生自然冲洗尿路的作用，以减少尿路感染的机会，同时也可以预防尿结石的形成。

5. 注意倾听病人的主诉并观察尿液情况，发现尿液混浊、沉淀、有结晶时，应及时处理。每周做尿常规检查一次。

6. 训练膀胱反射功能，可采用间歇性夹管方式，每3～4小时开放一次，使膀胱定时充盈、排空，促进膀胱功能的恢复。

7. 病人离床活动时，用胶布将导尿管远端固定在大腿上，集尿袋的位置不得高于膀胱，并避免挤压集尿袋，防止尿液反流。

8. 防止泌尿系逆行感染的措施

（1）保持尿道口清洁。每天用消毒液棉球擦拭1～2次。

（2）集尿袋应及时排空并每日定时更换，准确记录尿量。

（3）每周更换导尿管1次，硅胶导尿管可酌情延长更换周期。

【效果评价】

1. 用物齐备，无菌观念强，操作规范，无污染。

2. 病人及其家属理解留置导尿的目的和护理方法，充分认识到预防泌尿系感染的重要性，并主动参与护理。在活动时能防止尿液反流及导管脱落。

3. 操作中关心、爱护病人，病人无痛苦、无窘迫感。

4. 留置导尿管后护理措施及时、有效，无并发症发生。

【社区应用】

在社区，如无气囊导尿管，可用普通导尿管，选择胶布固定法，另备宽胶布及备皮刀。导尿前先剃去阴毛。

1. 女性　取长12cm，宽4cm的胶布，下2/3纵向剪为三条。上1/3贴于阴阜，下2/3的中间一条螺旋形粘贴在导尿管上，其余两条分别交叉粘贴在对侧的大阴唇上（图2-57）。

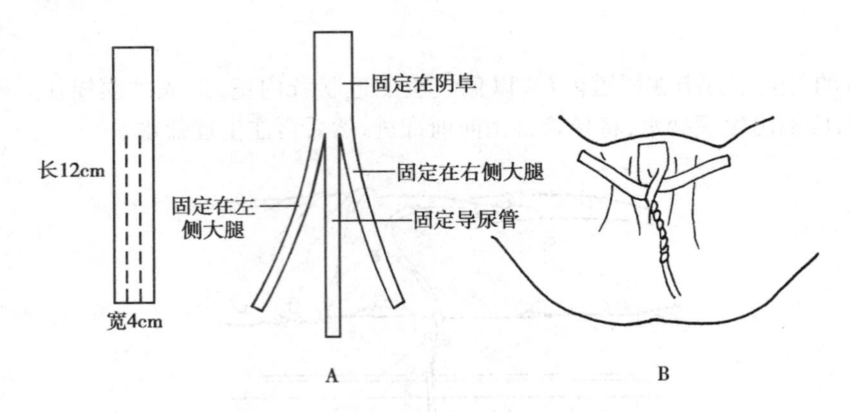

图 2-57 女病人留置导尿胶布固定法

A. 胶布制作；B. 固定

2. 男性 取长 12cm，宽 2cm 的胶布，在一端的 1/3 处两侧各剪一小口，折叠成无胶面，制成单翼蝶形胶布。将 2 条蝶形胶布的一端粘贴于导尿管上，另一端附着于阴茎两侧，再用细长胶布做大半环行固定蝶形胶布于阴茎，开口处向上，注意不得做全环行固定，以免影响阴茎的血液循环，导致阴茎的充血、水肿甚至坏死。在距离尿道口 1cm 处用胶布环行固定蝶形胶布的折叠端于导尿管上，胶布不得直接粘在龟头上，以免损伤龟头表皮。（图2-58）。

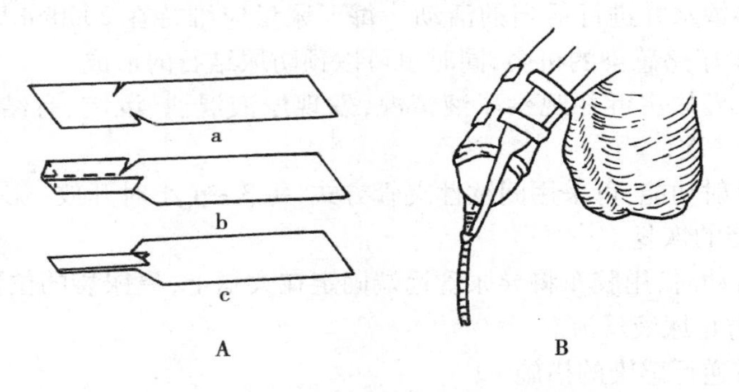

图 2-58 男病人留置导尿胶布固定法

A. 胶布制作；B. 固定

二、排便护理技术

灌肠法（enema）是将一定量的液体，借助灌肠器具，由肛门经直肠灌入结肠，以帮助病人清洁肠道、排便、排气或由肠道供给药物，达到确定诊断和治疗目的的方法。

根据灌肠的目的可分为保留灌肠和不保留灌肠。不保留灌肠又根据灌入的液体量的不同分为大量不保留灌肠和小量不保留灌肠。为了达到清洁肠道的目的，而反复使用大量不保留灌肠，则为清洁灌肠。

（一）大量不保留灌肠

【目的】

1. 解除便秘、肠胀气。

2. 清洁肠道,为肠道手术检查或分娩做准备。

3. 稀释并清除肠道内的有害物质,减轻中毒。

4. 灌入低温液体,为高热病人降温。

【操作方法】

1. 用物准备

(1)治疗盘内置灌肠筒一套、肛管24~26号、血管钳或调节器、棉签、润滑剂、量杯、水温计、橡胶单及治疗巾、卫生纸、弯盘。

(2)便器及便器巾、输液架、屏风。

(3)灌肠溶液

1)名称:常用0.1%~0.2%的肥皂液,降温时用生理盐水。

2)液量:成人每次500~1000ml,小儿每次200~500ml。

3)温度:一般为39~41℃,降温时用28~32℃,中暑用4℃。

2. 操作步骤

(1)操作者洗手、戴口罩,备齐用物携至病人床旁,向病人说明灌肠的目的、过程、注意事项及配合要点,嘱病人排尿,关闭窗门,放好输液架,屏风遮挡。

(2)协助病人取左侧卧位,双膝屈曲,裙裤至膝部,盖好盖被仅露臀部。臀部移至床沿,垫橡胶单和治疗巾于臀下,置弯盘于臀边。将灌肠筒挂于输液架上,筒内液面高于肛门40~60cm。

(3)连接肛管,润滑肛管前端,排尽管内气体,夹紧橡胶管。左手垫卫生纸分开臀部,暴露肛门口,嘱病人做排便动作或张口呼吸,同时用右手将肛管轻轻插入直肠7~10cm。固定肛管,放开管夹,使溶液缓缓流入(图2-59)。

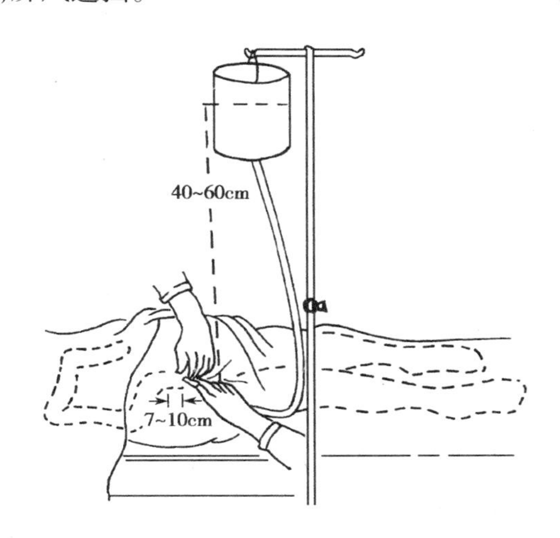

图2-59 大量不保留灌肠法

(4)注意观察筒内液面下降的情况。如溶液流入受阻,可稍移动肛管;如病人感觉腹胀或有便意,可嘱病人张口深呼吸放松腹部肌肉,并降低灌肠筒的高度以减慢流速或暂停片刻。待灌肠液即将流尽时,夹住橡胶管,用卫生纸包裹肛管轻轻拔出放于弯盘内,擦净肛门。协助病人取舒适的卧位,嘱其尽量保留5~10分钟后再排便。

(5)排便毕,及时取出便器,擦净肛门,撤去橡胶单和治疗巾,协助病人穿裤,撤去屏风。

(6)观察大便性状,整理床单位,清理用物,开窗通风换气。洗手、记录,记录于当天体温单的大便栏内。灌肠(enema)的缩写符号为E,1/E表示灌肠后排便1次。

【注意事项】

1. 正确选用灌肠溶液,掌握溶液的温度、浓度、量、流速(压力)。

2. 插管时应顺应肠道解剖,动作要轻而稳,如插入受阻,可退出少许,旋转后再缓缓插入。对有肛门疾病的病人更应小心,以免损伤黏膜。

3. 急腹症、消化道出血、严重心血管疾病等病人禁忌灌肠。

4. 肝性脑病病人禁用肥皂水灌肠,以减少氨的产生和吸收;伤寒病人灌肠要慎重,液量不得超过500ml,压力要低,灌肠筒内液面不得高于肛门30cm;充血性心力衰竭或水钠潴留的病人禁用生理盐水灌肠。

5. 操作时随时观察病情，如病人出现脉速、面色苍白、出冷汗、剧烈腹痛，心慌气短，应立即停止灌肠，并给予及时处理。

6. 若为降温灌肠，应保留 30 分钟后再排出，便后 30 分钟再测温并记录。

【效果评价】

1. 病人及家属理解灌肠的目的，并能主动配合。

2. 操作中注意保护病人，无不良反应及并发症的发生，病人感觉安全、舒适。

3. 灌肠液选择正确，灌肠液的温度、浓度、量、压力及流速适宜，插管深度适当，达到预期目的。

（二）小量不保留灌肠

【目的】

适用于腹部、盆腔术后，危重病人，年老体弱、小儿及孕妇等。

1. 软化粪便，解除便秘。

2. 排出肠内积气，减轻腹胀。

【操作方法】

1. 用物准备

（1）治疗盘内置注洗器、量杯或小容量灌肠筒一套、肛管 20～22 号、温开水 5～10ml、血管钳、棉签、润滑剂、水温计、橡胶单及治疗巾、卫生纸、弯盘。

（2）便器及便器巾、屏风。

（3）灌肠溶液

1）种类及量：①“1、2、3”溶液：50% 硫酸镁 30ml、甘油 60ml、温开水 90ml。②甘油或液体石蜡 50ml 加等量温开水。③各种植物油 120～180ml。

2）温度：38℃。

2. 操作步骤

（1）操作者洗手、戴口罩，备齐用物，向病人说明灌肠的目的、过程、注意事项及配合要点。嘱病人排尿，关闭窗门，屏风遮挡。

（2）协助病人取左侧卧位，双膝屈曲，褪裤至膝部，盖好盖被仅露臀部。臀部移至床沿，垫橡胶单和治疗巾于臀下，置弯盘于臀边。

（3）润滑肛管前端，注洗器吸取溶液或用小容量灌肠筒，连接肛管排气后，夹紧肛管，左手垫卫生纸分开臀部，暴露肛门，嘱病人做排便动作或张口呼吸，同时用右手将肛管轻轻插入直肠 7～10cm。固定肛管，放开血管钳，缓缓注入溶液，注毕夹管，取下注洗器再吸取溶液，松夹后再行灌注。如此反复直至溶液注完（图 2-60）。夹管，再取下注洗器吸取温开水 5～10ml 注入，抬高肛管末端，使管内溶液全部流入。

（4）用血管钳夹闭肛管末端或反折肛管末端，用卫生纸包裹肛管轻轻拔出，放入弯盘内，擦净肛门。

（5）协助病人取舒适的卧位，嘱其尽量保留 10～20 分钟后再排便。整理床单位，清理用物，洗手，记录。

【注意事项】

1. 正确选用灌肠溶液，掌握溶液的温度、浓度和量。

2. 注入速度不得过快过猛，如用小容量灌肠筒，筒内液面不得高于肛门30cm。

3. 用注洗器注入溶液，每次吸取溶液之前，应先夹管，再取下注洗器吸取，防止空气进入肠道，引起腹胀。

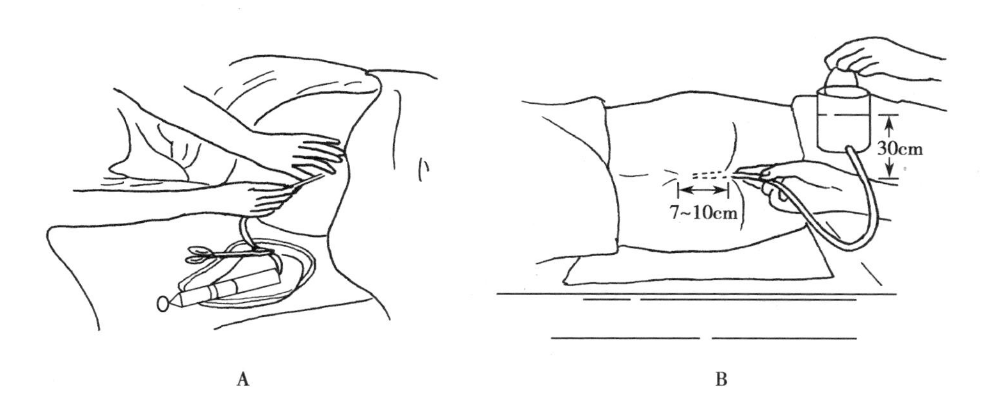

图2-60　小量不保留灌肠法

A. 注洗器灌肠法；B. 小容量灌肠筒灌肠法

【效果评价】

1. 病人理解灌肠目的，自愿配合。

2. 病人能排出肠道内积气和粪便，感觉轻松、舒适，无并发症发生。

【社区应用】

在家庭、社区通常使用简易通便法帮助病人解除便秘，该法通过软化粪便、润滑肠壁、刺激肠蠕动而促进排便，简便、经济、有效。可因地取材选用开塞露法、甘油栓法或肥皂栓法。使用方法详见本书第四章社区康复护理技术。

（三）清洁灌肠

清洁灌肠即反复多次进行大量不保留灌肠的方法。

【目的】

为直肠、结肠检查或手术做肠道准备。

【操作方法】

1. 用物准备　同大量不保留灌肠，另备生理盐水。

2. 操作步骤　基本同大量不保留灌肠。首次用0.1%～0.2%肥皂水进行大量不保留灌肠，然后用生理盐水灌肠数次，直至排出液无粪质为止。

【注意事项】

1. 每次灌肠后，嘱病人休息片刻并观察其反应，防止虚脱。

2. 灌肠时压力要低，液面距肛门高度不超过40cm。

【效果评价】

1. 病人理解灌肠目的，自愿配合。

2. 肠道清洁彻底，保证直肠、结肠检查和手术的顺利进行。

3. 无虚脱及水、电解质紊乱等并发症的发生。

【社区应用】

在家庭、社区为了清洁肠道通常选用口服高渗溶液法清洁肠道。因高渗溶液在肠道内不被吸收而形成高渗环境，使肠道内水分大量增加，从而软化粪便、刺激肠蠕动，加速排便，达到清洁肠道的目的。此法简便、有效，不需复杂的操作用物，不受条件和环境的限制，病人易于接受。

1. 常用溶液 甘露醇、硫酸镁。

2. 方法

(1)甘露醇法：指导病人在肠道检查或手术前3天进食半流质饮食，前1天早、中餐进流质饮食，前1天下午2时至4时口服甘露醇溶液1500ml(由20%甘露醇500ml+5%葡萄糖1000ml混匀组成)，之后禁食。

(2)硫酸镁法：指导病人在肠道检查或手术前3天进食半流质饮食，每晚口服50%硫酸镁10~30ml，前1天早、中餐进流质饮食，前1天下午2时至4时口服25%硫酸镁溶液200ml(由50%硫酸镁100ml+5%葡萄糖盐水100ml混匀组成)，再口服温开水1000ml，之后禁食。

3. 注意事项

(1)服用高渗溶液速度不宜过快，以免引起呕吐。

(2)一般于服用高渗溶液后15~30分钟即开始反复自行排便，应注意观察其排便次数及粪便性质，以确定是否达到清洁肠道的目的。

(3)注意观察病人排便过程中的一般情况，防止虚脱。

(四)保留灌肠

保留灌肠是将药液灌入直肠或结肠内，通过肠黏膜吸收达到治疗的目的。

【目的】

1. 镇静、催眠。

2. 治疗肠道感染。

【操作方法】

1. 用物准备

(1)治疗盘内同小量不保留灌肠，备20号以下肛管。

(2)屏风。

(3)灌肠溶液

1)种类：①镇静用10%水合氯醛。②肠道抗感染用2%小檗碱、0.5%~1%新霉素或其他抗生素溶液。

2)液量：不超过200ml。

3)温度：38℃。

2. 操作步骤

(1)洗手、戴口罩，备齐用物携至病人床旁，向病人说明灌肠的目的、过程、注意事项及配合要点，嘱病人排尽大小便。关闭窗门，屏风遮挡。

(2)根据病情采取不同的卧位：镇静催眠用药取左侧卧位；慢性细菌性痢疾病变部位多在直肠或乙状结肠，取左侧卧位；阿米巴痢疾病变多在回盲部，取右侧卧位，以提高疗效。抬高臀部10cm，防止药液溢出。

(3)插管深度15~20cm,缓慢注入药液。药液注入完毕拔管,用卫生纸轻揉肛门处,嘱病人尽量忍耐,保留药液在1小时以上。

【注意事项】

1. 肠道感染以晚上睡眠前灌肠为宜,因此时活动减少,药液易于保留吸收。

2. 灌肠前,应嘱病人排尽大小便,以利于药液吸收。

3. 为保留药液、减少刺激、达到疗效,肛管应细,插入应深,注入速度宜慢,压力要低,量要少,保留时间应长。

4. 如使用小容量灌肠筒,筒内液面不得高于肛门30cm。

【效果评价】

1. 病人理解灌肠目的,主动配合。

2. 灌肠后液体无外流,保留时间在1小时以上。

3. 病人临床症状减轻或消失。

三、排气护理技术

肛管排气法,是将肛管从肛门插入直肠,以排出肠腔内积气的方法。

【目的】

排出肠腔积气,减轻腹胀。

【操作方法】

1. 用物准备 治疗盘内置26号肛管、玻璃接头、橡胶管、瓶口系带(图2-61)、内盛3/4水的玻璃瓶、棉签、润滑剂、胶布、别针、卫生纸、弯盘,另备屏风。

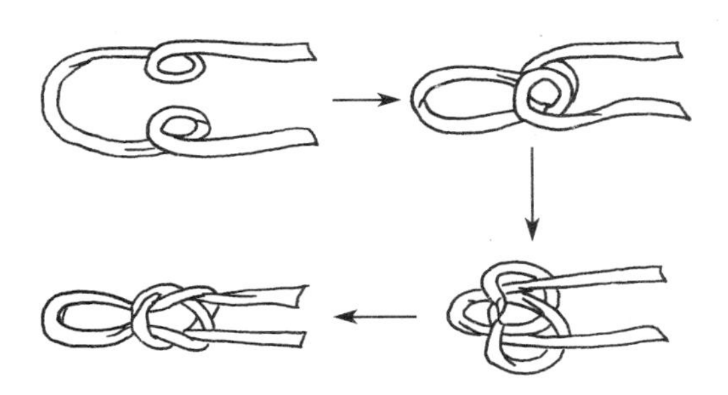

图2-61 瓶口系带法

2. 操作步骤

(1)洗手、戴口罩,备齐用物携至病人床旁,向病人说明肛管排气的目的、过程、注意事项及配合要点,关闭窗门,屏风遮挡。

(2)协助病人取左侧卧位或平卧位,玻璃瓶系于床边,将橡胶管的一端插入玻璃瓶液面下,留出足够长度用别针固定在床单上,另一端与肛管相连。

(3)润滑肛管前端,嘱病人做排便动作或张口呼吸,将肛管轻轻插入直肠15~18cm,用胶布固定于臀部(图2-62)。

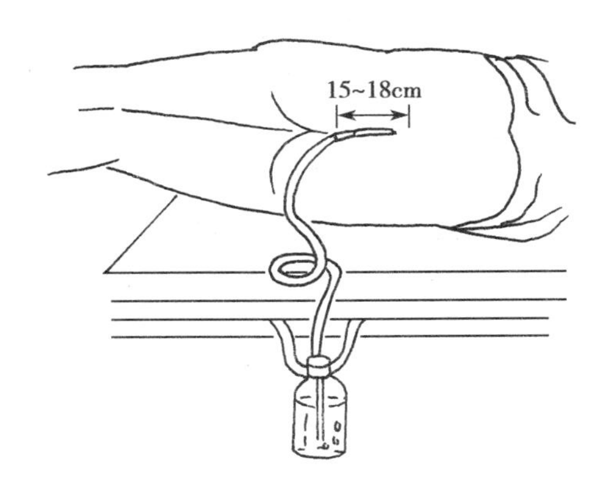

图2-62 肛管排气法

(4)观察和记录排气情况,如排气不畅,可帮助病人更换体位或按摩腹部。询问病人腹胀减轻情况,检查肛管有无扭曲、受压。

(5)排气后拔出肛管,清洁肛门,协助病人取舒适卧位。

(6)整理床单位,清理用物,洗手、记录。

【注意事项】

1. 注意遮盖病人,维护病人自尊。

2. 在插肛管前,应事先将橡胶管一端插入玻璃瓶液面下,一方面防止插管后外界空气进入直肠内而加重腹胀,另一方面可通过观察液面下气泡逸出情况,了解排气效果。

3. 保留肛管时间不得超过20分钟,因长时间留置肛管,会降低肛门括约肌的反应,甚至导致肛门括约肌永久性松弛。如需要重复排气,应间隔2~3小时后再行肛管排气。

【效果评价】

1. 操作中注意保护病人,维护病人自尊。

2. 操作方法正确、规范。

3. 肛管插入深度合适,留置时间正确。

4. 病人腹胀减轻,舒适感增加。

【社区应用】

可通过减少肠内气体的产生及促进肠内气体的排出两方面来减轻腹胀。

1. 减少肠内气体产生

(1)健康教育:向病人及家属讲解避免腹胀的方法,指导病人保持健康的生活习惯。

1)避免摄入产气食物:如土豆、豆类、玉米、面食、汽水以及卷心菜、花菜、洋葱等蔬菜。

2)不食不易消化的食物:炒豆、硬煎饼、油炸油煎等硬性食物不容易消化,在胃肠内滞留的时间较长,能产生较多气体引发腹胀。

3)养成良好的饮食习惯:改变狼吞虎咽、进食说笑的习惯,进食太快或边走边吃,容易吞进空气。应细嚼慢咽,以免吞入大量气体。

(2)克服不良情绪:焦躁、忧虑、悲伤、沮丧、抑郁等不良情绪都可能使消化功能减弱,或刺激胃部制造过多胃酸,其结果是胃气增多,腹胀加剧。

2. 促进肠内气体排出

(1)维持适当运动,如散步,卧床病人可做床上活动或变换体位,以增进肠蠕动,促进肠内气体排出。

(2)避免使用能够减慢肠蠕动的药物。

(3)适度补充纤维食物。特别是在摄入高脂食物后,因为高脂食物难以消化、吸收,因而在肠胃内停留时间较长,纤维食物可增加肠蠕动,促进排气。

(4)积极治疗肠道疾病,及时解除便秘。

(5)行腹部热敷或腹部按摩。

(6)针刺双侧足三里、气海、天枢,留针10分钟。

第六节 饮食护理技术

营养是指为促进人体生长发育、维持生命和健康,个体摄入和利用食物中的各种营养素的综合过程。食物中能被人体消化吸收并有一定生理功能的成分称为营养素。营养素是构成食物的基本单位,没有任何一种食物可以包含所有的营养素,人每天必须进食多种食物,摄取数量、质量适宜的营养素,才能保证获得足够的营养。而每一个体由于生长发育的需求、认知的需求和心理的需求不同,所需的量也是不一样的。如果某种营养素长期摄入不足或过量,就可能对机体造成危害,导致疾病的发生。饮食治疗是现代综合治疗中不可缺少的重要组成部分。医务人员必须具备营养与疾病的有关知识,才能正确评估病人的营养状态,制订切实可行的营养治疗计划,并对病人进行科学的饮食与营养指导。

一、病人基本饮食及饮食指导

病人的基本饮食也称病人的常规饮食,包括普通饮食、软质饮食、半流质饮食和流质饮食四种形式。

(一)普通饮食

与正常健康人平时所用饮食基本相同。

1. 适用范围　适用于体温正常或接近正常,咀嚼能力、消化功能无障碍,饮食不必受限制,疾病已处于恢复期的病人。

2. 配膳原则

(1)营养充足:各种营养素种类要齐全、数量要充足、相互间比例要恰当。每日供给能量9.5~11MJ,其中蛋白质70~90g、脂肪60~70g、碳水化合物400~450g、水2500ml,并供给丰富的含各种维生素、矿物质及一定量膳食纤维的食物。

(2)品种多样化:主、副食应注意多样化,运用科学的烹调方法,做到色、香、味、形俱全,美观可口,以增进食欲并促进消化。

(3)合理分配:一日三餐。一般能量分配比例为早餐25%~30%,午餐40%,晚餐30%~35%。

3. 食物选择

(1)宜用食物:各种食物均可食用,与正常人饮食大致相同。

(2)忌(少)用食物:①刺激性食物或调味品,如辣椒、大蒜、芥末、胡椒、咖喱等。②难消化的食物、过分坚硬的食物以及容易产气的食物,如油炸食物、动物油脂、干豆类等。

(二)软质饮食

是一种比普通饮食更容易消化的饮食。

1. 适用范围　适用于低热、消化不良、咀嚼不便(如拔牙)、老年人、3~4岁小儿以及肠道术后恢复阶段的病人。

2. 配膳原则

(1)平衡饮食:每日供给能量8.5~9.5MJ,其中蛋白质70g、脂肪50g以下,其他营养素按正常需要量供给。

(2)细软易消化:应细软、易咀嚼、易消化,少用含有膳食纤维和动物肌纤维多的食物,或经切碎、煮烂后食用。

(3)防止某些维生素和矿物质缺乏:因食物经切碎、煮烂加工后丧失许多维生素和矿物质,故应注意补充菜汁、果汁等食物。

(4)合理分配:一日四餐,除主食三餐外,可增加一餐牛乳。

3. 食物选择

(1)宜用食物:①主食类:软而烂的米饭、面条。带馅食物如包子、饺子、馄饨等应选择含粗纤维少的蔬菜。②副食类:切碎煮烂的瘦嫩肉类,熬烂的蔬菜、菜汁、果汁,含粗纤维少的蔬菜及水果,如番瓜、菜花、胡萝卜、香蕉、苹果、橘子等。

(2)忌(少)用食物:①油煎炸及过于油腻的食品。②生冷及含粗纤维多的蔬菜,如芹菜、韭菜、豆芽、竹笋、青豆、荸荠等。③硬果类如花生仁、核桃、杏仁、榛子等。④浓烈的调味品,如辣椒粉、芥末、胡椒粉、咖喱等。

(三)半流质饮食

1. 适用范围　适用于中度发热、消化道疾患、咀嚼吞咽困难如口腔疾患、耳鼻喉术后以及身体虚弱、缺乏食欲者。

2. 配膳原则

(1)营养素适量:每日总能量6.5~8.5MJ,其中蛋白质50~70g,注意补充维生素和矿物质。

(2)食物为半流体:如泥、汁、羹、粥等,植物纤维少,易咀嚼吞咽、消化吸收。

(3)少量多餐:一日5~6餐。

3. 食物选择

(1)宜用食物:①主食:米粥、碎烂面条、馄饨、蛋糕等。②副食:肉泥、蛋羹、乳类及其制品、豆腐脑、芝麻糊、藕粉、果冻、果汁、菜汁。

(2)忌(少)用食物:①蒸米饭、蒸饺、烙饼、豆类、大块蔬菜等硬而不易消化的食物;②油炸食品;③刺激性调味品。

(四)流质饮食

1. 适用范围　适用于病情危重、高热、吞咽困难、急性消化道疾患、急性传染病病人、大手术后及极度衰弱、无力咀嚼食物者。

2. 配膳原则

(1)短期使用:是一种不平衡饮食,常作为过渡期饮食食用。每日总能量在3.5~5.0MJ,其中蛋白质40~50g。如需长期使用,应辅以肠外营养以补充能量和营养素的不足。

(2)流体状态,或进入口腔后即溶化成液体。

(3)少量多餐:一日6~7餐,每2~3小时一次,每次200~300ml。

3. 食物选择

(1)宜用食物:可选用各种肉汤、牛乳、浓米汤、蛋花汤、蒸蛋羹、酸奶、藕粉、菜汁、果汁、豆浆、豆腐脑、绿豆汤等。

(2)忌(少)用食物:一切非流质的固体食物、多膳食纤维食物以及过于油腻、厚味食物。

基本饮食的以上四种表现形式,彼此呈阶梯形。普食与健康人平时所用饮食基本相同,饮食结构符合平衡饮食的要求,是应用范围最广的医院饮食;软食是一种比普通饮食更容易消化、由半流质饮食向普通饮食过渡的中间饮食;半流质饮食是介于软食与流质饮食之间,限量、多餐次的进餐形式;流质饮食是一种不平衡饮食,不宜长期食用。

二、治疗饮食

治疗饮食是在基本饮食基础上，适当调整某些营养素，以适应病情需要，从而达到促进疾病康复目的的一种饮食。

(一)高热量饮食

1. 适用范围　适用于甲状腺功能亢进症、癌症、严重烧伤和创伤、高热、消瘦、营养不良、产妇、肝炎、胆道疾患以及体力消耗增加者如运动员、重体力劳动者等。

2. 配膳原则

(1)保证饮食热量：每日供给总热量12.5MJ左右，通常采用在基本饮食的基础上加餐两次，如普通饮食者三餐之间可加牛奶、豆浆、鸡蛋、蛋糕等；如半流质或流质饮食者，可加浓缩食品如奶油、巧克力等。

(2)饮食要平衡：足量的碳水化合物、蛋白质，适量的脂肪，相应增加矿物质、维生素及钙的供给，尽可能降低饱和脂肪酸、胆固醇和精制糖的摄入量。

3. 注意事项　肥胖症、糖尿病、尿毒症病人不宜使用，定期监测病人的血脂和体重的变化。

(二)低热量饮食

1. 适用范围　适用于肥胖者及为控制病情减少机体代谢负担者如糖尿病、高血压、高脂血症、冠心病等。

2. 配膳原则

(1)减少饮食总热量：成人每日能量摄入量比平日减少2.09～4.18MJ，但每日总能量摄入量不宜低于3.34～4.18MJ，以防体脂动员过快，引起酮症酸中毒。

(2)保证蛋白质供给量：占总热量的15%～20%，不少于1g/(kg·d)。

(3)碳水化合物和脂肪相应减少：碳水化合物约占总热量的50%，一般每日100～200g，膳食脂肪一般应占总热量的20%左右，减少动物脂肪和胆固醇，但要保证必需脂肪酸的供给。

(4)矿物质和维生素应充足，适当减少食盐摄入量。

(5)尽量避免产生饥饿感：可采用粗粮、富含膳食纤维的蔬菜和低糖的水果。烹调方法采用蒸、煮、炖等无油的做法。

3. 注意事项　采用低热量饮食的病人，活动量不宜减少，否则难以达到预期效果。由于主食量的减少，易引起饮食其他营养素的不足，故应注意及时补充，必要时可服用维生素和矿物质制剂。

(三)高蛋白饮食

1. 适用范围　适用于明显消瘦、肾病综合征、低蛋白血症、手术前后、烧伤病人、创伤病人，慢性消耗性疾病如结核病、恶性肿瘤、贫血、溃疡性结肠炎等以及孕妇、乳母和生长发育期儿童。

2. 配膳原则

(1)增加高蛋白质食物摄入量：在基本饮食的基础上，增加富含蛋白质的食物如肉类、鱼类、蛋类、乳类、豆类等，蛋白质摄入量为1.5~2.0g/(kg·d)，成人每日摄入量为100~120g。

(2)需要量的增加要循序渐进，并根据病情及时调整，防止负氮平衡。

(3)及时补充矿物质及维生素：高蛋白饮食会增加尿钙的排出，易出现负钙平衡，故饮食中应增加富含钙的乳类和豆类食品，并增加维生素A及与能量代谢关系密切的维生素B_1、B_2和烟酸的供给量。

3. 注意事项　急性肾炎、肾功能不全、尿毒症、肝性脑病或肝性脑病前期病人不宜采用。

(四)低蛋白饮食

1. 适用范围　适用于急性肾炎、肾功能不全、尿毒症、肝性脑病或肝性脑病前期病人。

2. 配膳原则

(1)限制蛋白质入量：每日蛋白质摄入量一般不超过40g，在蛋白质限量范围内尽量选用优质蛋白质食物。

(2)保证热能供给：可选用蛋白质含量低的薯类如马铃薯、甜薯、芋头等代替部分主食以减少植物性蛋白质的来源，减少机体组织的分解。

(3)满足机体的矿物质和维生素的需要：供给充足的蔬菜和水果。

(4)合适的烹调方法：注意烹调的色、香、味、形和食物的多样化，以促进食欲。

3. 注意事项　正在进行血液或腹膜透析的病人不需要严格限制蛋白质摄入量。

(五)低脂肪饮食

1. 适用范围　适用于肝胆、胰腺疾患，高脂血症、动脉硬化、冠心病、肥胖症及腹泻病人。

2. 配膳原则

(1)减少食物中的脂肪含量：每日脂肪用量不多于40g。

(2)饮食中的其他营养素力求平衡：可适当增加豆类、豆制品、新鲜蔬菜和水果的摄入量。随病情好转，脂肪摄入量应逐渐递增。

(3)选择合适的烹调方法：减少烹调用油，禁用油煎、炸或爆炒食物，可选择蒸、煮、炖、煲、熬、烩等。

3. 注意事项　忌食含脂肪高的食物，如肥肉、全脂乳及其制品、花生、芝麻、松子、核桃、蛋黄、动物脑等。

(六)少渣饮食

1. 适用范围　适用于各种急、慢性肠炎，痢疾，伤寒，食管、胃底静脉曲张，胃、十二指肠溃疡恢复期，肠道肿瘤、肠道术后。

2. 配膳原则

(1)限制饮食中纤维的含量：尽量少用富含膳食纤维的蔬菜、水果、粗粮、硬果等，应选用细软、渣少、便于咀嚼和吞咽的嫩肉、嫩菜叶及去皮的瓜类。

(2)烹调方法：将食物切碎煮烂，做成泥状，忌用油炸、油煎的烹调方法，禁用烈性刺激性调味品。

(3)注意营养素的平衡：由于食物选择的限制，易引起维生素C和一些矿物质的缺乏，必要时可适当补充。

3. 注意事项　长期缺乏膳食纤维，易导致便秘、痔疮及结肠肿瘤病的发生，也易导致高脂血症、动脉硬化症和糖尿病等，故少渣饮食不宜长期使用，待病情好转应及时调整。

（七）限钠饮食

1. 适用范围　适应于不同程度的心血管疾患、急慢性肾炎、肝硬化腹水、高血压、水肿等。

2. 限钠饮食分类

（1）低盐饮食：烹调用盐每日不超过2g，禁用一切咸食如咸菜、酱豆腐、咸肉、咸蛋等。

（2）无盐饮食：烹调时不用食盐和酱油，每日供钠量限于1.0g以下，主食中不用有碱有盐的食品，如带碱馒头、挂面、油条等。

（3）低钠饮食：烹调时不用任何含钠调料，如食盐、酱油、味精等，每日供钠量限于0.5g以下。

3. 配膳原则

（1）根据食量合理选择食物：对食量少者可适当放宽食物选择范围。

（2）改变烹调方法增进食欲：限钠饮食比较乏味，可采用番茄汁、芝麻酱、糖醋等调味。烹调时注意色、香、味、形，尽量引起食欲，必要时可适当选用市售的低钠盐或无盐酱油。

4. 注意事项　限钠应慎重，最好是根据血钠、血压和尿钠排出量等临床指标确定是否限钠。

（八）社区常见疾病治疗饮食

1. 原发性高血压病人的饮食原则

（1）适当限制钠盐的摄入，控制能量、脂肪和胆固醇的摄入，维持理想体重。

（2）补充维生素C，适当增加钾、钙摄入。含维生素C丰富的事物有橘子、大枣、番茄、芹菜叶、油菜、小白菜、莴笋叶等食物，含钾量高的食物有香蕉、橘子等。

（3）限制饮酒。

2. 冠状动脉粥样硬化性心脏病的饮食原则

（1）控制能量的摄入，限制脂肪及胆固醇的摄入。

（2）适宜蛋白质的摄入：减少动物蛋白质摄入，增加植物蛋白质摄入，可食用富含优质蛋白的深海鱼类、豆类及其制品。

（3）适当增加膳食纤维摄入，可食用富含膳食纤维的玉米、小米、高粱、新鲜水果、蔬菜等，减少蔗糖摄入。

（4）控制钠盐摄入，限制含咖啡的饮料及酒类。

3. 糖尿病病人的饮食原则

（1）合理控制能量，以维持或略低于理想体重。

（2）保证碳水化合物摄入：在合理控制总能量的基础上适当提高碳水化合物的摄入量，占总能量的50%～60%，宜多用粗粮和复合碳水化合物，少用富含精制糖的甜点。

（3）限制脂肪和胆固醇的摄入：膳食脂肪占总能量20%～30%，胆固醇摄入量应少于300mg/d。

（4）适量的蛋白质：供给量与正常人接近，占总能量的10%～20%。

(5)丰富的膳食纤维、矿物质和充足的维生素。

4. 缺铁性贫血的饮食原则

(1)保证足够的铁摄入:摄入富含铁的食物如肉类、鱼类、家禽、乳类、红枣等,使用铁制炊具烹调。

(2)增加蛋白质的摄入量:保证1.5~2.0g/(kg·d),优质蛋白占40%以上。

(3)摄入足量的碳水化合物:每日摄入400~500g。

(4)增加维生素C的摄入。

(5)避免食物干扰因素:食物中的草酸盐、植酸盐,茶叶中的鞣酸,咖啡、可可中的多酚类物质以及钙制剂、锌制剂、抑酸剂均可影响铁的吸收,故应避免与富含铁的食物同时使用。

5. 泌尿系结石的的饮食原则 根据结石的成分,适当控制饮食。

(1)含钙结石

1)限制钙的摄入量,少用含钙丰富的食物,如牛奶、奶酪、虾皮、黄豆、豆腐、绿色蔬菜等。

2)少用含磷高的食物,包括动物蛋白、动物内脏及脑髓等。

3)供给呈酸性食物,以利于含钙结石的溶解。如食用细粮、肉、蛋、禽等。

4)大量饮水,降低尿中结石成分的浓度,并促进小结石的排出。

5)草酸钙结石应限制草酸的摄入量,禁用菠菜、苋菜、洋葱、青蒜、番茄、芹菜、笋类、巧克力、可可、红茶和坚果等,忌服大量维生素C。

(2)尿酸结石

1)适当限制蛋白质,以0.8~1.0g/(kg·d)为宜。

2)主食以细粮为主,少用粗粮。

3)忌用高嘌呤食物,如猪肉、牛肉、猪肝、肉汤、蛤蜊、蟹、豌豆、扁豆、菜花、龙须菜等。

4)忌用含酒精饮料、浓茶、咖啡、可可以及强烈刺激性香料和调味品。

5)供给呈碱性食物,多食用新鲜蔬菜和水果,以增加B族维生素和维生素C、矿物质的摄入量,保持尿液呈碱性,利于尿酸结石的溶解。

6)大量饮水。

6. 佝偻病的饮食原则

(1)多食用含维生素D丰富的食物,如海鱼、动物内脏、蛋黄等。

(2)选择含钙丰富的食物,如乳类及其制品,虾皮、坚果类、黄豆及其制品、海带等。

(3)供给足量的动物性食物,以促进维生素D的吸收。

(4)保证每日蛋白质和脂肪的摄入量。每日蛋白质、脂肪、碳水化合物的摄入量应分别占总能量的15%、25%~30%、55%~60%。

三、饮食营养护理

(一)基本营养状态评估

1. 饮食习惯评估

(1)用餐时间的早晚、长短及用餐的地点。

(2)摄食种类:有无偏食、食物过敏。

(3)摄食量:有无过多或过少的情况。

(4)食欲:有无情绪障碍或药物、化学剂的使用而影响食欲。

2. 生理状况评估

(1)年龄:是否处于婴儿期、青春期、妊娠期、哺乳期等特殊的生理阶段。牙齿及咀嚼吞咽情况。

(2)人体测量

1)体重:在标准体重的±10%之内为正常范围,超出标准体重的10%或20%为过重或肥胖,低于标准体重的10%或20%为消瘦或明显消瘦。

2)体质指数(body mass index,BMI):BMI=体重(kg)/身高$(m)^2$,正常参考值为$18.5 \leq BMI < 24$,< 18.5为消瘦,≥ 24为超重。

3)其他:三头肌皮褶厚度是测定体脂贮存的指标,上臂肌围用于判断骨骼肌的量。

(3)实验室检测

1)内脏蛋白:包括血清清蛋白(白蛋白)、转铁蛋白及前白蛋白,是营养评定的重要指标。

2)氮平衡:能动态反映体内蛋白质的平衡情况,氮的摄入量大于排出量为正氮平衡,反之为负氮平衡。

3)免疫指标:营养不良时常伴有免疫功能降低,可测量周围血液的淋巴细胞计数和做延迟型皮肤超敏试验。

3. 活动形态　工作方式及活动量的大小。

4. 疾病状况　有无干扰营养素的摄取、消化或排泄的疾病。

5. 宗教和文化信仰　不同的民族、宗教、社会背景、文化习俗、经济状况常影响一个人摄食的种类和方式。

6. 认知水平　是否具备了解每日需要量和食物的营养成分等基本知识。

(二)饮食营养护理

合理的饮食有助于疾病的康复,营养饮食是一种积极的治疗手段。采取适宜的饮食护理措施,对于帮助病人提供合理营养具有重要意义。

1. 帮助病人建立良好的饮食习惯

(1)良好的饮食习惯对维护健康起着重要的作用。医务人员应根据病人基本营养评估,结合其具体条件进行营养知识的宣教,解释清楚需要调整饮食的原因及重要意义,让其相信改变既往的饮食习惯对获得健康的必要性,帮助病人改变不适宜的饮食习惯。

(2)医务人员应尽量以病人的饮食习惯为基本框架,根据不同年龄、不同疾病的要求,结合病人的个人喜好、经济状况等,指导和帮助病人摄取合理的饮食,尽量使用一些容易接受的食物代替限制的食物,以使病人容易适应需要改变的饮食习惯。

2. 促进病人食欲　进食量与食欲密切相关,维持和增进食欲是保证进食的必要条件。医务人员应采取多种措施改善、促进病人食欲,使其获得足够的营养,以促进健康。

(1)改善进食环境:①保持室内清洁整齐,温、湿度适宜,空气清新,餐具清洁。②整理床旁桌及床上杂物,移去便器、痰杯及污物。③暂停一切非急需的治疗与检查工作。④喜欢与他人一起进餐且病情允许的病人,可集体进餐。

(2)保证病人进食前感觉舒适:①协助病人餐前洗手,清洁口腔,病情重者给予口腔护理。②对不能自行如厕者,饭前30分钟按需给予便器排便、排尿,并及时撤去,开窗通风,防止不良气味残留室内。③协助病人采取舒适的进食姿势。对不能下床者,协助其取坐位、半坐卧位,使用跨床小桌,在床上进食;对不能坐起者,可协助其采取较舒适的侧卧位。④进食前尽量减轻病人的疼痛或不适,如有伤口疼痛、鼻腔堵塞,敷料包扎固定过紧、过松,应进行适当处理。

(3)关心病人,消除病人的忧虑,减轻其心理压力,如病人希望进餐时有家属在旁,条件允许可让家属陪伴进餐。

3. 协助病人用餐

(1)医务人员洗手,衣帽整洁,及时将饭菜、餐具放置在容易取到的位置,方便病人就餐。

(2)巡视、观察病人进餐情况,鼓励病人自行进餐。若为治疗饮食,应鼓励病人尽量吃完,以达到治疗效果。

(3)对家属送入的饭菜,应先检查,符合要求后方可食用。

(4)对不能自行进食者,应根据病人的进食习惯耐心喂食。注意温度适宜,速度适中,以便咀嚼和吞咽。

(5)对双目失明者或眼睛被遮盖者,喂食前应描述饭菜的内容以促进食欲。若病人要求自己进食时,可按病人进食习惯,将饭、菜、汤的摆放位置告诉病人,嘱其小心进食。

4. 进餐后的护理

(1)及时撤去餐具,清理食物残渣,保持餐后的清洁和舒适。

(2)协助病人漱口,必要时做口腔护理。

(3)根据需要,记录进食情况,评价进食效果。

四、鼻饲法

鼻饲法(nasogastric gavage)是将胃管经一侧鼻腔插入胃内,从管内灌注流质食物、药物和水的方法,是不能由口腔正常进食者重要的营养和治疗途径。

【目的】

用于维持以下病人营养和治疗的需要。

1. 不能从口腔进食的病人,如昏迷、口腔疾患、口腔术后或经冬眠治疗的病人。

2. 不能张口的病人,如破伤风病人。

3. 早产儿及病情危重的病人。

4. 拒绝进食的病人。

【操作方法】

1. 用物准备 治疗盘内置鼻饲包(内含治疗巾、治疗碗、镊子、胃管、压舌板、纱布、30~50ml 注射器)、弯盘、石蜡油、棉签、胶布、夹子或橡皮圈、安全别针、听诊器、鼻饲饮料 200ml、温度 38~40℃的适量温开水。拔管时备纱布、棉签、乙醇或松节油、弯盘。

2. 操作步骤

(1)插管法

1)洗手、戴口罩,备齐用物,携至床旁,核对床号、姓名,向神志清醒的病人解释插管目的、插管时的感受,并通过示范说明配合要点。嘱病人在插管过程中如感不适,举手示意。

2)协助病人取坐位或半坐位,不能坐起者可取右侧卧位。帮助有义齿者取下义齿。打开鼻饲包,铺治疗巾于病人颌下,清洁鼻腔。

3)测量胃管插入长度并做一标记,成人约为 45~55cm,相当于病人前额发际到胸骨剑突处或由鼻尖经耳垂至胸骨剑突的距离。用石蜡油纱布润滑胃管前段10～20cm，嘱病人头部稍向后仰，左手持纱布托住胃管，右手持镊子夹住胃管，沿一侧鼻孔先稍向上平行再向后下轻缓插入，约插入10～15cm胃管通过咽喉部时，嘱病人做吞咽动作，随病人吞咽动作稍速送管，直至标记处。插管过程中，若出现恶心，应暂停片刻，并嘱病人深呼吸，随后迅速插入；插入不畅时，应检查胃管是否盘在口中；如有呛、咳、呼吸困难、发绀等误入气管征象，应立即拔出，休息片刻后重插；如遇阻力，不要强行插管，应暂停，并将管轻轻拔出少许，检查管的位置，稍后旋转进管，以防损伤病人的黏膜。

4）昏迷病人，因吞咽及咳嗽反射消失，为提高插管的成功率，在插管前去枕，将病人头向后仰（图2-63），当胃管插至15cm（会厌部）时，以左手将病人头部托起，使下颌靠近胸骨柄，增大咽喉部通道的弧度（图2-64），便于管端沿后壁滑行，然后徐徐插入至预定长度。

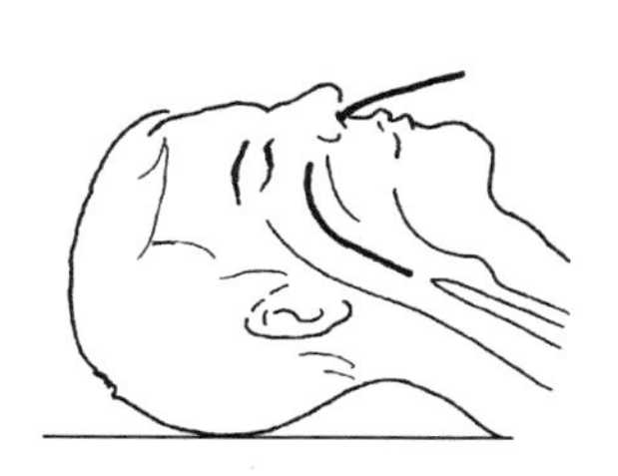

图2-63　插胃管时将昏迷病人头向后仰

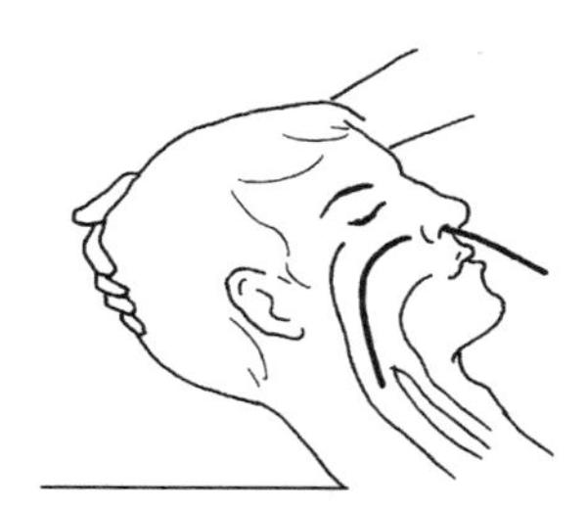

图2-64　抬高昏迷病人头部以增大咽喉部通道的弧度

5）确定胃管在胃内后，用胶布固定胃管于鼻翼及颊部。

6）灌食：开口端接注射器，缓慢注入少量温开水，然后灌注鼻饲流质或药液（药片须碾碎溶解后注入），再注入少量温开水，清洁管腔，避免鼻饲液存积在管腔中变质，造成胃肠炎或堵塞管腔。

7）将胃管开口端反折，用纱布包裹，夹子夹紧并用别针固定于枕旁。

8）整理床单位，清理用物。将注射器洗净，放入治疗碗内，盖上纱布备用。

9）记录插管时间、病人反应、鼻饲液的种类及用量。

（2）拔管法：用于病人停止鼻饲或长期鼻饲需要更换胃管时。

1）备齐用物，携至床旁，向病人说明目的，以取得配合。

2）置弯盘于病人颌下，胃管开口端仍用夹子夹紧放入弯盘内，防止拔管时液体反流。轻轻揭去固定的胶布。嘱病人深呼吸，在病人呼气时拔管，当拔至咽喉部时应快速拔出。将胃管放于弯盘内并移出至病人视线外。

3）擦去胶布痕迹，清洁病人口、鼻、面部，协助病人漱口，并给舒适体位。

4）整理床单位，清理用物，洗手，记录拔管时间和病人反应。

【注意事项】

1. 插管前应先检查鼻腔有无阻塞。有义齿者，应先取出。

2. 每次鼻饲前，应判定胃管确在胃内后，方可灌食。

3. 每次鼻饲量不超过200ml，间隔时间不少于2小时。每次抽吸鼻饲液时，应将胃管末端反折，以免空气进入胃内而引起腹胀。灌食后，不要立即翻动病人，嘱病人保持原卧位20～30分钟，以免引起呕吐及呕吐物逆流入气管。

4. 严重呕吐者,可将鼻饲流食装入输液瓶内缓缓滴入,调节滴速为40~60滴/分,以免引起呕吐或吸收不良等。

5. 长期鼻饲者,需每日进行2次口腔护理。胃管一般每周更换1次,在晚上末次灌食后拔管,次晨更换鼻孔插入。

6. 有食管癌、食管及胃底静脉曲张、食管憩室等不可插管。

【效果评价】

1. 病人理解插管意义并能主动配合。

2. 插管安全、顺利,未造成病人不适或黏膜损伤。

3. 胃管在胃内。检查胃管在胃内的3种方法:

(1)接注射器抽吸,有胃液被抽出,用试纸检查呈酸性。

(2)将胃管末端放入盛水的碗内,无气体逸出。如有大量气体逸出,表明误入气管。

(3)听诊器放于病人胃部,同时用注射器向胃管内注入10ml空气,可听到气过水声。

4. 无恶心、呕吐、腹胀、腹泻等消化不耐受症状,营养均衡,无某些营养素缺乏或过剩。

5. 未出现口腔炎、口腔溃疡。

6. 拔管后病人无不适反应。

【社区应用】

在家庭、社区可因地制宜,充分利用当地的资源,自配鼻饲饮食,满足病人的需要。

1. 鼻饲饮食的配制、使用原则

(1)鼻饲饮食的种类与配制:均应加工成混合流质食物,使之容易通过管道。

1)混合奶:①成分:牛奶、鸡蛋、糖、油、盐等。②配制方法:用鸡蛋黄加盐打碎,滴入植物油搅拌均匀,将煮沸的加糖牛奶冲入蛋黄混合物中。

2)混合粉:①成分:面粉、黄豆粉、食油。②配制方法:将两种粉面炒熟,植物油烧开待冷却后,掺入两种粉面中。灌注时用开水调成液体状。

3)米油汤:即米粥上层的汤。

4)蔬菜汁或果汁:即煮熟滤过后取汁。

5)均浆奶:①成分:鸡蛋或动物肝脏、牛奶、糖、菜汁、酵母、盐等。②配制方法:将煮熟的鸡蛋或肝在高速捣碎机中打匀后,加入牛奶、菜汁、酵母、糖盐等。

(2)鼻饲饮食的使用原则

1)鼻饲饮食应现用现配,常温下不宜超过6小时,冰箱内存放不宜超过24小时,以防变质。

2)每次灌注鼻饲液前后,均需灌注少量的温开水,灌注的鼻饲食物事先应用纱布过滤,防止堵塞胃管。

3)灌注的鼻饲液的温度应保持在38~40℃,在家庭无水温计时,操作者用手腕试温,以不感觉烫为宜。因过冷可引起腹泻、腹胀、腹痛,过热可引起灼伤。控制灌注的速度,不可过快,一般每次喂食时间20分钟左右。

4)灌注应从低容量、低浓度开始,待病人耐受后,再稳定配膳标准、用量和浓度。

5)两次灌食之间加用果汁、菜汁、温开水等,以补充水分。新鲜果汁应与奶液分别灌入,防止凝块产生。

6)根据排便的情况,调整鼻饲食物。如排便次数多,大便酸臭,可能是进入过多的糖类造成;如大便稀臭、呈碱性反应,表示蛋白消化不良。

2. 注意卫生　确保食物、餐具、用物及灌注时的卫生。食物在加工前应清洗干净，放置时间不宜过久；餐具及用于灌注的注射器每次用后应清洗干净，用纱布盖好备用，每日用水煮沸消毒一次。

3. 健康教育　向病人及家属介绍鼻饲目的、操作过程，讲解鼻饲喂食的时间、注意事项、喂食速度、量、胃管冲洗及胃管更换等知识。

第三章　社区急救护理技术及临终病人护理

第一节　概　　述

在社区卫生服务中常会遇到危重病人，抢救危重病人是一项重要紧急的任务，必须争分夺秒。作为医务工作者必须从思想上、组织上、物质上、技术上做好充分准备，一旦遇到危重病人，就能全力以赴、有条不紊、当机立断地进行抢救。

一、抢救工作的组织管理

抢救工作的组织管理非常重要，尤其是在突发事件发生时。

1. 组成抢救小组和指定抢救负责人　在社区内由社区医生负责指挥和指导，组织社区内懂得急救知识的人参加抢救，并取得有关部门的配合。在抢救过程中态度要严肃认真，动作迅速准确，既要分工明确，又要密切配合。

2. 制订抢救方案。

3. 做好查对工作和抢救记录　各种急救药物须经两人核对，无误方可使用。执行口头医嘱时，确认无误后方可执行，抢救完毕需及时由医生补写医嘱和处方，抢救中各种药物的空安瓿、输液空瓶、输血空瓶（袋）等应集中放置，以便统计和查对。一切抢救工作均应记录好，应字迹清晰、及时准确、详细全面，并注明执行时间和执行者。

4. 抢救室和急救箱内应备有完善的抢救器械和药品　严格执行五定（定数量、定点安置、定专人管理、定期消毒灭菌、定期检查维修）制度，保证抢救时使用。室（箱）内物品一律不得外借，值班护士班班交接，并做记录。医护人员还应熟悉抢救器械的性能和使用方法，并能排除一般故障，使急救物品完好率达100%。

5. 抢救物品用后及时补充还原　抢救物品用后，要及时清理，归还原处和补充，并保持清洁。如系传染病人用过，应按传染病要求进行消毒、处理，严格控制交叉感染。

6. 做好交接班工作　保证抢救治疗和护理措施的落实。

7. 与120急救中心联系，迅速转送危重病人。

二、抢 救 设 备

1. 抢救室　社区卫生服务站应设抢救室。抢救室应靠近医护办公室，要求宽敞安静、整洁明亮。

2. 抢救床　备以能升降的活动床为佳，另备木板一块，以备胸外心脏按压时用。

3. 抢救车（急救箱）　内应置备：

（1）急救药品（表3-1）

（2）各种无菌急救包：静脉切开包、吸痰包、气管插管包、气管切开包、缝合包、导尿包、各种穿刺包等。

表 3-1 常用急救药品

药品类别	常用药品
呼吸兴奋剂	尼可刹米、洛贝林等
抗休克药	去甲肾上腺素、盐酸肾上腺素、异丙肾上腺素、间羟胺、多巴胺等
抗高血压药(血管扩张药)	酚妥拉明、硝普钠、利血平、肼屈嗪、硫酸镁注射液等
抗心力衰竭药	毛花苷丙、毒毛旋花苷 K 等
抗心律失常药	利多卡因、维拉帕米、普鲁卡因胺等
抗心绞痛药	硝酸甘油等
平喘药	氨茶碱等
促凝血药	酚磺乙胺、卡巴克洛、氨甲环酸、维生素 K_1、鱼精蛋白、垂体后叶素等
镇痛、镇静、抗惊厥药	吗啡、哌替啶、地西泮、异戊巴比妥钠、硫喷妥钠、苯妥英钠、氯丙嗪、硫酸镁注射液等
抗过敏药	异丙嗪、苯海拉明等
激素类药	氢化可的松、地塞米松、可的松、胰岛素等
脱水利尿药	20% 甘露醇、呋塞米、依他尼酸等
解毒药	阿托品、碘解磷定、氯解磷定、亚甲蓝、二巯基丙醇、依地酸钙钠、硫代硫酸钠、乙酰胺等
碱性药	5% 碳酸氢钠、11.2% 乳酸钠
其他	0.9% 氯化钠、各种浓度的葡萄糖、右旋糖酐 40、右旋糖酐 70、复方氯化钠、10% 葡萄糖酸钙、氯化钾、代血浆等

(3)无菌用物:各种注射器及针头、输液器及输液针头、输血器及输血针头、开口器、压舌板、舌钳、牙垫、各种型号的医用橡胶手套、各种型号及用途的橡胶或硅胶导管、无菌治疗巾、无菌敷料、皮肤消毒用物等。

(4)非无菌用物:治疗盘、血压计、听诊器、手电筒、止血带、玻璃接头、夹板、宽胶布、火柴、酒精灯、多头电源插座等。

4. 急救器械 急救室内应装备氧气筒及供氧装置、电动吸引器、洗胃机、呼吸机、电除颤仪、心电监护仪等。另应准备便于携带的氧气枕或小氧气瓶、简易呼吸器等以备急救出诊用。

第二节 社区急救护理基本技术

一、氧 气 疗 法

氧气疗法(oxygenic therapy),简称氧疗,是通过供给病人高于空气中氧浓度的氧气,提高动脉血氧分压(PaO_2)和动脉血氧饱和度(SaO_2),增加动脉血氧含量(CaO_2),纠正缺氧状态,维持机体生命活动的一种治疗方法。是临床常用急救护理措施之一。

临床上氧疗可分为常压氧疗和高压氧疗,在此仅讨论常压氧疗。

【适应证】

1. 缺氧程度判断

(1)轻度低氧血症:PaO_2 >6.67kPa(50mmHg),SaO_2 >80%,无发绀,一般不需氧气疗法,若有呼吸困难,可给予低流量低浓度(氧流量1~2L/min)氧气。

(2)中度低氧血症:PaO_2 4~6.67kPa(30~50mmHg),SaO_2 60%~80%,有发绀、呼吸困难,需氧疗。

(3)重度低氧血症:PaO_2 <4kPa(30mmHg),SaO_2 <60%,显著发绀、呼吸极度困难、出现三凹征,是氧疗的绝对适应证。

2. 缺氧分类和氧疗适应证

(1)低张性缺氧:如慢性阻塞性肺部疾病、先天性心脏病、高原病等,由于外呼吸功能障碍、静脉血分流入动脉或吸入气体中氧分压低等引起。其特点为PaO_2降低,使CaO_2减少,组织供氧不足。

(2)血液性缺氧:如贫血、一氧化碳中毒、高铁血红蛋白症等,由于血红蛋白数量减少或性质改变,造成血氧含量降低或血红蛋白结合的氧不易释放所致。

(3)循环性缺氧:如休克、心力衰竭等,由于组织细胞利用氧异常。

(4)组织性缺氧:如氰化物中毒、大量放射线照射等,由于组织细胞利用氧异常所致。

上述4种情况,低张性缺氧病人吸氧后能提高PaO_2、SaO_2和CaO_2,使组织供氧增加,疗效最好。对于大量失血、严重贫血、一氧化碳中毒、心排出量严重下降、心功能不全等氧疗也有一定的治疗作用。

【操作方法】

按供氧方式有氧气筒法、氧气枕法和中心供氧法。

1. 氧气筒法

(1)供氧装置 主要为氧气筒和氧气表(图3-1)。

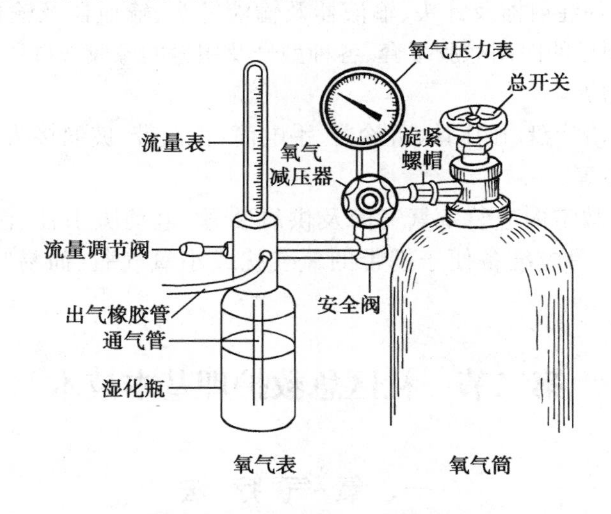

图3-1 氧气筒和氧气表装置

1)氧气筒:为圆柱形无缝钢筒,筒内压力可达15~20MPa(150~200kg/cm^2),小型氧气筒也有铝质材料的。目前有两种类型:一种在医院内使用,可容纳氧气约为6000L,另一种在现场急救时或在家庭里使用,可容纳氧气60~1800L。总开关在筒的顶部,可控制氧气的放出。

使用时,将总开关逆时针方向旋转 1/4 周,即可放出足够的氧气,不用时,顺时针方向旋紧。气门在氧气筒顶部的侧面,和氧气表相连,是氧气自筒中输出的途径。

2)氧气表:主要由压力表、减压器、流量表、湿化瓶、安全阀等组成。

压力表:表上指针可测知筒内氧气的压力,以兆帕 MPa(kg/cm^2)表示,压力越大,则说明氧气贮存量越多。

减压器:是一种弹簧自动减压装置,将来自氧气筒内的压力减至 0.2 ~ 0.3MPa(2 ~ 3kg/cm^2),使流量平稳,保证安全,便于使用。

流量表:用以测量每分钟氧气流出量。流量表内装有浮标,当氧气通过流量表时,即将浮标吹起,从浮标上端平面所指刻度,可测知每分钟氧气的流出量。

湿化瓶:内有长短管各 1 根,长管和流量表相连,短管和鼻导管相连。瓶内装入 1/3 或 1/2 冷开水或温开水,用以温化、湿化氧气,以免呼吸道黏膜被干气体所刺激。为急性肺水肿病人吸氧时可装入 20% ~30% 酒精,可降低肺泡内泡沫的表面张力,使泡沫破裂,扩大气体和肺泡壁接触面,使气体易于弥散,改善气体交换功能。

安全阀:鉴于氧气表的种类不同,安全阀有的在湿化瓶上端,有的在流量表的下端。当氧气流量过大、压力过高时,内部活塞自来水行上推,过多的氧气由四周小孔流出,以保证安全。

3)装表法:将氧气筒置于架上,并予以固定。

a. 清洁气门:将总开关打开,使小量氧气从气门流出,随即迅速关好总开关。可达到清洁气门,避免灰尘吹入氧气表内之目的。

b. 接氧气表:将表接于氧气筒的气门上,用手初步旋紧,再将表稍向后倾约 10°,然后用扳手旋紧,使表直立于氧气筒,检查有无漏气。

c. 接湿化瓶:将湿化瓶固定于氧气表上,湿化瓶上长玻璃管接氧气表,短玻璃管连接橡胶管、玻璃接头、吸氧管。切忌按错造成水进入呼吸道。

d. 检查装置:先关流量表,后开总开关,再开流量表,检查氧气流出是否通畅,全套装置是否完好,最后关上流量表备用。

4)卸表法:氧气筒需再次充氧时,将氧气表卸下。

a. 放出余气:旋紧总开关,打开氧气流量表下的螺帽,然后再用手旋开,将表卸下。

b. 卸氧气表:一手持表,一手用扳手旋松氧气表的螺帽,然后再用手旋开,将表卸下。

(2)氧疗方法

1)病人的准备:备齐用物,并将氧气筒推至床旁,向病人解释,说明用氧安全,以取得合作。帮助病人取舒适卧位,检查并清洁鼻腔。

2)选择给氧方法:给氧方法有单侧鼻导管给氧法、双侧鼻导管给氧法、鼻塞法、面罩法和氧气头罩法等。

a. 单侧鼻导管给氧法:单侧鼻氧管吸氧法将吸氧导管插入鼻咽部,氧气由导管输入至呼吸道的方法。此法设备简单,使用方便,且节省氧气,临床上多采用。其缺点为刺激鼻腔黏膜,长期应用感觉不适。

临床连接前,测量鼻导管插入长度,约为鼻尖至耳垂的 2/3(图 3-2)。旋开流量表开关,检查氧气流出是否通畅,调节好所需气量。

将鼻导管前端蘸水,自鼻孔轻轻插至鼻咽部,如无呛咳现象,随即用胶布固定导管于鼻翼部两侧及面颊部,大别针固定氧气管于床旁。记录开始用氧时间。

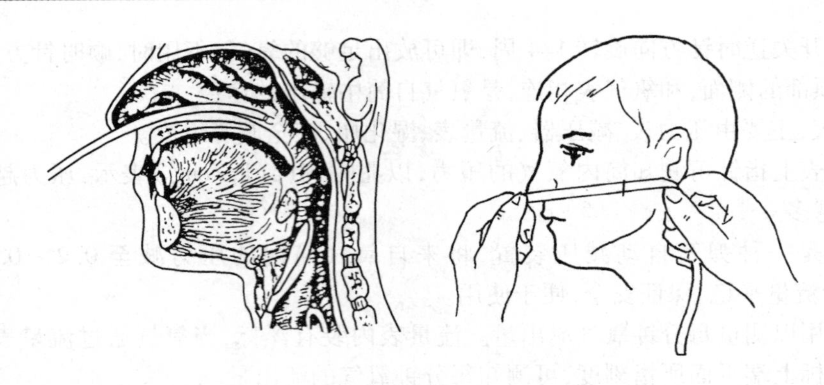

图 3-2 鼻导管插入长度

停氧时取下鼻导管,关闭总开关,待压力表降至 0 时,关闭流量表。擦去病人面部胶布痕迹。记录停氧时间。整理用物。

b. 双侧鼻导管法:适用于长期需吸氧的病人或小儿,用物和给氧步骤同单侧鼻导管吸氧法,需准备特制双侧鼻导管(图 3-3)及松紧带。吸氧时将双侧鼻导管插入鼻孔内约 1cm,用松紧带固定于枕后或挂于两耳。

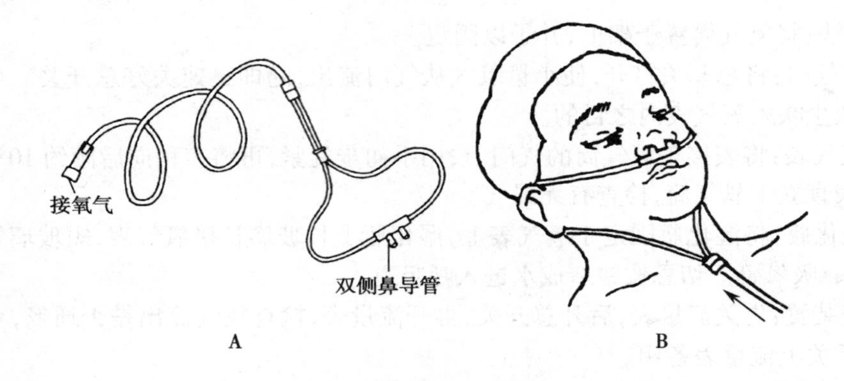

图 3-3 双侧鼻导管法

c. 鼻塞法:将带有管腔的有机玻璃或塑料制成的球状物鼻塞,塞于鼻前庭进行吸氧(图 3-4)。此法对鼻黏膜刺激小,病人感觉舒适,且可两侧鼻孔交替使用。使用时将鼻塞与氧气导管连接,擦净鼻腔,调节流量,将鼻塞于鼻前庭内,鼻塞大小以恰能塞住鼻腔为宜。观察并记录。

d. 面罩法:将面罩与病人面部紧密贴合(图 3-5),面罩两侧有小排气孔,给氧时外界空气可由小孔进入面罩,增添每次呼吸的潮气量,也可为排出二氧化碳用。供氧流量为 6 ~ 8L/min。多用于加压高浓度给氧的病人。

e. 氧气头罩法:将病人头部置于头罩内(图 3-6),罩面上有多个孔,可以保持罩内一定的氧浓度、湿度和温度。头罩与颈部之间要保持适当的空隙,防止二氧化碳潴留及重复吸入。此法多用于小儿。

2. 氧气枕法

氧气枕为一长方形特制橡胶枕(图 3-7),枕的一角通有橡胶管,灌满氧气后管上装有调节器,调节流量。使用时让病人枕于氧气枕上,借重力迫使氧气流出,当氧气较少时,应帮助加压

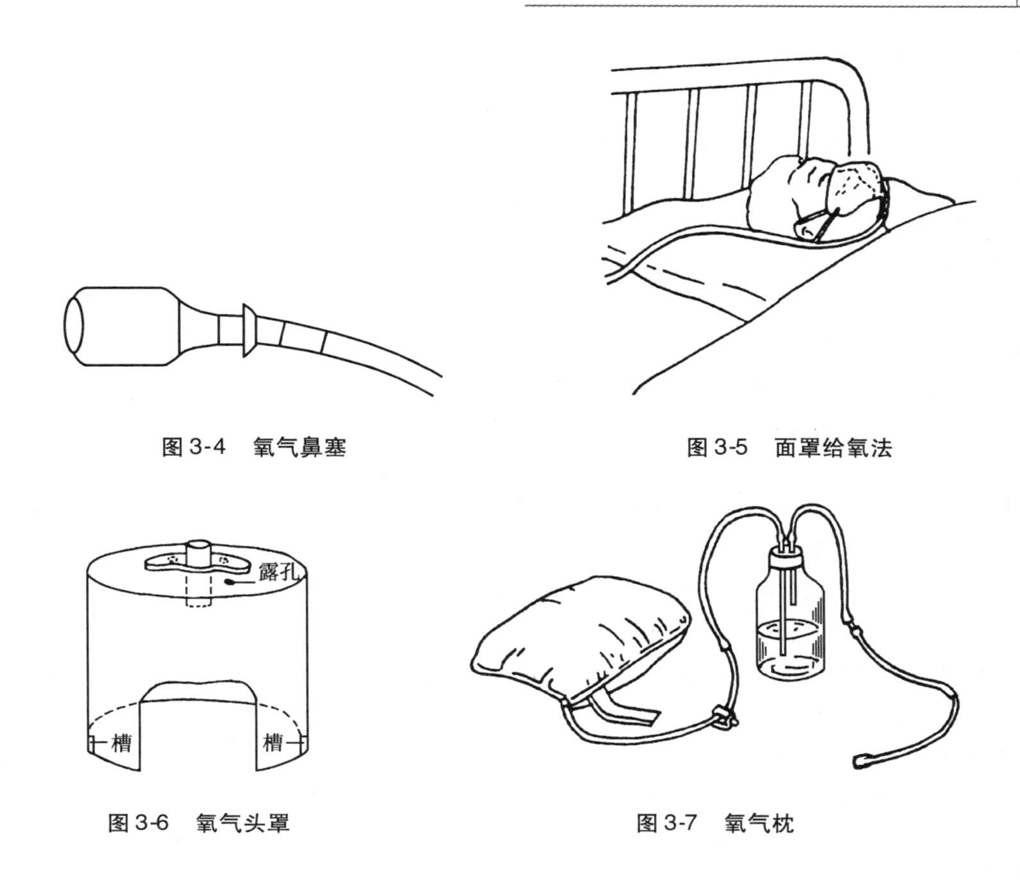

图 3-4 氧气鼻塞

图 3-5 面罩给氧法

图 3-6 氧气头罩

图 3-7 氧气枕

挤出,观察记录均同鼻导管吸氧法。此法携带方便,常用于病人转运途中及现场抢救,也适合在社区和家庭中应用。

3. 中心供氧法

由医院供应站中心供氧系统通过氧气管道送氧至病房、门诊、急诊,供给全院病人用氧。供应站有总开关控制,各用氧单位配氧气表,打开流量表即可使用,如病床床头墙上设有供氧装置,随时可给病人供氧。

【注意事项】

1. 严格遵守操作规程,注意用氧安全。切实做好"四防":①防震:氧气筒在搬运过程中应避免倾倒撞击震荡;②防热:将氧气筒放置于阴凉处,严禁日光下曝晒;③防火:氧气筒周围严禁烟火和易燃品,至少距明火 5m,暖气 1m,筒上要佩挂"烟火勿近"的标志;④防油:氧气表及螺旋口上禁涂油,亦不可用带油的手拧螺旋,以免引起燃烧。

2. 使用氧气时,应先调节流量而后应用。停用时先拔出导管,再关闭氧气开关。中途若需改变流量,应先将氧气和鼻导管分离,调节好流量再接上,以免一旦关错开关,大量氧气突然冲入呼吸道而损伤肺组织。

3. 在用氧过程中,根据病人脉搏、血压、精神状态、皮肤颜色及湿度、呼吸方式、血气分析等有无改善来衡量氧疗效果和选择适当的用氧浓度。

4. 鼻导管持续用氧的病人,每日更换导管 2 次以上,双侧鼻孔交替插管,以减少对鼻黏膜的刺激。及时清除鼻腔分泌物,防止鼻导管阻塞。使用鼻塞、头罩者每天更换 1 次,使用面罩者每 4 ~8 小时更换 1 次。注意氧气装置有无漏气,导管有无扭曲、阻塞等。

5. 氧气筒内氧气不可用尽，压力表上指针降至0.5MPa（$5kg/cm^2$）时，即不可再用，以防止灰尘进入筒内，于再次充气时引起爆炸。

6. 对未用或已用空的氧气筒，应分别悬挂"满"或"空"的标志，以便及时调换氧气筒，避免急用时搬错而影响抢救速度。

【效果评价】

氧疗过程中要根据病人的需要控制氧浓度和氧流量，以便获得最佳的氧疗效果，减少氧疗引起的副作用。

1. 氧浓度和氧疗效果

（1）氧气吸入的浓度：吸氧浓度的掌握对纠正缺氧起着重要的作用，低于25%的氧浓度，则和空气中的氧含量（20.93%）相似，无治疗价值；高于70%，持续时间超过1～2天，则会发生氧中毒。

成人鼻导管给氧，轻、中度缺氧时，氧流量为2～4L/min；严重缺氧时，4～6L/min。

但不同的病理生理情况，供氧的氧浓度应有所不同，对急性呼吸抑制如心搏骤停、急性中毒呼吸抑制者，应分秒必争地给予高浓度或纯氧进行抢救，浓度可在50%以上，但不应长期使用，以防氧中毒。对缺氧和二氧化碳潴留同时并存者，应以低流量、低浓度持续给氧为宜。因慢性缺氧病人呼吸主要依靠缺氧刺激颈动脉窦和主动脉弓化学感受器，并沿神经上传至呼吸中枢，反射性地使呼吸运动增强。若高浓度给氧则使缺氧反射性刺激呼吸的作用消失，因而导致呼吸抑制，同时二氧化碳潴留更为严重，可发生二氧化碳麻醉，甚至呼吸停止。根据上述情况，掌握吸氧浓度很重要。

（2）氧浓度和氧流量的换算法（表3-2）

计算公式为：

$$吸氧浓度\% = 21 + 4 \times 氧流量(L/min)$$

表3-2 氧浓度和氧流量的换算表

氧流量（L/min）	1	2	3	4	5	6	7	8	9
氧浓度%	25	29	33	37	41	45	49	53	57

2. 注意监护氧疗的副作用　当氧浓度高于60%、持续时间超过24小时，可能出现氧疗副作用。除上述的氧中毒和呼吸抑制外，还可引起肺不张、呼吸道分泌物干燥和晶状体纤维组织增生等。在氧疗过程中注意监护，提高氧疗效果，尽量减少副作用。

【社区应用】

在社区使用氧气疗法时，应遵循轻便易携带、简便易使用、安全而无污染的原则。

社区氧气疗法的供氧装置有氧气枕、小氧气瓶和制氧器。

1. 氧气枕　见操作方法所述。

2. 小氧气瓶（图3-8）　有钢瓶和铝瓶2种，可供急救时或在家庭里使用，大小不一，可容纳氧气60～1800L，可按具体情况选用。具体操作见操作方法所述。

3. 制氧器　家用制氧器又称"便携式制氧器"，主要用于家庭氧疗、氧保健和急救，也可用作旅行途中、野外作业和边远地区的紧急氧源（图3-9）。给氧方法见操作方法所述。

家用制氧器采用化学制氧，同存储式氧疗设备相比，突出的优点是不依赖于到氧气工厂或氧气站去灌装氧气，随用随制，可以保证氧气纯度、避免污染，运输、储存和使用都安全,居家和途中使用都方便。所以,对于自我氧疗和氧保健来说,是氧气瓶和氧气枕的更新换代产品。

病人选购家用制氧器和家用制氧剂,一定要注意是否具备医疗器械生产准许证、医疗器械批准字号、医药生产许可证和医药批准字号。使用“四证齐全”的产品,能够确保安全、有效,不至于发生意外。

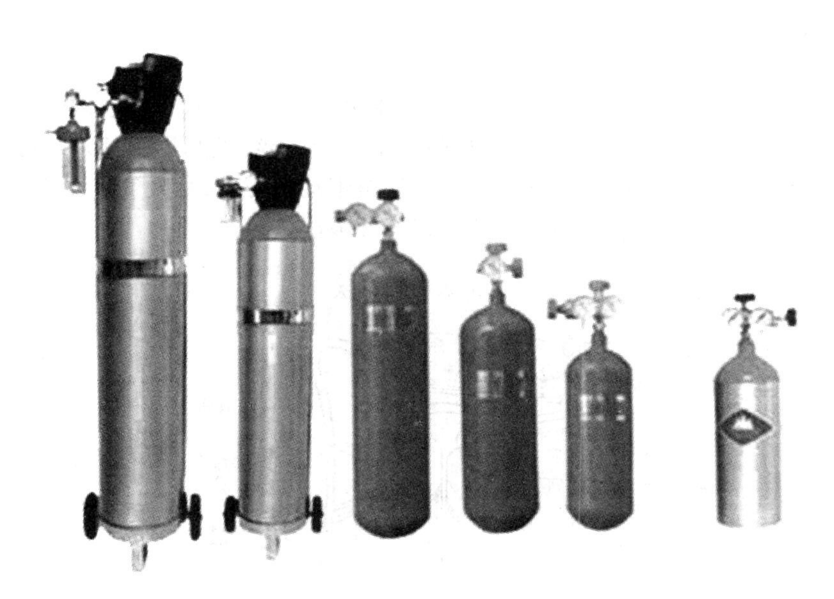

图 3-8 各种规格的小氧气瓶

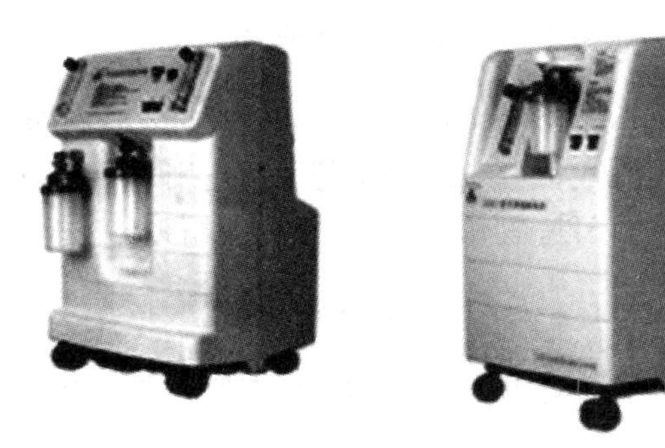

图 3-9 家用制氧器

在使用家庭制氧器时,为了保证制氧剂的稳定和不受污染,应该有密闭隔潮的包装,开启包装后立即使用,并一次使用完毕。采用使用中途停止反应的方法,把混有残余催化剂的制氧剂留存在制氧器里面,有发生污染或遇热等引起事故的隐患。应告诉病人和家属在使用时应特别注意。

二、吸 痰 法

吸痰法(aspiration of sputum)是利用负压的作用将口腔、鼻腔或人工气道的呼吸道分泌物吸出,以保持呼吸道通畅的一种方法。

【适应证】

1. 危重、昏迷、麻醉后、气管切开术、年老体弱的病人,可因咳嗽反射迟钝、咳嗽无力或会厌功能不全,以致不能将痰液咳出或使呕吐物误入气管而引起吸入性肺炎、肺不张甚至窒息。

2. 用于机械通气与气管切开的病人。

【操作方法】

1. 电动吸引器吸痰法

(1)电动吸引器的构造及原理:电动吸引器主要由电动机、偏心轮、气体过滤器、压力表、安全瓶和贮液瓶组成(图3-10)。安全瓶和贮存瓶是2个容器,均可贮液1000ml,瓶塞上有2个玻璃管,并有橡胶管相互连接。接通电源后,电动机带动偏心轮,从吸气孔吸出瓶内空气,并由排气孔排出,这样循环转动,使瓶内产生负压将痰液吸出。

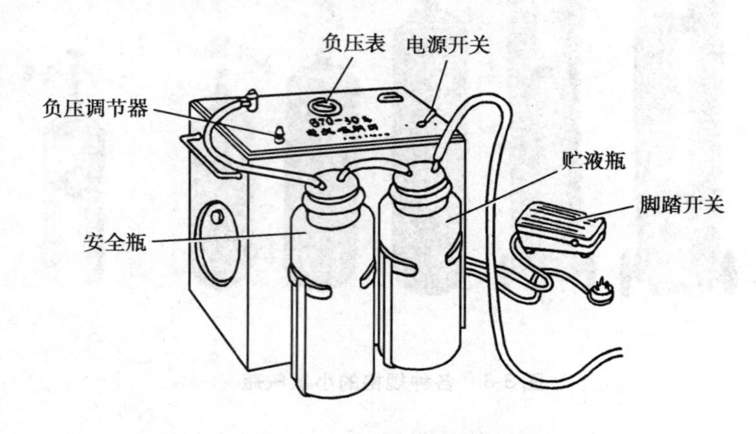

图3-10 电动吸引器的构造

(2)用物准备:电动吸引器1台,电源插板1个。吸痰盘内放有盖罐2个(1个盛无菌等渗盐水,1个盛消毒吸痰管数根:成人用12~14号、小儿用8~12号、气管插管病人用6号)、弯盘、无菌血管钳或镊子、无菌持物镊、纱布。必要时备压舌板、开口器、舌钳、盛消毒液的试管。

(3)操作步骤

1)检查吸引器装置并试吸:接通电源,打开开关,检查吸引器性能是否良好。用等渗盐水试吸导管是否通畅。

2)病人的准备:将病人去枕平卧,头偏向一侧,清醒病人应先解释,以求合作。昏迷病人可用压舌板、开口器帮助张口。

3)吸痰:手持吸痰管插入口腔颊部、咽部、先将口腔、咽部分泌物吸尽,再吸气管内分泌物,当插入一定深度后,自下慢慢上移,左右旋转边吸边上提,将痰液吸净,每次吸引时间不超过15秒。如自口腔吸痰有困难,可由鼻腔吸引。气管插管或气管切开者,可由插管或套管内吸痰,要注意无菌操作。吸痰过程中,要随时吸水冲洗导管,以免痰液堵塞。

4)观察记录:吸痰过程中应随时观察病人面色、呼吸情况;随时用纱布擦净面部,并记录吸痰效果。

5)吸痰完毕:关闭电源开关,将吸痰管及玻璃接头冲净并消毒,用物须放置床旁备用。整理床单位。

2. 中心吸引装置吸痰法 各大医院均设有中心负压装置,吸引管道连接到各病床床单位。使用时,接上吸痰导管,开启开关即可使用,其操作步骤与电动吸引器吸痰法相同。

【注意事项】

操作之前须检查吸引器的电源电压与吸引器电压是否相符,进气管与出气管的连接是否正确;贮液瓶内吸出液应及时倾倒,做好清洁消毒处理;吸引器用后应随时消毒各管道及贮液瓶,放置干燥处,定期保养维修。

吸痰动作应轻稳,吸引时负压不可过大,以免损伤黏膜,一般负压成人在0.033~0.053MPa,婴幼儿吸痰时吸力宜小(0.013~0.033MPa),吸痰管应细。

机械通气辅助呼吸的病人吸痰时,插管时不可有负压,送到一定程度再吸引,听到痰声稍停,以吸净该处痰液;吸痰前后应加大吸氧流量,以提高病人血氧浓度,防止缺氧。

治疗盘内用物应每日更换1~2次;吸痰管须每次更换,不得重复使用。

【效果评价】

在吸痰过程中,要控制适当的吸引负压,负压过小痰液吸不出,负压过大可能损伤黏膜。痰鸣音明显痰液却吸不出,可适当增加负压(成人<53.3kPa,儿童<40.0kPa),若仍吸不出,则应考虑痰液黏稠所致,可叩胸背或交替使用超声雾化吸入,促使痰液吸出;必要时缓慢滴入少量生理盐水或化痰药物,使痰液稀化后吸出。

【社区应用】

在社区或紧急状态下,可用以下方法进行吸痰。

1. 注射器吸痰法 用50ml或100ml注射器连接导管进行抽吸,插管方法同上。

2. 口对口吸痰法 紧急情况下操作者托起病人下颌,使其头后仰并捏住病人鼻孔,口对口吸出呼吸道分泌物,解除呼吸道梗阻症状。此法容易引起交叉感染。

三、洗 胃 法

洗胃法(gastric lavage)是利用反复向胃内灌注溶液的方法来清除胃内毒物或潴留食物,以达到解除病人痛苦、抢救病人生命的方法。但肝硬化伴食管胃底静脉曲张、近期有上消化道出血及胃穿孔病人禁忌洗胃。

【目的】

1. 清除胃内毒物或刺激物,减少毒物的吸收。

2. 减轻各种原因引起的胃黏膜水肿,如幽门梗阻的病人,通过洗胃将胃内潴留物洗出,可减轻症状,解除痛苦。

3. 为某些手术、消化道造影或胃镜检查做准备。

【操作方法】

在操作前应根据病人的中毒情况(包括毒物的种类、性质、浓度、量,中毒的时间、途径等)、年龄、生命体征、意识状态、心理状态及合作程度,选择合适的洗胃方法。

洗胃方法有口服催吐法及胃管洗胃法。胃管洗胃法是将胃管由鼻腔或口腔插入胃内,用大量溶液进行冲洗的方法,包括漏斗胃管洗胃法、注洗器洗胃法、电动吸引器洗胃法以及全自动洗胃机洗胃法。

1. 用物准备

(1)治疗盘内置:量杯、压舌板、水温计、毛巾、弯盘、塑料围裙或橡胶单、检验标本容器或试管。

(2)洗胃溶液:根据毒物性质准备解毒剂(表3-3),毒物性质不明时,可备温开水。量10 000~20 000ml,温度为25~38℃。

(3)水桶两只(一只盛洗胃液,一只盛污水)。

(4)胃管洗胃法:治疗盘内加置无菌洗胃包(内有胃管、镊子、纱布)、治疗巾、棉签、液体石蜡、胶布,必要时备无菌压舌板、张口器、牙垫、舌钳放于治疗碗内。漏斗胃管洗胃法另备漏斗洗胃管,注洗器洗胃法另备注洗器,电动吸引器洗胃法另备电动吸引器、三通管、调节器或止血钳、输液架、输液瓶、输液管道,全自动洗胃机洗胃法另备全自动洗胃机。

表3-3 各种药物中毒的灌洗溶液(解毒剂)和禁忌药物

毒物种类	灌洗溶液	禁忌药物
酸性物	镁乳、蛋清水①、牛奶	强酸药物
碱性物	5%醋酸、白醋、蛋清水、牛奶	强碱药物
敌敌畏	2%~4%碳酸氢钠、1%盐水、1:15 000~1:20 000高锰酸钾②	
1605、1059、4049(乐果)	2%~4%碳酸氢钠	高锰酸钾③
敌百虫	1%盐水或清水、1:15 000~1:20 000高锰酸钾	碱性药物④
DDT、666	温开水或生理盐水洗胃,50%硫酸镁导泻	油性泻药
除虫菊酯类	催吐、2%碳酸氢钠溶液洗胃、活性炭60~90g用水调成糊状注入胃内、硫酸钠或硫酸镁导泻	
氰化物	1:15 000~1:20 000高锰酸钾洗胃	
苯酚(石炭酸)、煤酚皂溶液	用温开水、植物油洗胃至无酚味,并在洗胃后多次服用牛奶、蛋清,保护胃黏膜	液体石蜡
巴比妥类(安眠药)	1:15 000~1:20 000高锰酸钾洗胃、硫酸钠⑤导泻	硫酸镁
异烟肼	1:15 000~1:20 000高锰酸钾洗胃、硫酸钠导泻	
抗凝血类灭鼠药(敌鼠钠等)	催吐、温开水洗胃、硫酸钠导泻	碳酸氢钠溶液
有机氟类灭鼠药(氟乙酰胺等)	0.2%~0.5%氯化钙或淡石灰水洗胃、硫酸钠导泻,饮用豆浆、蛋白水、牛奶等	
磷化锌灭鼠药	1:15 000~1:20 000高锰酸钾洗胃、0.5%硫酸铜洗胃;0.5%~1%硫酸铜⑥溶液每次10ml,每5~10分钟口服一次,并用压舌板刺激舌根催吐	牛奶、鸡蛋、脂肪及其他油类食物⑦
发芽马铃薯、毒蕈	1%~3%鞣酸	
河豚、生物碱	1%活性炭悬浮液	

说明:①蛋清水、牛奶等可黏附于黏膜或创面上而起到保护作用,并可减轻病人疼痛。②高锰酸钾是氧化剂,能将化学性毒品氧化,改变其性能,从而减轻或去除其毒性。③1605、1059、4049(乐果)等,禁用高锰酸钾洗胃,否则可氧化成毒性更强的物质。④敌百虫遇碱性药物可分解出毒性更强的敌敌畏。⑤巴比妥类药物采用碱性硫酸钠导泻,禁用硫酸镁导泻。因硫酸钠对心血管和神经系统没有抑制作用,不会加重巴比妥类药物的毒性。⑥磷化锌中毒时,口服硫酸铜可使其成为无毒的磷化铜沉淀,阻止吸收,并促使其排出体外。⑦磷化锌易溶于油类物质,故忌用脂肪性食物,以免促使其溶解吸收

2. 操作步骤

(1)催吐法:适用于口服中毒、神志清醒且合作的病人。昏迷、惊厥、无呕吐反射、处于休克状态或摄入腐蚀性毒物的病人是禁忌。

1)机械性刺激催吐:用压舌板、筷子或用手指等刺激咽后壁或舌根处,诱发呕吐。如呕不出,饮清水200~300ml,再次催吐,如此反复,直至呕出清亮液体为止。

2)药物催吐:①洗手、戴口罩,备齐用物,向病人解释操作目的和程序,以取得合作。协助病人取坐位或半坐位,围好围裙或铺好橡胶单及治疗巾,帮助有义齿者取下义齿。将弯盘置于口角旁,污物桶置坐位前或床旁。②给病人用阿扑吗啡等药物催吐,不易呕出时,可用压舌板压其舌根催吐。必要时将呕吐物送检。反复进行,直至吐出的液体澄清无味为止。③协助病人漱口、洗脸,必要时更换衣服,嘱病人卧床休息。整理床单位,清理用物。

3)记录:①催吐药名称、量。②呕吐物的颜色、气味、性质、量。③病人的反应。

(2)洗胃法:适用于口服中毒6小时以内(特殊情况超过6小时仍需要洗胃),如无禁忌证考虑洗胃。摄入腐蚀性强的毒物、严重的食管胃底静脉曲张等病人均不宜洗胃。

1)漏斗胃管洗胃法(图3-11):利用虹吸原理,将洗胃液灌入胃内后,再吸引出来的方法。①洗手、戴口罩,备齐用物,向清醒者解释操作目的和程序,以取得合作。如遇拒绝治疗的服毒病人可给予必要的约束。②协助病人取坐位或半坐位;中毒较重者取左侧卧位;昏迷者取平卧位,头偏向一侧,围好围裙或铺好橡胶单及治疗巾,帮助有义齿者取下义齿。将弯盘置于口角旁,污物桶置坐位前或床旁。③润滑胃管前端,自口腔缓缓插入,神志清醒病人,嘱其做吞咽动作,并随之将胃管推进至45~55cm;神志不清者可用张口器撑开口腔,置牙垫于病人上下磨牙之间,按昏迷病人胃插管术进行。④尽量抽出胃液证明胃管确实在胃内后,留作毒物分析,然后用胶布固定。⑤置漏斗低于胃部水平的位置,挤压橡皮球,抽尽胃内容物,必要时留取标本送验。举漏斗高过病人头部30~50cm,将洗胃液缓缓倒入漏斗内200~300ml,当漏斗中尚余少量洗胃液时,速将漏斗倒转并放低至病人胃部位置以下,利用虹吸作用引出胃中液体使其流入污水桶内。如液体引流不畅,可挤压橡皮球加压吸引。如此反复灌洗,直至流出液体澄清无味为止。通常洗胃总量2~5L,清水是最常用的洗胃液。吞服腐蚀性毒物后,可用牛奶、蛋清、米汤和植物油等保护剂保护胃黏膜。⑥灌洗完毕,反折胃管拔出,以防管内液体误入气管。⑦同药物催吐法的③。⑧记录:洗胃液名称、量,洗出液的颜色、气味、性质、量,病人的反应。

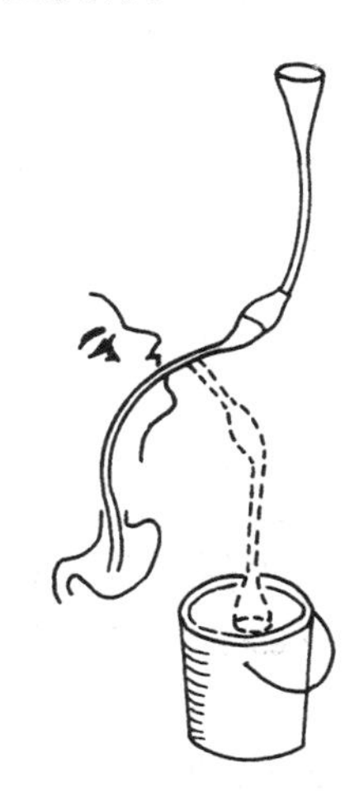

图3-11 漏斗胃管洗胃法

2)注洗器洗胃法:用注洗器通过胃管冲洗的方法。适用于幽门梗阻和胃手术前的洗胃。①同漏斗胃管洗胃法①~③。②选用粗大胃管,胃管头部涂石蜡油润滑。将胃管由鼻腔或口腔插入,尽量抽出少量胃液证实胃管在胃内,并留作毒物分析。用注洗器吸尽胃内容物,注入洗胃液约200~300ml,灌洗后再抽出弃去,如此反复冲洗,直至洗净为止。③同漏斗胃管洗胃法的⑥~⑧。

3)电动吸引洗胃法(图3-12):利用负压吸引原理,用电动吸引器连接胃管进行洗胃。能有效地清除胃内有害物质。①接通电源,检查吸引器的功能。②安装灌洗装置:将输液管、洗胃管末端及吸引器贮液瓶的引流管分别与三通管的三支相连,夹紧输液管,将洗胃液倒入输液瓶内,挂于输液架上。③同漏斗胃管洗胃法①~③。④插入胃管,证实在胃内后固定。调节吸引器负压,一般宜保持在13.3kPa左右,开动吸引器,吸尽胃内容物,必要时留送化验标本。关闭吸引器,夹紧引流管,开放输液管,使溶液流入胃内300~500ml。夹紧输液管,开放引流管,开动吸引器,吸出灌入溶液。反复灌洗直至洗出液澄清无味为止。⑤同漏斗胃管洗胃法的⑥~⑧。

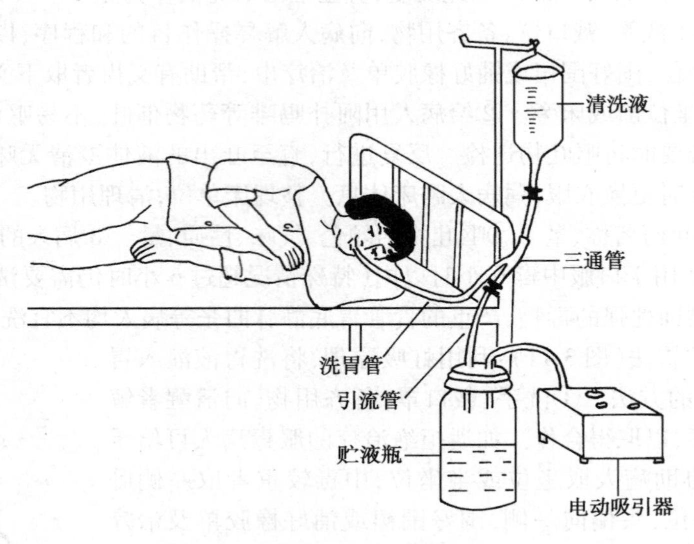

图3-12 电动吸引洗胃法

4)全自动洗胃机洗胃法(图3-13):是利用电磁泵作为动力源,通过自控电路的控制,使电磁阀自动转换,分别完成向胃内冲洗药液和由胃内吸出内容物的过程。能自动、迅速、彻底清除胃内毒物。①接通电源,检查洗胃机的功能。②连接管道,将配好的洗胃液放入洗胃液桶内待用,将3根橡胶管分别与机器的药管(进液管)、胃管、污水管(出液管)相连,药管的另一端放入洗胃液桶内,管口必须在液面以下,污水管放入空水桶内,胃管的另一端与病人胃管相连接。③同漏斗胃管洗胃法①~③。④插入胃管,证实胃管在胃内后固定。按"手吸"键,吸出胃内容物,再按"自动"键。机器即开始对胃自动冲洗。冲时"冲"灯亮,吸时"吸"灯亮。若发现水流速度减慢、不流或发生故障时,可交替按"手冲"和"手吸"键,重复数次,直到管道通畅,再按"手吸"键将胃内残留液体吸出后,按"自动"键,恢复自动洗胃。至洗出液澄清无味为止。按"停机"键,机器停止工作。⑤同漏斗胃管洗胃法的⑥~⑧。⑥机器处理:将药管、胃管和污水管同时放入清水中,手按"清洗"键,机器自动清洗各部管腔,待清洗完毕,将三个管子同时提出水面,当机器内的水完全排净后,按"停机"键,关机。

【注意事项】

1. 急性非腐蚀性毒物如有机磷、安眠药、重金属类及生物碱等中毒的病人应迅速采用口服催吐法,必要时进行洗胃,于服毒后6小时之内洗胃最佳。

2. 强酸或强碱等腐蚀性物质中毒时,禁忌洗胃,以免造成穿孔。可给予物理对抗剂,如牛奶、豆浆、蛋清、米汤等保护胃黏膜。

3. 当中毒物质不明时,应抽出胃内容物送检,同时选用温开水或等渗盐水,待毒物性质明确后,再采用解毒剂洗胃。

4. 洗胃液温度为25~38℃,过高则血管扩张,促进毒物吸收,过低可导致胃肌痉挛。每次灌入量不宜过多,一般不超过 300 ~ 500ml,过多则胃内压上升,加速毒物的吸收,同时,过多也可引起液体反流,导致呛咳、误吸或窒息;过少则不利于彻底洗胃。

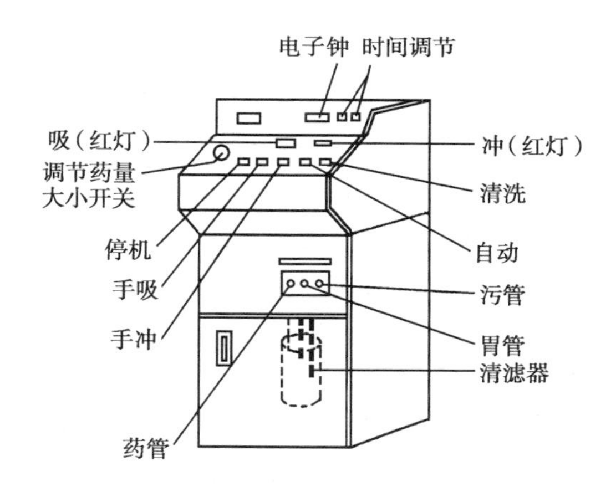

图 3-13 全自动洗胃机

5. 洗胃前后严格记录出入量,尽量做到出入平衡,防止导致胃潴留。

6. 洗胃过程中,应随时注意观察洗出液的性质、颜色、气味、量及病人面色、脉搏、呼吸和血压的变化,如病人有腹痛、休克现象或洗出液呈血性,应立即停止洗胃,并采取相应的抢救措施。

7. 为幽门梗阻病人洗胃时,宜在饭后 4 ~6 小时后或空腹进行。记录胃内滞留量,以便了解梗阻情况,供静脉补液参考。

【效果评价】

1. 病人理解洗胃目的,愿意接受并主动配合。

2. 洗胃及时、有效、彻底。

3. 严格按照操作程序进行,未发生胃穿孔、水电解质紊乱、过量胃内液体反流而窒息等洗胃并发症。

4. 在为中毒者洗胃过程中,注意保护,未发生毒物再经皮肤等途径被重吸收的情况。

5. 病人中毒症状得以缓解或控制,康复信心增强。

【社区应用】

1. 原则

(1)洗胃是一种应急措施。在家庭、社区如遇到急性中毒病例,必须保持镇静、果断、灵活机动、有条不紊。一面与医院联系,一面采取切实有效措施,不放弃任何洗胃机会,减少毒物的吸收,洗胃愈早、愈及时,效果愈好。

(2)对神志清楚并合作者,尽可能采取引吐的方法,但对神志不清或不合作病人,洗胃方法应就地取材,决不能因方法的选择而延误抢救时机。尽管漏斗胃管洗胃法完全靠手工操作,费时费力,不如电动吸引器洗胃法及全自动洗胃机洗胃法快速、彻底,但在有限的条件下,也不失为一种清除毒物的有效方式。使用时,注意避免含毒液体污染被褥或衣裤,以免经病人皮肤吸收而加重中毒。

(3)洗胃溶液的选择,也应就地取材,可选用清水或盐水。当根据毒物性质选择高锰酸钾溶液洗胃时,一定要充分稀释,配制浓度为 1∶15 000 ~1∶20 000,切勿使未溶解的颗粒与胃黏膜或其他组织相接触,因高浓度的高锰酸钾有强腐蚀性和刺激性。如果是卤盐类中毒可用豆浆灌注,使之相互结合而减少其腐蚀性和吸收。

(4)在洗胃过程中要给病人以良好的护理,尽量使其安静,避免精神紧张,注意休息,防止受凉。

(5)急性中毒的处理原则:急性中毒的救治要及时准确。在初步处理的同时要尽快设法查明中毒原因,立即终止接触毒物,阻止毒物继续侵害人体,并尽快使其排出或分解。首先将病人撤离中毒现场或去除中毒源,脱去污染的衣服,皮肤黏膜沾染的毒物应尽快冲洗,可采用清凉冷水冲洗,因热水可使血管扩张而可能促进毒物吸收,故不宜采用。冲洗要充分,否则可使毒物吸收面积扩大。口服中毒者应立即停止服用,设法促其呕吐,简单有效的办法是用手指刺激舌根部,神志清楚者可令其饮大量清水,然后刺激舌根而引起呕吐,如此反复进行,直到胃内容物全部呕吐为止。腐蚀剂中毒者可灌服牛奶、蛋清或植物油。对口服中毒者采用洗胃法是清除体内尚未被吸收的毒物的行之有效的方法,将洗胃管经口腔插入胃,注意避免误入气管,先将胃内容物抽出,然后注入200~300ml清洗液,再抽出洗液,然后再注入清洗液,如此反复,直至洗出液澄清为止。洗胃一般在服毒后6小时内效果较好。凡中毒者经初步处理后皆宜送医院急救。

2. 常见中毒的处理

(1)食物中毒:盛夏时节,易发生食物中毒。在家中一旦有人出现上吐下泻、腹痛等食物中毒症状,千万不要惊慌失措,要冷静地分析发病的原因。一般来说,进食短时间内即出现症状,往往是重症中毒。小孩和老人敏感性高,要尽快治疗。如果想呕吐,应让其尽量吐出,并用塑料袋留好呕吐物以助诊断。不要轻易地给病人服止泻药,以免贻误病情。中毒较重者,应尽快送医院治疗。控制食物中毒的关键在于预防,搞好饮食卫生,防止“病从口入”。

如果是集体中毒,救护工作要有条理。还应迅速通知卫生检疫部门检疫。最好能保留吃剩下的食物,以利于诊断、治疗或检疫。

(2)家庭药物中毒的处理:不少家庭平时都备有常用的内服、外用药品以应急需。如用错药,在送往医院进行抢救前,应采取以下措施。

1)如果是经皮肤、黏膜吸收引起的中毒,迅速脱去病人污染的衣物,用清水反复彻底清洗接触药物部位的皮肤,以防毒物继续被吸收。

2)如果是口服药物引起的中毒,要用饭勺或筷子等物刺激咽部引起呕吐,把药物、毒物吐出来,或者让病人饮服大量温水(或高锰酸钾溶液)。如果误服的是碘酊,可让病人喝面汤或米汤,使之与碘发生化学反应降低毒性,然后再催吐和洗胃;如果误服的是腐蚀药品,如石炭酸、硫酸、硝酸、氨水等,在送往医院前应让病人先服用鸡蛋清、牛奶、豆浆或米汤等,保护胃黏膜,以免药品腐蚀胃肠道在局部形成瘢痕而影响日后进食。经过上述应急处理后,可立即送医院急救,此时应将病人服错药的瓶子或药带上,供医生参考。

(3)日用化学用品中毒的处理:目前各种日用化学用品日益增多,各种洗涤剂以其方便、实用、价格相宜而为人们所乐用。但如果保管不善、与食物混放、出于好奇心或故意服食等而饮用,应立即采取有效措施。

1)洗衣粉:洗衣粉的用途最广,也极易被误食,特别是小孩子出于好奇,极易发生误服。误服后应尽快予以催吐,可用筷子、羽毛、匙柄、甚至用手指刺激咽喉部,引起呕吐,催吐时要防止呕吐物误入气管。在家中或现场也可采用刺激呕吐洗胃法,即先让病人饮500ml温开水或洗胃剂,然后刺激咽喉使其呕吐,吐后再饮再使之呕吐,反复几次至呕吐物清澈为止。催吐后可内服牛奶、鸡蛋清、豆浆、稠米汤,立即送医院救治。

2)洗涤剂:其碱性强于洗衣粉,因其碱性强,对食管和胃破坏性较大,后果更为严重。误饮后应立即内服约200ml牛奶或酸奶、水果汁等,同时可给予少量的食油,缓解对黏膜的刺激,并送医院急救。一般禁止催吐和洗胃。

3)洗厕剂:为强酸性,误服极易造成食管和胃的化学性烧伤,治疗较困难。当出现口腔、咽部、胸骨后和腹部发生剧烈的灼热性疼痛,呕吐物中有大量褐色物以及黏膜碎片等症状和体征时,应警惕强酸性洗涤剂中毒,马上口服牛奶、豆浆、蛋清和花生油等,并尽快送医院急救处理,切忌催吐、洗胃及灌肠。

(4)急性酒精中毒:饮酒过量易造成急性酒精中毒,处理原则是禁止继续饮酒,可采用刺激舌根部以催吐。轻者可以适当吃一些含糖较多的食品如苹果、香蕉、柑桔、蜂蜜等,以及富含维生素C及维生素B的食品,同时鼓励患者多饮水,以促进排尿,经休息可缓解症状。较重者饮酒不超过1小时可用温水或2%碳酸氢钠溶液洗胃。中毒症状重者宜送医院诊治。避免过量饮酒是预防本病发生的最有效方法,特别注意勿空腹大量饮酒。

四、基础生命支持

基础生命支持(basic life suport,BLS)技术是针对任何原因所致的心搏骤停和呼吸停止的急症病人实施的初始急救技术,亦称为现场急救。及时和适当地应用基础生命支持技术对挽救病人的生命和获得良好的预后有重要的作用。

【目的】

实施BLS技术是为了迅速有效地建立病人的循环、呼吸功能,保证重要生命器官(特别是心脏和脑)的氧和血液灌流。

【操作方法】

BLS是心脏骤停后救命的基础,成人BLS主要包括:即时识别心脏骤停,启动急救反应系统,早期实施高质量的心肺复苏(cadio-pulmonary resuscitation,CPR)和必要时的快速除颤。BLS心须迅速和有效,若能够在心搏骤停后4分钟内实施,则可能使60%的病人获救。

1. 立即识别心脏骤停和启动急救反应系统　当发现一个成年无反应病人(经刺激无移动或无反应)或目击一个成年人突然神志不清,在确定周围环境安全后,施救者要立即拍打病人的双肩和呼叫病人,以判断病人的反应。经过训练或未经过训练的旁观者都要在最短时间内启动急救反应系统(呼叫120或附近医院的急救电话)。

如果病人无呼吸或非正常呼吸(即仅有喘息),施救者就应假定病人发生心搏骤停。非专业施救者一旦发现无反应,就应马上致电紧急反应系统(如120急救中心)得到调度员的指导:检查呼吸和CPR的步骤。医务人员应在启动紧急反应系统之前,检查病人反应和呼吸情况(无呼吸或非正常呼吸,即仅有喘息)。在启动紧急反应系统之后,所有施救者都应立即对无反应及无呼吸或非正常呼吸(仅有喘息)成年病人开始CPR。

非专业施救者不需要检查脉搏。医务人员检查脉搏至少5秒但不超过10秒,如果在该时限内不能感觉到脉搏,就要开始CPR。

2. 早期CPR　CPR是针对心脏、呼吸骤停者采取的急救措施以挽救其生命,通过胸外按压(compression,C)形成暂时的人工循环,电击除颤转复心室颤动,促使心脏恢复自主搏动,开放气道(airway,A)和人工呼吸(breathing,B)纠正缺氧,并努力恢复自主呼吸。过去按A-B-C

的顺序进行，现主张按 C-A-B 的顺序进行，认为大多数心脏骤停发生于成年人，尽早的胸外按压可以保证较多的病人得到 CPR 的救治。

(1)胸外按压：一旦判断心脏骤停，立即进行胸外按压，维持病人重要脏器的功能。

1)体位：病人仰卧于硬质平面上，头、颈、躯干平直无扭曲。

2)按压部位：胸骨下 1/3 交界处或双乳头与前正中线交界处。

3)按压手法：抢救者站或跪于病人一侧，确定按压部位可用靠近病人足侧的手指沿病人的肋弓下缘上移至胸骨上，手指的指向与胸骨垂直。之后抢救者一只手的掌根放于按压部位上，即病人胸骨中线与两乳头连线交汇点或胸骨中下 1/3 交界处，另一指掌根部压于此手背上，双手交叉抬起或双手指均后翘。双肘关节伸直，借臂、肩和上半身体重的力量垂直向下用力按压，使胸骨下陷 5cm，而后迅速放松，反复进行(图 3-14)。

4)按压频率：至少 100 次/分。

5)按压幅度：正常形体成人按压为至少 5cm 或者胸廓前后径的 1/3，5～13 岁儿童为前后径的 1/3，约 5cm，婴幼儿为前后径的 1/3，约 4cm。

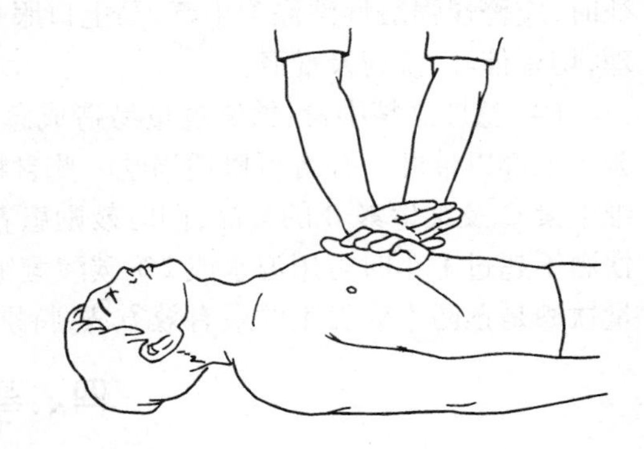

图 3-14 单人操作心肺复苏——胸外心脏按压

6)有效按压的标准：①肘关节伸直，上肢呈一直线，双肩正对双手，保证每次按压的方向与胸骨垂直。按压时用力方向不垂直，可能影响按压效果。②最理想的按压效果是可触及颈或股动脉搏动。按压力量以按压幅度为准，而不是仅触及脉搏。③每次按压后即放松，使胸骨恢复到按压前的位置，血液在此期间可回流到胸腔，放松时双手不要离开胸壁，一方面使双手位置保持固定，另一方面，减少直接对胸骨本身的冲击力，以免发生骨折。④按压与放松间隔比为 50% 时，可产生有效的脑和冠状动脉灌注压。⑤在 30 次按压周期内，保持双手位置固定，不要改变手的位置，也不要将手从胸壁上移开，每次按压后，使胸廓重新恢复到原来的位置。

7)施救者的更换：每 2 分钟更换按压者，每次更换尽量在 5 秒内完成。

研究表明，胸外按压时，血流产生的机制基于胸泵机制和心泵机制(直接对心脏的按压)。在 CPR 期间，CPR 的时间长短可影响血流产生的机制，短时间的 CPR，血流更多地是由直接按压心脏产生。心脏停跳时间较长或胸外按压时间较长时，心脏顺应性减低，胸泵机制则占优势。此时，胸外按压产生的心排出量明显减低。

(2)开放气道

1)清除呼吸道内的分泌物或异物：一手按压开下颌，另一手用示指将固定异物钩出，或用指套或手指缠纱布清除口腔中的液体分泌物。

2)手法开放气道

托颈压额法：抢救者一手抬起病人颈部，另一手以小鱼际肌侧下按病人前额，使其头部后仰，颈部抬起(图 3-15)

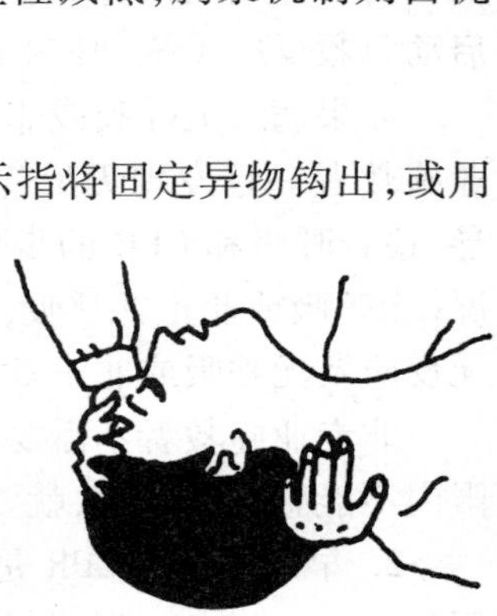

仰头抬颏法：抢救者一手置于病人前额，手掌向后下方施力，使其头部后仰，另一手手指放在靠近颏部的下颌骨下方，将颏部向前抬起，拉开颈部(图 3-16)。

推举下颌法：抢救者将其肘部放在病人头部两侧，用双手同时

图 3-15 托颈压额法

将左右下颌角托起,使头向后仰,并将下颌骨前移,同时双手拇指打开病人的口腔,此法适用于存在可疑颈椎损伤的病人(图3-17)。

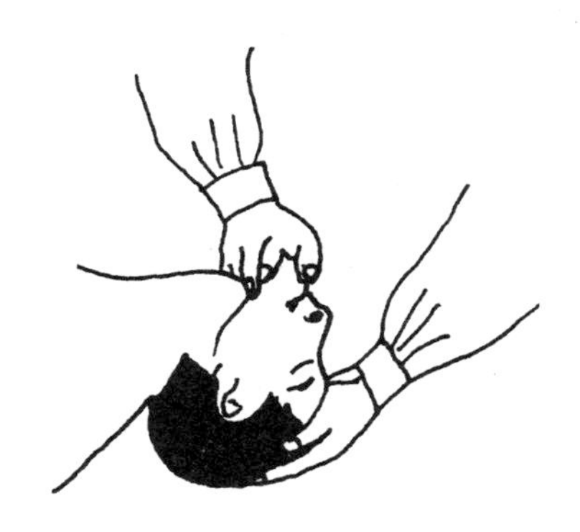

图3-16 仰头抬颏法

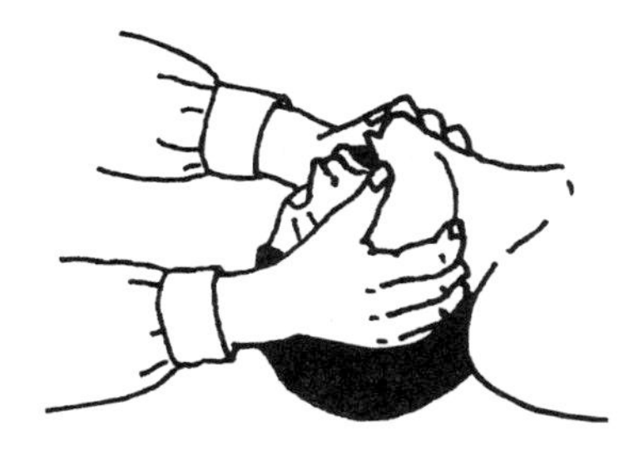

图3-17 推举下颌法

(3)人工呼吸

1)口对口人工呼吸法:开放气道;用按于前额的手的示指和拇指捏紧病人鼻孔;正常吸气向病人口内吹气至少1秒,足够的潮气量使病人的胸廓抬起。吹气频率8～10次/分,按压通气比率为30∶2。

操作时,先做胸部按压再行人工呼吸,并观察心肺复苏是否有效。一人单独操作时,先行胸部按压30次(图3-18),再行口对口人工呼吸2次。

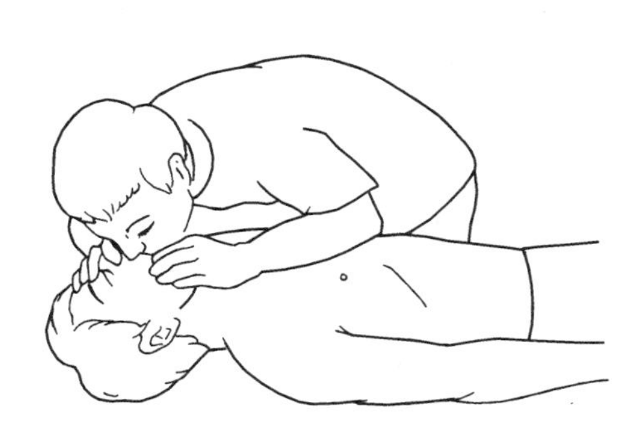

图3-18 单人操作心肺复苏——口对口人工呼吸

两人操作时,一人做胸外按压,则另一人做人工呼吸,按压者每2分钟更换,更换时间不能超过5秒。(图3-19、图3-20)。

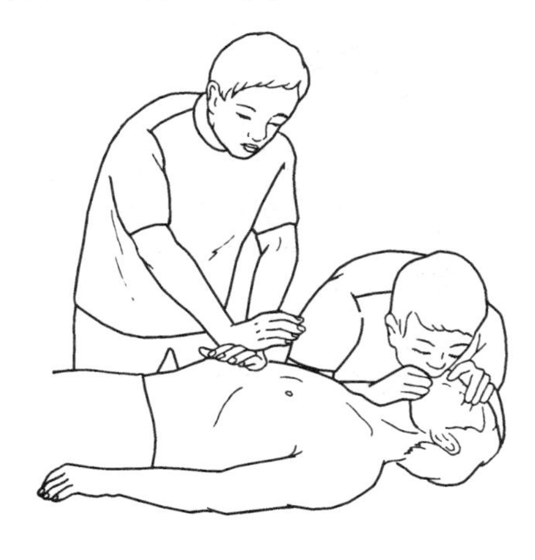

图3-19 双人心肺复苏法(一)

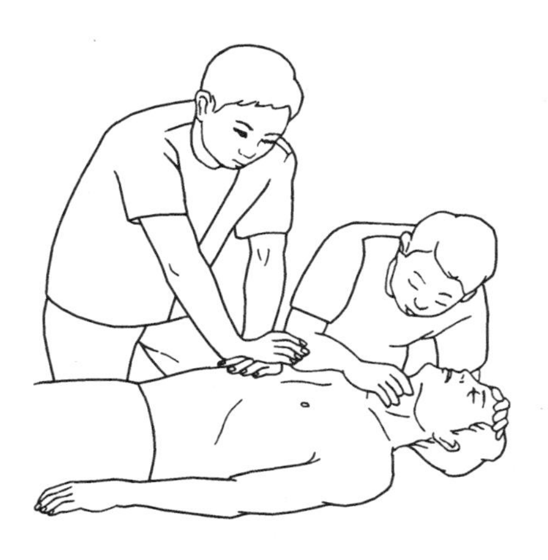

图3-20 双人心肺复苏法(二)

2)口对鼻人工呼吸:当病人牙关紧闭,口部严重损伤或抢救者不能将病人的口部完全紧紧包住时,口对鼻人工呼吸则更为有效。

3)球囊面罩人工呼吸:简易呼吸器,亦称球囊面罩或称复苏球。适用于心肺复苏及需人工呼吸急救的场合。尤其是适用于窒息、呼吸困难或需要提高供氧量的情况。具有使用方便、痛苦轻、并发症少、便于携带、有无氧源均可立即通气的特点。

a. 结构与性能:简易呼吸器由呼吸球、面罩与卸接管、呼吸活瓣三个部分组成。呼吸球入口处装有单向活瓣,放松时进入空气;另一出口处与呼吸活瓣相接,挤压时空气由此而出,呼吸球入口处横端装有单向活瓣,如需 O_2时可由此输入。可将氧气接在氧气进孔,以 6~8L/min 的流量供氧。此时球内 O_2浓度可达40%~45%,氧气流量不可过高,以免呼吸活瓣失灵,呼出气无法排出。

另有氧气储气阀及氧气储气袋可与外接氧气组合,如未接氧气时应将这两项组件取下。口腔紧闭,口咽通气管不能进入口腔内时应使用开口器便于通气。

b. 操作方法:①体位:病人去枕平卧,头后仰,抢救者站在病人头顶端;②手法:抢救者左手拇指和示指将面罩扣住病人口鼻并紧紧按住,其他手指则托起下额使头部后仰,保持气道通畅,右手挤压气囊;③通气量:潮气量约需 500~600ml,充气时间超过 1 秒,使胸廓扩张。

c. 注意事项:①面罩要紧扣鼻部,否则易发生漏气。②若病人有自主呼吸,应与之同步,即病人吸气初顺势挤压呼吸囊,达到一定潮气量便完全松开气囊,让病人自行完成呼气动作。

(4)病人评估

1)高质量 CPR 标准:①按压频率至少 100 次/分;②按压深度至少 5cm 或胸廓前后径的 1/3;③每次按压时尽可能减少中断,每次更换按压者就在 5 秒内完成,在实施保持气道通畅措施或除颤时中断时间应不超过 10 秒;④避免过度通气。

2)病人效果评价:①单人 CPR:5 个按压/通气周期(约 2 分钟)后,再次检查和评价,如仍无循环体征,继续行 CPR。②双人 CPR:一人行胸部按压,另一人行人工通气,同时监测颈动脉搏动,评价按压效果。每 2 分钟更换按压职责,避免因劳累降低按压效果。

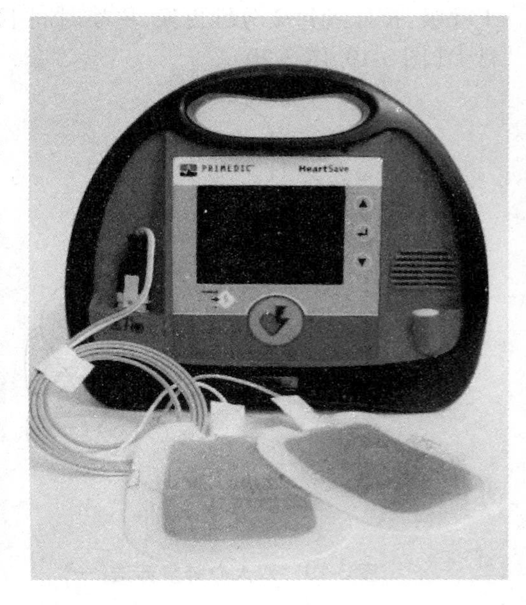

图 3-21 自动体外除颤器

3. 早期电除颤 自动体外除颤器(automated external defibrillator,AED)(图 3-21),是一种便携式的医疗设备,它可以诊断特定的心律失常,并且给予电击除颤,是可被非专业人员使用的用于抢救心源性猝死病人的医疗设备。自动体外除颤器,是一种便携式、易于操作,稍加培训即能熟练使用,专为现场急救设计的急救设备,从某种意义上讲,AED 不仅是一种急救设备,更是一种急救新观念,即一种由现场目击者最早进行有效急救的观念。它有别于传统除颤器之处是可以经内置电脑分析和确定发病者是否需要予以电除颤。除颤过程中,AED的语音提示和屏幕显示使操作更为简便易行。自动体外除颤器对多数人来说,只需几小时的培训便能操作。但是目前国内配置的AED尚不允许未受训练的非专业人员使用。

自动体外心脏除颤器是针对以下两种病人而设计的:①心室颤动(或心室扑动);②无脉性室性心动过速。发现病人心脏骤停时,应立即进行心肺复苏,如果是可除颤心律,应尽早电除颤。要求院内早期除颤在3分钟内完成,院前早期除颤在5分钟内完成,除颤前应先进行心肺复苏。

尽早除颤的理由:①80% ~90%成人突然非创伤性心搏骤停的最初心律为室颤;②除颤是对室颤最有效的治疗;③除颤成功几率随时间的推移下降,每过1分钟约下降7% ~10%;④室颤常在数分钟内转变为心脏停搏,则复苏成功的希望很小。因此,在给予高质量心肺复苏的同时进行早期除颤是提高心脏骤停存活率的关键。

除颤器的使用:

(1)体位:病人平卧在病床上,将胸前衣服解开并除去异物,尤其是金属类的物品(如纽扣、项链等)。

(2)电极板的准备:必要时用备皮刀去除毛发,并将皮肤擦干。传统的电极板上均匀涂上导电糊,或包裹4 ~5层纱布在盐水中浸泡。新型的AED电极板是一次性的,除去电极板的保护膜,根据图示粘上指定的位置(图3-22)。

(3)将电极板插头插入AED主机插孔。

(4)能量选择:双向波150 ~200J,单向波推荐高能量除颤360J。

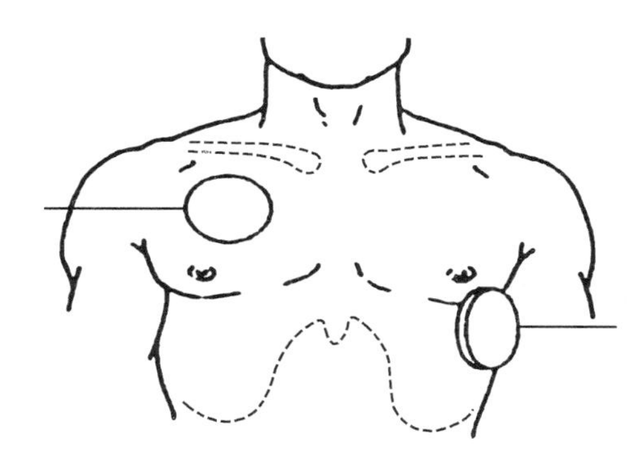

图3-22 自动体外除颤器电极板的粘贴位置

(5)开始分析心律,在必要时除颤,按下“分析”键(有些型号在插入电极板后会发出语音提示,并自动开始分析心律,在此过程中请不要接触病人,即使是轻微的触动都有可能影响AED的分析),AED将会开始分析心律。分析完毕后,AED将会发出是否进行除颤的建议,当有除颤指征时,不要与病人接触,同时告诉附近的其他任何人远离病人,由操作者双手按下“放电”键除颤。

(6)一次除颤后未恢复有效灌注心律,进行5个周期CPR。除颤结束后,AED会再次分析心律,如未恢复有效灌注心律,操作者应进行5个周期CPR,然后再次分析心律,除颤,CPR,反复至急救人员到来。

【注意事项】

1. 在抢救开始时,一旦确定心脏呼吸骤停,马上行胸外按压。

2. 为防止交叉感染,口对口人工呼吸时可取一块纱布单层覆盖在病人的口鼻上,有条件时用面罩及通气管更理想。

3. 确保按压力垂直作用于病人胸骨,按压部位准确,过高可伤及大血管,过低可伤及腹腔脏器或引起胃内容物反流,偏离胸骨则可能引起肋骨骨折。

4. 胸廓严重畸形、广泛性肋骨骨折、心脏外伤、血气胸、心包压塞等病人禁忌做胸外心脏按压术。

【效果评价】

复功成功的评价标准是:

1. 大动脉出现搏动,可听到心音。
2. 收缩压在60mmHg左右。
3. 自主呼吸恢复,发绀减轻或消退。
4. 瞳孔缩小,神志恢复等。
5. 发绀的面色、口唇、指甲转为红润。

【社区应用】

现场急救可徒手进行,不需特别的器械。抢救时,就地置病人仰卧于地上或硬板床上,若病人睡在软床上,则在病人肩背下置一硬板,去枕,头后仰。按上述方法抢救。同时,向120急救中心呼救。

五、高级生命支持

现场实施CPR后,有条件的应尽快进入早期有效的高级生命支持(advanced life support, ALS)。

【目的】

ALS技术是借助于器械和设备,先进的复苏技术和知识以争取最最佳疗效的复苏阶段。此阶段继续BLS,借助专用设备和专门技术建立和维持有效的肺泡通气和循环功能,监测心电图,识别和治疗心律异常,建立和维持静脉输液,调整体液,电解质和酸碱平衡失调,采取一切必要措施(药物、电除颤等)维持病人的循环功能稳定。

【操作方法】

1. 气管插管或呼吸机　气管内插管可有效地保证呼吸道通畅并防止呕吐物误吸,必要时连接呼吸机予以机械通气及供氧。气管插管后通气频率8~10次/分,每次1秒以上,通气时不需停止胸外按压。

2. 药物治疗　心脏呼吸骤停中,基本的心肺复苏和电除颤是最重要的,药物治疗是次要的。经过CPR和除颤后,可考虑药物治疗。

(1)给药途径:①经静脉:包括外周静脉和中心静脉。②经气管:气管插管比开放静脉快,早期插管后经气管给药迅速及时,肾上腺素、利多卡因和阿托品都可经气管给药,将这些药物的常用剂量适当稀释到10ml,注入气管中。③经骨髓腔:最常用的穿刺部位是胫骨近端。最适用于1岁以内的婴儿。

(2)常用药物

1)肾上腺素:是抢救心脏骤停的首选药,能提高冠状动脉和脑灌注压,并可以改变细室颤为粗室颤,增加复苏成功率。每3~5分钟静脉推注1mg。在至少2分钟CPR和1次电除颤后开始使用。

2)胺碘酮:在经 CPR-电除颤-CPR-肾上腺素治疗无效的室颤或无脉性室速病人首选胺碘酮,初始剂量为 300mg 快速静脉推注,随后电除颤 1 次,如仍未恢复,10 ~ 15 分钟后再推注 150mg,如需要可重复 6 ~8 次。

3)利多卡因:如果没有胺碘酮,可以使用利多卡因。利多卡因显效快,时效短,一次静脉给药保持 15 ~20 分钟,对心肌和血压影响小。初始剂量为 1 ~1.5mg/kg 静脉推注,如果室颤/无脉性室速持续,每 5 ~10 分钟再给 0.5 ~0.75mg/kg 静脉推注,直到最大量 3mg/kg。也可静脉滴注 1 ~4mg/min。

4)阿托品:现不主张在治疗无脉性心电活动/心搏停止时常规性使用阿托品,已将其从高级生命支持的心脏骤停流程中去掉。

5)碳酸氢钠:心脏骤停时应用碳酸氢钠没有益处,甚至与不良预后有关。在心肺复苏的最初 15 分钟内,主要发生呼吸性酸中毒,不宜使用碳酸氢钠。仅用于代谢性酸中毒、高钾血症及长时间复苏时(15 分钟以上)。5% 碳酸氢钠 40 ~60ml 静滴,最好根据动脉血气分析结果决定用量,应遵循晚用、少用、慢用的原则。

6)呼吸兴奋剂:对呼吸心脏骤停者无益,只有在自主呼吸恢复后,为提高呼吸中枢的兴奋性才考虑使用。

7)镁剂:只用于低镁血症和尖端扭转型心动过速,可用 25% 硫酸镁 5ml ~10ml 加入 5% GS100ml 缓慢静脉滴注。

【注意事项】

1. 病人已做气管插管者,需要给药时,应尽管从气管给药,若静脉穿刺成功。则改从静脉给药。

2. 气管内给药药液稀释总量一般不超过 10ml。

【效果评价】

1. 利用呼吸器进行人工呼吸的效果较徒手人工呼吸更有效。

2. 尽快监测心电图、血压和中心静脉压(CVP),采取动脉血样进行血气分析,监测尿量,根据监测结果进行有针对性处理,包括药物治疗、电除颤、输液输血及其他特殊治疗。

【社区应用】

有条件的社区应装备 ALS 所需要的器械和设备,并专门训练相关的专业人员,在 BLS 后及时进入 ALS,按上述操作方法抢救。

第三节 临终病人护理及失去亲人者的健康护理

一、临终关怀

临终关怀(hospice care),又称善终服务。Hospice 原意为“收容院”“安息所”“救济院”等,这里引用的意思为对临终病人和家属提供姑息性和支持性的医护措施。临终关怀是向临终病人及其家属提供一种包括生理、心理、社会等多方面的照料,使临终病人的生命得到尊重,生命质量得到提高,能够无痛苦、安宁、舒适地走完人生的最后旅程,并使病人家属得到精神支持。

1. 临终关怀的理念

(1)提高病人的生命质量:临终关怀不着眼于延长生存时间,而着眼于丰富病人有限的生命,提高其生命质量为宗旨,提供临终病人一个安适、有意义、有尊严、有希望的生活。让病人在有限的时间里,保持清醒的头脑,尽力帮助病人控制病痛,接受关怀,享受人生最后一刻的幸福。

(2)对症治疗护理为主:临终关怀是针对身患各种疾病的末期、晚期肿瘤,治疗不再生效的生命即将结束者。这些病人已不能通过治疗使其免于死亡,而是通过全面的身心照料,给临终病人提供适度的姑息性治疗,控制症状,解除痛苦,消除焦虑、恐惧,获得社会、心理支持,使其得到最后安宁。

(3)尊重临终病人的尊严和权利:临终病人虽临近死亡,但只要病人清醒,就仍有思维、意识、情感,仍有个人的尊严和权利。医护人员应注意维护和保持人的价值和尊严,在临终照料中应允许病人保留原有的生活方式,尽量满足其合理要求,保留个人隐私权利,参与医护方案的制订等。

(4)对临终病人家属予以心理支持:在对临终病人全面照料的同时,也对临终病人家属提供社会、心理支持,使其坦然地面对病人的死亡,既为病人生前提供服务,又为其死后提供居丧服务。

2. 临终关怀的实施方式

(1)临终关怀专门机构:提供适合临终关怀的陪伴制度,具有家庭化的危重病房设置、相应的医疗护理设备和一定娱乐设施,配备一定专业人员,提供临终病人服务。

(2)医院内附设临终关怀病房:在医院内提供临终病人医疗、护理、生活照料,使临终病人及家属感到安宁、舒适。

(3)社区和家庭照料:医护人员根据临终病人的病情,每日或每周数次探视,提供临终照料的社区服务。家庭照料使病人在生命的最后一刻能感受到家人的关心和体贴,减轻其生理上和心理上的痛苦,使家属能尽最后一份孝心。

二、临终病人及其家属的护理

(一)临终护理

1. 临终病人的生理反应

(1)循环功能减退:脉搏快而弱、不规则或测不出,血压降低或测不出,心尖搏动最后才消失。皮肤苍白、湿冷、大量出汗,四肢发绀、斑点。

(2)呼吸功能减退:出现鼻翼呼吸、潮式呼吸、张口呼吸等,呼吸频率由快变慢,呼吸深度由深变浅,最终呼吸停止。常有痰鸣音及鼾声呼吸。

(3)胃肠道蠕动逐渐减弱:食欲不振、恶心、呕吐、腹胀、便秘、脱水、口干。

(4)肌肉张力丧失:面肌消瘦,面部呈铅灰色,眼眶凹陷,双眼半睁半滞;下颌下垂,嘴微张,吞咽困难;大小便失禁;肢体软弱无力,不能进行自主躯体活动,不能保持良好舒适的功能体位。

(5)感知觉、意识改变:眼睑干燥,分泌物增多,视觉逐渐减退,由视觉模糊发展到只有光感,最后视力消失。听觉常是人体最后消失的一个感觉。意识改变可表现为嗜睡、意识模糊、昏睡、昏迷等。

(6)疼痛:眉头紧锁,五官扭曲,眼睛睁大或紧闭,双眼无神,咬牙,烦躁不安,血压及心率改变,呼吸变快或减慢,瞳孔放大,出现异常的姿势。

(7)临近死亡的体征:各种反射逐渐消失,肌张力减退、丧失,脉搏快而弱,血压降低,呼吸急促、困难,出现潮式呼吸,皮肤湿冷。通常呼吸先停止,随后心跳停止。

2. 护理措施

(1)使病人舒适

1)定时翻身,更换体位,避免躯体某一部位长期受压,促进血液循环。维持良好、舒适的体位。

2)防止压疮产生,加强皮肤护理。出汗多时,应及时擦洗干净,勤换衣裤。大小便失禁者,注意会阴、肛门附近皮肤的清洁、干燥,必要时留置导尿;床单位保持清洁、干燥、平整、无碎屑。

3)做好口腔护理,保持口腔清洁卫生,晨起、餐后、睡前协助病人漱口;口唇干裂者可涂石蜡油,有溃疡或真菌感染者酌情涂药;口唇干燥者可适量喂水,也可用湿棉签湿润口唇或用湿纱布覆盖口唇。

(2)注意营养,增进食欲

1)使病人和家属了解恶心、呕吐的原因,减轻心理负担。

2)食物的口味应适合病人,少食多餐,以减轻恶心,增进食欲。

3)给予适合病人吞咽的流质或半流质饮食。必要时采用鼻饲法或完全胃肠外营养(TPN),保证病人营养供给。

4)有条件时可检测病人电解质指标及营养状况。

(3)促进血液循环

1)观察体温、脉搏、呼吸、血压、皮肤色泽和温度。

2)注意保暖,保持皮肤清洁、干燥。必要时给予热水袋。

(4)改善呼吸功能

1)室内定时通风换气,保持空气新鲜。

2)呼吸困难者必要时给予吸氧,以纠正缺氧状态,改善呼吸功能。

3)神志清醒者采用半卧位,可减少回心血量,扩大胸腔容量,使呼吸困难得到改善。昏迷者采用仰卧位,头偏向一侧或侧卧位,防止误吸呼吸道分泌物引起窒息或肺部并发症。

4)痰液多时可使用吸引器吸痰,保持呼吸道通畅。

(5)保持病人良好的感、知觉

1)居室应空气新鲜、通风良好、环境安静,有恒温设施、适当的照明,以免临终病人因视觉模糊产生恐惧心理,增加安全感。

2)及时拭去眼部分泌物,病人眼睑不能闭合时,应保护角膜,可用金霉素、红霉素眼膏涂眼或覆盖凡士林纱布,防止角膜干燥发生溃疡或结膜炎。

3)多与病人直接触摸,用柔和的语调、清晰的语言与之交谈,使病人在生命的最后时刻也不感到孤独。注意避免在病人周围窃窃私语,以免增加病人的焦虑。

(6)帮助病人减轻疼痛感觉

1)注意观察疼痛的部位、性质、程度及持续时间。

2)选择减轻疼痛的最有效方法。可先选用非药物控制方法控制疼痛,如松弛术、音乐疗法、催眠意象疗法、外周神经阻断术、针灸疗法、生物反馈法等。

3)若上述方法不能控制疼痛,可用药物止痛,可采用WHO推荐的三步阶梯疗法控制疼痛。其方法是:①第一阶段:选用非阿片类药物、解热镇痛药、抗炎药,如阿司匹林、布洛芬、对乙酰氨基酚等,主要用于轻度疼痛的病人;②第二阶段:若选用非阿片类药物止痛无效,可选用弱阿片类药物,如氨酚待因、可待因、曲马多、布桂嗪等,主要用于中度疼痛的病人;③第三阶段:选用阿片类药物,如吗啡、哌替啶、美沙酮、二氢埃托啡等,主要用于重度和剧烈疼痛病人;④辅助用药:在癌痛治疗中,常采取联合用药的方法,即加用一些辅助药以减少主药的用量和副作用,常用辅助药有:非甾体消炎药,如阿司匹林类;弱安定类,如艾司唑仑和地西泮等;强安定类,如氯丙嗪和氟哌啶醇等;抗抑郁药,如阿米替林。注意观察用药后的反应,把握好用药的阶段,选择恰当的剂量和给药方式,达到控制疼痛的目的。

4)医护人员应注意稳定病人情绪,采用同情、安慰、鼓励方法与病人交谈沟通,使其注意力转移减轻疼痛。

(7)临终病人的心理护理:临终病人通常经历五个心理阶段,包括:否认期、愤怒期、协议期、忧郁期、接受期。各期护理要点如下:

1)否认期:医护人员不要揭穿病人的防卫机制,也不要欺骗病人,应用坦诚温和的语气回答病人对病情的询问。经常陪伴在病人身旁,注意非语言交流,协助病人满足心理方面的需要,让他感到他并没有被抛弃,时刻受到医护人员的关心。医护人员在与病人沟通中要注意自己的言行,对病人谈及病情的言语应一致,可主动地表示愿意和病人一起讨论死亡,在交谈中因势利导,循循善诱,使病人逐步面对现实。

2)愤怒期:医护人员应允许病人以发怒、抱怨、不合作行为来宣泄内心的不快,认真倾听病人的心理感受,并将病人的发怒看成是一种有益健康的正常行为,但应注意预防意外事件的发生。告知病人家属应给予病人宽容、关爱和理解。

3)协议期:这一时期的病人态度友善合作,希望能改变命运、延长生命,对治疗是积极的。医护人员应当给予指导和关心,加强护理,尽量满足病人的要求,使病人更好地配合治疗,以减轻痛苦,控制症状。病人的协议行为可能是私下进行的,医护人员不一定能观察到,在交谈中,应鼓励病人说出内心的感受,尊重病人的信仰,积极引导,减轻压力。

4)忧郁期:医护人员应经常陪伴病人,多给予同情和照顾,允许病人用不同方式宣泄情感,如忧伤、哭泣等。给予精神支持,尽量满足病人的合理要求,安排亲朋好友见面、相聚,并尽量让家属陪伴身旁。注意安全,预防病人的自杀倾向。若病人因心情忧郁忽视个人清洁卫生,医护人员应协助和鼓励病人保持身体的清洁与舒适。

5)接受期:给予临终病人一个安静、单独、舒适的环境,减少外界干扰。尊重病人,不要强迫与其交谈,继续保持对病人的关心、支持,加强生活护理,让其安详、平静地离开人间。

(二)临终病人家属的护理

1. 临终病人家属的心身问题

1)多重压力:临终病人常给家庭带来生理、心理、社会压力。照料临终病人期间,家属因精神的哀伤,体力、财力的消耗,而感到心力交瘁。长期照料病人减少了与亲友、同学间的社会互动。对病人隐瞒病情,避免其知晓后产生不良后果而加速病情的发展,因此既要压抑自我的哀伤,又要不断地隐瞒病情,更加重家属的身心压力。

2)内疚感:他们在感情上难以接受即将失去亲人的现实,四处求医以求得奇迹出现,延长亲人的生命,当得知亲人死亡不可避免时,他们的心情又十分沉重、苦恼、烦躁不安。可能对病人产生欲其生,有时又欲其死,省得连累全家的矛盾心理,这也常引起家属的内疚与罪恶感。

3)疲惫憔悴:一人生病,牵动全家,家属来回奔波于医院、家庭和工作单位之间,既要照顾家庭,又要兼顾工作,常缺乏休息和睡眠,感觉非常疲劳。尤其是面对临终病人,更会造成经济条件的改变、平静生活的失衡、精神支柱的倒塌,使家属显得过于疲惫和憔悴。

2. 临终病人家属的护理

1)疏导家属的困扰和痛苦:医护人员要与家属积极沟通,建立良好的关系,取得家属的信任。理解家属压抑和痛苦的情感,对他们过分的言辞不要计较,要能宽容和谅解他们。鼓励家属说出内心的感受、遇到的困难,积极解释临终病人生理、心理变化的原因,减少家属疑虑。

2)满足家属照顾病人的需要:让家属参与病人的护理,教会家属做一些护理操作。临终病人家属了解到病人的治疗和护理情况时,心中有所寄托,当他们有机会为病人做护理时,使其在照料亲人的过程中获得心理慰藉。

3)关心家属的身心健康:为防止家属因过度疲惫憔悴引起心身疾病,应教会他们心理疏导、保存精力和保持健康的保健方法。如自我放松疗法,注重饮食调理,合理安排作息时间。对家属多关心体贴,帮助其安排陪伴期间的生活,尽量解决实际困难。

4)尽量满足家属的心理需求:临终病人家属提出有关病人治疗护理的合理要求应尽量满足。有些要求暂时做不到的,应耐心解释,以解决家属的疑惑。

三、失去亲人者的健康护理

失去亲人者即主要指失去父母、配偶或子女的死者家属。失去亲人是件悲伤的事情,直接影响失去亲人者的身心健康,因此对失去亲人者做好健康护理工作是很重要的。

1. 失去亲人者的心理反应

(1)震惊与不相信:是一种防卫机制,暂将死亡事件拒之门外,使自己有充分的时间进行心理调整。此期在急性死亡事件中最明显。

(2)觉察:当意识到亲人确实死亡,此时痛苦、空虚、气愤情绪伴随而来,哭泣常是此期的特征。

(3)恢复期:家属带着悲痛的情绪着手处理死者的后事,准备丧礼。

(4)释怀:随着时间的流逝,家属逐渐从悲哀中得以解脱,对新生活重新产生兴趣,并将永远怀念逝者。

失去亲人者的心理反应阶段持续时间不定,丧偶可能需两年或更久,一般约需一年左右时间。

2. 影响失去亲人者调适的因素

(1)失去亲人者对死者的依赖程度:失去亲人者对死者情感上、生活上、经济上依赖性越强,则调适越困难。主要见于配偶关系。

(2)死者病程的长短:因急性死亡的病例,其家人对突发事件毫无心理准备,容易产生内疚、自责心理;而慢性死亡病例,其家人早已有心理准备,则较能调适。

(3)死者的年龄与家人的年龄:死者的年龄越轻,其家人越易产生惋惜和不舍,增加内疚和罪恶感。在中国人的心目中,白发人送黑发人历来是最悲哀的感觉。家属的年龄也反映到人格的成熟,影响到解决处理后事的能力。

(4)其他支持系统:家属存在其他支持系统(亲朋好友、各种社会活动、宗教信仰、宠物等),且能提供支持满足其需要,则较易调整哀伤期。

(5)失去亲人后的生活改变:失去亲人后生活改变越大,越难调适,如中年丧夫、老年丧子。

3. 失去亲人者的健康护理　对失去亲人者的健康护理,应该是社区医护人员关心的事情,应动员社会支持力量帮助失去亲人者度过危机。

(1)安慰和同情失去亲人者:对失去亲人者最大的安慰就是及时出现在他们面前,给以情感的抚慰和生活上的关心。亲属、邻居、同事、朋友可以给予较多的安慰,对失去亲人者的护理也是社区医护人员工作的内容之一。与刚刚遭受丧亲之痛的人初次接触时,往往不知道该说什么好。此时应避免说套话。应该说:"这真是难以承受的痛苦,你要哭就尽情地哭吧,请允许我做任何对你有帮助的事情。"

(2)让失去亲人者表示悲伤和痛苦:要帮助悲伤者就要给他们时间和场合,让他们表示悲伤,而不是压抑他们的悲伤。鼓励失去亲人者诉说自己内心痛苦,不论是亲属、邻居、同事、朋友还是社区医护人员都要学会倾听,可帮助悲伤者减轻痛苦。与失去亲人者一起回忆过去的往事,让其有倾述的机会和场合,这种治疗性的诉说是帮助悲伤者减轻内心痛苦的一种可行方法。

(3)给失去亲人者提供直接的帮助:悲伤的家属更需要一些实际的帮助,如给失去亲人者提供食物、交通,帮助整理房子,处理家庭日常问题,给以经济上和物质上的帮助。上门交谈或打电话交谈,邀请出去吃饭或到同事、朋友家聚聚,逛逛商店等,帮助悲伤者打发时间,改变一下生活环境,以减轻悲伤和孤独。

(4)定时监测身心状况:社区医护人员要有意识地去正确评估丧偶者的身心状况,如:有无睡眠障碍,饮食摄入是否符合机体需要量,生命体征有无异常变化,对失去亲人这一事件的认知,目前的情绪状态如何,事故发生的可能性,身心健康状态等。做好由于情绪过度悲伤而发生安全问题的预防性护理工作。

(5)预防潜在性危机:社区医护人员要有计划地对失去亲人者实施家庭安全的估计,观察其是否有持续的悲伤,应知道释放悲伤总比掩盖或搁置悲伤对健康有利。找出并纠正现存或潜在的精神危机或伤害,注意观察有无无目的的与绝望有关的行为。丧偶者如果没有度过精神危机,存在与绝望有关的行为时,应每天有陪伴或监护人,保证其安全,预防意外事故的发生。

(6)社区支持机构给予社会支持:社区医护人员、心理护理专家、家庭成员、朋友和邻居,要设法解除丧偶者的心理压抑。丧偶者过度悲伤时,可出现自我毁坏性压抑,通常超过了正常的悲伤反应,对丧偶者的身心健康极为有害。组成一个悲伤支持小组或一个社区精神健康服务中心、或是一个家庭护理中心,分析丧偶者的悲伤程度和心理问题,了解其生活和精神上的需求,制订可行的服务措施,尽量满足其需求。

(7)参加社会活动:孤独的老年丧偶者非常需要有人能分享她对过去的回忆,需要与人交往。社区医护人员要鼓励老年丧偶者多参加社会活动,如参加力所能及的社会工作,或是自愿者服务项目,社区的其他体育活动等。当悲伤的人愿意参加活动或照顾别人时,他就得到了一种被需要的感觉,这种感觉是消除他的孤独,开辟新生活的开始。

(8)养宠物:丧偶老人没有家人陪伴时可养宠物。养宠物是满足精神需要的另一种方式,可帮助丧偶者在追忆过去的事情时,有一个活的生物存在其身旁,可帮助其度过无人相伴交流的时光。

(9)外出旅游:在大自然之中可使丧偶老人忘却烦恼和孤独,家人应陪同丧偶老人到公园、郊外游玩或参加旅游团到较远的地方旅游观光,增添生活的乐趣,消除烦恼。

(10)支持丧偶老年人再婚:应告诉丧偶老年人的家人,儿女亲情不能替代老伴之间相互慰藉的情感,儿女应理解老年人孤独的情感。应积极支持丧偶老人求偶再婚,使老年人晚年生活情感不孤寂,老有所依。

第四章 社区康复护理技术

社区康复是社区卫生工作的一部分,其服务对象是以社区内的全体居民为主体,包括向家庭及个人提供服务。社区卫生的重点是促进整个人群的健康,预防和减少各类健康问题,治疗疾病,减少残障,恢复功能,以满足广大居民的健康需要。

第一节 社区康复

一、社区康复概述

(一)概念和内涵

社会学家认为,社区是指聚居在一定地域中的人群的生活共同体。它以多种社会关系从事政治、经济、文化活动。我国目前是将城市的街道和农村的乡镇作为开展康复工作的社区范围。

WHO 专家委员会给社区康复所下的定义是:在社区的层次上所采取的康复措施。实际上,社区康复既有整个康复的内涵,又是整个康复过程的重要组成部分,是使残疾人获得教育、工作、生存权益的系统工程。

在我国,社区康复或称基层康复,是指依靠社区本身的人力资源,建设一个有社区领导、卫生人员、民政人员、志愿者、社团、残疾者及其家属参加的社区康复系统,在社区进行残疾的普查、预防和康复的工作,使分散在社区的残疾者得到基本的康复服务。

(二)基本模式和分型

社区康复是一项大的社会系统工程,由于各国政治、文化、经济、社会背景的差异,其表现形式有所不同。我国的社会结构严密,基层政权机构健全,既有卫生部门的三级医疗网,又有民政部门的社会保障网,为社区康复提供了良好的组织保证。目前,我国开展社区康复已推行的模式有:社区服务保障模式、卫生服务模式、家庭病床模式、社会化模式。各种社区康复模式的比较见表4-1。

我国的社区工作经过十几年的试点和推广,大致分为四种类型:

专业型——社区内较为集中并具有一定规模的康复设施和管理机构,而且具有较显著的康复效果的康复项目。如聋哑儿康复中心、精神病工疗站、弱智儿童康复中心等。

综合型——以街道和乡镇的社区服务中心、老年人活动中心、残疾人活动中心为主体,联络或组织社区内老年人、残疾人参加多种形式的康复活动。

联合型——由社区的政府出面,提供必要条件(主要是场地和简易设备),与基层医院(包括社区内的部队医院)、企事业单位、学校等横向联合,开展全面康复工作。

松散型——各类康复机构以自身为基地,充分发挥资源中心的作用,依靠社区力量,建立

表 4-1　社区康复模式比较

项目	社区服务保障模式	卫生服务模式	家庭病床模式	社会化模式
模式属性	社区保障	康复医学模式	医疗延伸服务	理想、社会化
负责机构	民政部门	卫生机构为主	医疗单位	政府主导
负责人员	民政人员为主	医务人员为主	医务人员	各部门人员
服务对象	社区全体成员	残疾人为主	病人	残疾人、老年人、慢性病病人
服务内容	职业、社会康复为主	医疗康复为主	医疗、护理训练	全面康复
康复覆盖面	大	中等	小	最大
功能改善	较小	较大	中等	最大
重返社会	很有利	中等	较有利	最有利
社区发展	很有利	中等	有利	最有利

群众性的康复队伍，如：聘请基层康复员、设立家庭病床、安排专业人员定期指导、举办各种培训班等。

（三）工作内容

社区康复也是以全面康复为原则进行工作的，具体内容包括：

1. 开展残疾预防工作，减少残疾的发生及降低残疾程度。

2. 做好社区概况调查及残疾人普查，制订并具体实施各项康复计划。

3. 依靠社区力量，建立和完善康复医疗网络系统，最大限度地帮助伤残人恢复生活自理的能力。

4. 大力开展社会康复，做好《中华人民共和国残疾人保障法》的宣传教育工作，建立和完善特殊教育系统，真正形成尊重、关心、扶持、帮助残疾人的良好社会风气，帮助残疾人重返社会。

5. 指导社区公共设施的改造　建立社区相关机构，充分利用社区现有条件进行改造，创建无障碍设施，为残疾人和身体功能障碍者继续康复创造良好的环境。

二、社区康复护理概述

1. 概念　社区康复护理是将同一社区内的人群作为一个整体，围绕全面康复的目标，直接向个人、家庭或团体提供连续性照顾及康复护理，以减轻病痛，减少残疾，促进健康，是医院康复护理工作的延续。

2. 对象和内容　社区康复护理的对象主要为生活在社区内的残疾者、慢性病病人以及年老体弱者。

社区康复护理工作的内容，除观察病情和残情，进行必要重残特别护理外，主要做好以下几方面：预防畸形和并发症；促进日常生活活动能力的恢复；回归家庭后的继续康复护理；做好疾病预防和健康教育；重视心理护理并贯穿始终。

3. 特点和目标　社区康复护理是结合了康复、公共卫生学和护理学的理论，通过密切康复专业人员与残疾者、病人之间关系的桥梁作用，针对病人回归社区（家庭）后要围绕全面康复的目标实施整体护理,从而对服务对象所实施的一系列一般和专门的护理技术,以帮助残疾者或病人,减轻病痛,降低残疾水平,提高生活质量,最终能参与社会生活,成为完全独立的社会的人。

4. 职责 《护士伦理学国际法》(1953 年)明确指出:"护士的基本职责包括三个方面:保存生命、减轻病痛和促进康复。"这不仅阐明了护理工作在康复中的重要职责,而且清楚地说明了护理工作在康复中的重要地位。康复护士不仅是康复医嘱的具体执行者,也是心理护理的实施者,又是观察病情和残疾变化的前哨兵,更是康复医师和其他康复专业人员的密切合作者和病人回归家庭和社会的协助者。

第二节 康复功能评定及康复治疗方法

一、常用康复功能评定

康复功能评定是指在临床检查的基础上,针对病伤残者的功能状况进行定性和(或)定量的描述,并对结果作出合理解释的过程,又称功能评定,是通过有目的、系统地收集病人的资料,量化、分析病人的功能状况和潜在能力,为制订康复治疗计划,评估治疗效果,判断预后,提供客观的、科学的依据。

由于康复涉及医疗、职业和社会等领域,康复功能评定就包含有身体、心理、职业和社会等方面。按照世界卫生组织颁布的功能、残疾和健康分类(ICF)的精神,将功能评定分类为躯体和功能评定、活动与参与评定,以及 ICF 三个大类进行。

康复评定与临床检查的区别:临床检查是康复评定的基础,提供疾病的病理和病理生理状态。康复评定不仅强调人的结构和功能状态,也要反映日常生活活动能力和社会参与能力,以便指导康复治疗和经验总结。

(一)常用的评定项目

1. 人体形态评定 主要是人体基本形态,包括身高、体重、肢体长度、围度的测量以及脊柱形态的评定,为其他功能评定提供基本标准。

2. 运动功能评定 主要包括关节活动度(表 4-2)、肌肉力量和耐力、步态、平衡和协调能力(表 4-3)等。

表 4-2 量角器关节活动度检查

关节	运动	检查姿势体位	量角器放置标志			0 点	正常值
			中心	近端	远端		
肩	屈,伸	解剖位,背贴立柱站立	肩峰	腋中线(铅垂线)	肱骨外上髁	两尺相重	屈 180° 伸 50°
	外展	解剖位,背贴立柱站立	肩峰	腋中线(铅垂线)	肱骨外上髁	两尺相重	180°
	内,外旋	仰卧,肩外展,肘屈 90°	鹰嘴	铅垂线	尺骨茎突	两尺相重	各 90°

续表

关节	运动	检查姿势体位	量角器放置标志			0点	正常值
			中心	近端	远端		
肘	屈,伸	解剖位	肱骨外上髁	肩峰	尺骨茎突	两尺呈一直线	屈150° 伸0°
前臂	内外旋	坐，肩内收，肘屈90°	手掌尺侧缘	铅垂线	紧贴掌心	两尺相垂	各90°
腕	屈,伸	解剖位,拇掌屈	桡骨茎突	前臂纵轴	第2掌骨头	两尺呈一直线	屈90° 伸70°
	尺,桡屈	解剖位	腕关节中点	前臂纵轴	第3掌骨头		桡屈25° 尺屈65°
髋	屈	仰卧,对侧髋过伸	肱骨大转子	水平线	肱骨外髁	两尺呈一直线	125°
	伸	仰卧,对侧髋屈曲	肱骨大转子	水平线	肱骨外髁	两尺呈一直线	15°
	内收,外展	仰卧，避免大腿旋转	髂前上棘	对侧髂前上棘	髌骨中心	两尺呈直角	各45°
	内外旋	仰卧，小腿桌外下垂	髌骨下端	铅垂线	胫骨前缘	两尺相重	各45°
膝	屈,伸	仰卧	股骨外髁	股骨大转子	外踝	两尺呈一直线	屈15°° 伸0°
踝	屈,伸	仰卧	内踝	股骨内髁	第1跖骨头	两尺呈直角	屈45° 伸20°
	内,外翻	俯卧	踝后方两踝中点	小腿后方纵轴	足跟中点	两尺呈一直线	内翻35° 外翻25°

表4-3　Brunnstrom分级

阶段	上肢	手	下肢	功能评定
1	无任何运动	无任何运动	无任何运动	Ⅰ
2	仅出现协同运动模式	仅有极细微屈伸	仅有极少的随意运动	Ⅱ
3	可随意发起协同运动	可做钩状抓握，但不能伸指	在坐和站位上，有髋、膝、踝协同性屈曲	Ⅲ
4	出现脱离协同运动的活动：肩0°肘屈90°下前臂旋前旋后；肘伸直可屈90°；手背可触及腰骶部	能侧捏及松开拇指，手指有半随意的小范围伸展活动	坐位屈膝90°以上，可使足后滑到椅子下方，在足跟不离地的情况下能使踝背屈	Ⅳ

续表

阶段	上肢	手	下肢	功能评定
5	出现相对独立的协同运动活动;肘伸直肩外展90°;肘伸直肩前屈30°～90°时前臂旋前和旋后;肘伸直前臂取中间位,上肢举过头	可做球状和圆柱状抓握,手指同时伸展,但不能单独伸展	健腿站,病腿可先屈膝后伸髋,在伸膝下做踝背屈(重心落在健腿上)	Ⅴ
6	运动协调近于正常,手指指鼻无明显辨距不良,但速度比健侧慢(<5秒)	所有抓握均能完成,但速度和准确性比健侧差	在站立位可使髋外展到超出抬起该侧骨盆所能达到的范围;坐位下伸直膝可内外旋下肢,能完成合并足的内外翻	Ⅵ

3. 日常生活活动能力(ADL)评定　日常生活活动是指人最基本的生活活动——衣、食、住、行,现今较公认的包括床上活动、衣着、起坐、个人卫生、饮食、步行、使用厕所、大小便控制、转移和轮椅使用等几项主要内容,国际康复医学界常用Barthel指数进行评定(表4-4)。

表4-4　改良Barthel指数评定内容与评分标准

项目	自理	稍依赖	较大依赖	完全依赖
进食	10	5	0	0
洗澡	5	0	0	0
修饰	5	0	0	0
穿衣	10	5	0	0
大便	10	5	0	0
小便	10	5	0	0
上厕所	10	5	0	0
床椅转移	15	10	5	0
行走	15	10	5	0
上下楼梯	10	5	0	0

4. 言语语言功能评定　主要包括声音语言的理解和表达(听说)能力,也包括文字语言的理解和表达(读写)能力。

5. 心理评定　包括性格、智能、意欲、认知和心理适应能力等项内容。

6. 心肺功能评定　肺功能包括通气功能检查、换气功能检查、呼吸力学检查和小气道功能检查等。心功能检查常用运动负荷试验。

7. 神经肌肉的电生理学检查　包括肌电检查、神经传导速度测定、时值及强度-时间曲线诊断等。

8. 发育评定　通过对运动能力、智力和社会交往能力的检测,综合判断病人的发育水平。

9. 职业能力评定　包括职业适应能力评定(主要了解致残前职业史、职业兴趣等情况)、职业前评定(包括作业习惯、作业速度和耐久性等项目的测定),以及支具和自助具等辅助器具应用可能性评定等内容。

10. 社会生活能力评定　包括社会适应能力（如了解病人的生活意欲、家庭协作态度和社会背景）、家庭经济能力和住房情况、社区环境以及社会资源（如医疗保健、文化娱乐和公共交通设施）利用可能性等方面的评定。

（二）分期评定的任务

康复评定一般来说不能少于三次，分为初期评定、中期评定和末期评定。各期评估任务如下：

1. 初期评定任务　初期评定是在制订康复计划、确立康复目标和开始康复治疗前的第一次评定，目的是了解病人身心状况，掌握病人功能障碍程度和存在的问题，判断康复潜力和预后，为制订康复护理和治疗计划提供可靠的科学的依据。一般应在病人入院后3天内，最多不超过一周的时间内完成。

2. 中期评定任务　中期评定是在病人住院经过一段时间的康复后所进行的评定，目的是为了了解病人功能改变的情况，分析原因，并以此作为调整康复治疗及护理计划的依据。一般来说，对恢复速度较快，早期或住院病人，可每1~2周评定一次；对恢复速度较慢，病程较长或门诊病人，可3~4周评定一次。

3. 末期评定任务　末期评定是指康复护理或治疗结束前或住院病人出院前的评定，目的是了解病人总的功能状况，是否达到了预期的目标，据此评价康复效果，制订出院计划，为病人重返社会提出进一步的康复建议。一般来说，末期评定应在病人出院前一周内完成。

（三）评定的目的

1. 确定功能情况　通过对病人身体功能、家庭状况、社会环境的调查，明确障碍部位、性质及严重程度，以及障碍对病人个人生活和社会生活的参与所造成的影响。

2. 康复目标　通过对病人身心功能进行量化评估，分析病人障碍程度与正常标准的差别和原因。从而确定近期目标和远期目标。

3. 制订康复措施　根据病人身心存在的问题及障碍程度，选择适当的康复和护理措施，以促进其功能恢复，对缺损的功能，要指导病人学会各种代偿或替代技术，最大限度提高病人的独立性。

4. 评价康复效果　由于病人的情况千差万别，同一种病在不同的病人有不同的表现。存在不同的问题。这对治疗和护理均提出了个体化的要求，为了比较他们的疗效，必须要用客观、统一的标准去衡量，为康复疗效提供客观指标。

5. 帮助判断预后　对预后的判断要给病人及其家属以心理准备，使制订的措施更合理，为回归社会的目标提供依据。

（四）评定的特点

1. 重点突出　评定的重点应放在与独立生活、学习、工作和劳动有关的综合性功能上，如日常生活活动功能、言语功能、认知功能等。

2. 合适量表　如：Barthel 指数法（表4-4）、简易智力状态检查（mini-mental state examination，MMSE）（表4-5）等。由于量表在方法学上具有标准化、定量化的优点，简便易行，结果直观可靠。对病人的预后具有重要的参考价值。

表 4-5 MMSE

	内容	得分 错	对
1	今年的年份	0	1
2	现在是什么季节	0	1
3	今天是几号	0	1
4	今天是星期几	0	1
5	现在是几月份	0	1
6	省(市)	0	1
7	县(区)	0	1
8	乡、镇(街道)	0	1
9	现在我们在几楼	0	1
10	这里是什么地方	0	1
11	复述(移去物品,问刚才让您看过哪些东西):皮球	0	1
12	国旗	0	1
13	树木	0	1
14	100 - 7 = (93)	0	1
15	93 - 7 = (86)	0	1
16	86 - 7 = (79)	0	1
17	79 - 7 = (72)	0	1
18	72 - 7 = (65)	0	1
19	回忆(请你告诉我刚才要你记住的东西是什么):皮球	0	1
20	国旗	0	1
21	树木	0	1
22	辨认:手表	0	1
23	铅笔	0	1
24	复述:44 只石狮子	0	1
25	听令动作:闭上眼睛	0	1
26	右手拿纸	0	1
27	将纸对折	0	1
28	放在大腿上	0	1
29	说一句完整句子(记下所叙述句子全文)	0	1
30	依下样画图: 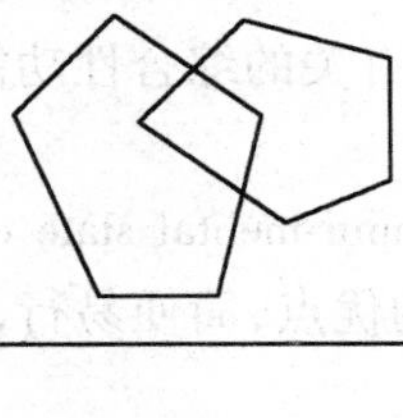	0	1

3. 分类综合评估　针对不同的疾病或残疾,如脑血管病变,脊髓损伤、骨关节病变等。拟订不同的检查指标和评定标准,针对性强,能较确切地反映病人的功能状态。

4. 分析性综合评估　人体如同是一个复杂的大机器。任何一项检查只能反映病人某一方面的问题,如关节活动度检查(表4-2)、徒手肌力检查(manual muscle testing,MMT)(表4-6)等,有条件的应与手功能检查、步态分析检查一并进行。以作出更具参考价值的评估。

表4-6　MMT

测试结果	Lovett 分级		MRC 分级	Kendall 百分比
能抗重力及正常阻力运动至标准姿势或维持此姿势	正常	N	5	100
	正常⁻	N⁻	5⁻	95
能抗重力但仅能抗中等阻力运动至标准姿势或维持此姿势	良⁺	G⁺	4⁺	90
	良	G	4	80
能抗重力但仅能抗小阻力运动至标准姿势或维持此姿势	良⁻	G⁻	4⁻	70
	好⁺	F⁺	3⁺	60
能抗肢体重力运动至标准姿势或能维持此姿势	好	F	3	50
抗肢体重力运动至接近标准姿势,消除重力时运动至标准姿势	好⁻	F⁻	3⁻	40
在消除重力时姿势作中等幅度运动	差⁺	P⁺	2⁺	30
在消除重力时姿势作小幅度运动	差	P	2	20
无关节运动,可扪及肌收缩	差⁻	P⁻	2⁻	10
	微	T	1	5
无可测知的肌收缩	零	0	0	0

(五)评定的注意事项

1. 根据病人情况选择合适的评定方法,即要有针对性,又要全面。

2. 评定前要先向病人及其家属说明评定目的和方法,消除他们的不安心理,取得积极的配合。

3. 评定最好固定一人自始至终地进行,以确保准确性。

4. 一般检查要做三次,取平均值。

5. 健侧与患侧对照进行。

6. 评定时间不宜过长,避免病人疲劳,如病人出现明显不适,应及时中止,查找原因。

二、残　疾

(一)定义

残疾是指由于各种躯体、身心、精神疾病或损伤以及先天性异常所造成的长期、持续或永久性的功能障碍状态,经充分合理的临床医学和康复医学仍不能有效克服的,并明显影响其正常的生活、工作、学习和社会交往活动的一种状态。

残疾可分为原发性残疾和继发性残疾两类。前者是指由于各类疾病、损伤或先天性异常所直接引起的功能障碍，其中又以疾病致残为主，如偏瘫、截瘫等。后者是指原发性疾病后引起的并发症，误用综合征所导致的肌肉萎缩、关节畸形、肌腱韧带挛缩以及心肺功能失用性改变，进一步加重了原发性残疾，因此在康复护理和康复治疗中，既要重视对原发性残疾的治疗和护理，又要注意做好继发性残疾的预防。

残疾人是指生理功能、解剖结构、心理和精神状态异常，或丧失部分或全部失去以正常方式从事正常范围活动的能力，在社会生活的某些领域中不利于发挥正常作用的人。

（二）概况

残疾人问题是一个全球性普遍存在的社会问题。世界卫生组织（WHO）估计，全世界约有残疾人5亿，占当今世界总人口的1/10，至少有25%的人因与残疾人有关而受到不利的影响，残疾人中1/3是儿童，4/5分布在发展中国家。

我国残疾人总数已达6000万，有残疾人的家庭占全国家庭总数的18.10%，关联两亿多亲属。目前，我国大多数残疾人缺乏康复医疗，2/3的残疾人靠亲属供养，近半数残疾人及其亲属占全国八千万贫困人口中的一半，他们的教育状况、劳动就业、经济来源、婚姻状况均处于不利地位，是最困难、微弱、易受损害的弱势群体。

（三）分类标准

1. 残疾的种类

（1）按系统器官分为：①视力残疾；②听力残疾；③言语残疾；④肢体残疾；⑤智力残疾；⑥精神病残疾。也可分为两大类：将前4项合并称为躯体残疾，后2项合并称为智力和精神残疾。

（2）按致残原因分为：伤残、病残与发育性残疾。

2. 世界卫生组织的分类标准　1980年，世界卫生组织根据残疾的性质、程度和影响，将残疾分为残损、失能和残障。

（1）残损（impairment）：是指由于各种原因所导致的身体结构、外形、器官或系统生理功能以及心理功能的异常。对独立生活、工作和学习有不同程度的影响。但实际操作仍可独立完成，属于器官水平上的障碍。具体残损共计九大类，包括：智力、心理、言语、听觉、视力、内脏、骨骼、畸形、其他（不属于上述类别但属残损范围的病损），WHO对残损的定义是不论何种原因，“心理上、生理上或解剖的结构或功能上的任何丧失或异常”。

（2）失能（disability）：WHO对失能的定义是：“由于残损的原因使人的能力受限或缺乏，以致不能在正常的范围内和以正常的方式进行活动。”即影响了人体整体水平上的功能，属于个体水平上的障碍，具体失能共计九大类，包括：行为失能、交流失能、生活自理失能、运动失能、身体姿势和活动失能、技能活动失能、环境处理失能、特别技能失能、其他活动失能（如ADL和行为能力等）。

（3）残障（handicap）：WHO对残障的定义是：“由于残损或残疾，限制或阻碍一个人充当正常社会角色（按照年龄、性别、社会和文化的因素）并使之处于不利的地位。”个人在社会上不能独立且残障本身也难以通过医疗和康复减轻，也难以像残疾那样定量的测定，属于社会水平的障碍。具体类别有：定向识别（时间、地点、人物）残障、身体自主残障、行为残障、就业残障、社会活动残障、经济自主残障、其他残障。

3. 我国关于残疾的分类标准　根据2011年1月14日国家发布的残疾人分类和分级标准，将残疾分为七大类：视力残疾、听力残疾、言语残疾、肢体残疾、智力残疾、精神残疾和多重残疾。

（1）视力残疾：视力残疾是指由于各种原因导致双眼视力低下并且不能矫正或双眼视野缩小，以致影响其日常生活和社会参与。包括盲和低视力。

（2）听力残疾：是指由于各种原因导致双耳听力丧失或不同程度的永久性听觉障碍，而听不到或听不清周围环境声和言语声以致影响其日常生活和社会参与。

（3）言语残疾：是指由于各种原因导致不能说话或言语障碍，经治疗一年以上或病程超过两年，而都难以同一般人进行正常的言语交往活动以致影响其日常生活和社会参与。包括：失语、运动性构音障碍、器质性构音障碍、发声障碍、儿童言语发育迟滞、听力障碍所致的言语障碍、口吃等。

（4）肢体残疾：肢体残疾是指人的四肢残缺或四肢、躯干麻痹（瘫痪）、畸形，导致人体运动系统不同程度的功能丧失或功能障碍。

肢体残疾包括：①上肢或下肢因伤、病或发育异常所致的缺失、畸形或功能障碍。②脊柱因伤、病或发育异常所致的畸形或功能障碍。③中枢、周围神经因伤、病或发育异常造成躯干或四肢的功能障碍。

（5）智力残疾：智力残疾是指人的智力活动能力明显低于一般人的水平，并显示出适应行为的障碍。此类残疾是由于神经系统结构、功能障碍，使个体活动和社会参与受到限制，需要环境提供全面、广泛、有限和间歇的支持。

智力残疾包括：在智力发育期间（18 岁之前），由于各种有害因素导致的精神发育不全或智力迟滞；智力发育成熟以后，由于各种有害因素导致的智力损害或智力明显衰退。

（6）精神残疾：精神残疾是各类精神障碍持续一年以上未痊愈，由于存在认知、情感和行为障碍，从而影响其日常生活与社交能力，在家庭、社会应尽职能上出现不同程度的紊乱和障碍。

精神残疾包括：①脑器质性、躯体残疾伴发的精神障碍。②中毒性精神障碍，包括药物、酒精依赖。③精神分裂症。④情感性、偏执性、反应性、分裂情感性、周期性精神病等造成的残疾。

（7）多重残疾：同时存在视力残疾、听力残疾、言语残疾、肢体残疾、智力残疾、精神残疾中的两种或两种以上残疾。

4. 我国关于残疾的分级　各类残疾按残疾程度分为四级，残疾一级、残疾二级、残疾三级和残疾四级。残疾一级为极重度，残疾二级为重度，残疾三级为中度，残疾四级为轻度。

（1）视力残疾的分级：按视力和视野状态分级，其中盲为视力残疾一级和二级，低视力为视力残疾三级和四级。视力残疾均指双眼而言，如果双眼视力不同，则以视力较好的一眼为准。例如仅有单眼为视力残疾，而另一眼的视力达到或优于 0.3，则不属于视力残疾范畴。视野以注视点为中心，视野半径小于 10 度者，不论其视力如何均属于盲。视力残疾分级见表 4-7。

表 4-7　视力残疾的分级

级别	最佳矫正视力（较好一侧眼）	视野半径
一级	无光感 ~ <0.02	<5°
二级	0.02 ~ <0.05	<10°
三级	0.05 ~ <0.1	
四级	0.1 ~ <0.3	

注：最佳矫正视力是指以适当镜片矫正所能达到的最好视力，或以针孔镜所测得的视力

(2)听力残疾的分级:按平均听力损失,以及听觉系统的结构、功能,活动和参与,环境和支持等因素分级(不配戴助听放大装置)。见表4-8。

表4-8 听力残疾分级

级别	语言频率平均听力损失程度	理解交流	参与社会生活
一级	>90dB HL	极重度受限	极严重障碍
二级	81~90dB HL	重度受限	严重障碍
三级	61~80dB HL	中度受限	中度障碍
四级	41~60dB HL	轻度受限	轻度障碍

注:"语言频率平均听力损失"是指语言频率为500、1000、2000赫兹(Hz)的平均数

(3)言语残疾的分级:按各种言语残疾不同类型的口语表现和程度,脑和发音器官的结构、功能,活动和参与,环境和支持等因素分级,见表4-9。

表4-9 言语残疾分级

级别	言语功能或语言清晰度	言语表达能力等级测试水平	脑和(或)发音器官的结构	参与社会生活
一级	≤10%	未达到一级	极重度损伤	极严重障碍
二级	11%~25%	未达到二级	重度损伤	严重障碍
三级	26%~45%	未达到三级	中度损伤	中度障碍
四级	46%~65%	未达到四级	轻度损伤	轻度障碍

(4)肢体残疾的分级:按人体运动功能丧失、活动受限、参与局限的程度分级(不配戴假肢、矫形器及其他辅助器具)。

肢体部位说明如下:①全上肢:包括肩关节、肩胛骨;②上臂:肘关节和肩关节之间,不包括肩关节,含肘关节;③前臂:肘关节和腕关节之间,不包括肘关节,含腕关节;④全下肢:包括髋关节、半骨盆;⑤大腿:髋关节和膝关节之间,不包括髋关节,含膝关节;⑥小腿:膝关节和踝关节之间,不包括膝关节,含踝关节;⑦手指全缺失:掌指关节;⑧足趾全缺失:跖趾关节。

从人体运动系统有几处残疾、致残部位高低和功能障碍程度综合考虑,并以功能障碍为主来划分肢体残疾的等级。

1)一级肢体残疾:不能独立实现日常生活活动,并具备下列状况之一:①四肢瘫:四肢运动功能重度丧失;②截瘫:双下肢运动功能完全丧失;③偏瘫:一侧肢体运动功能完全丧失;④单全上肢和双小腿缺失;⑤单全下肢和双前臂缺失;⑥双上臂和单大腿(或单小腿)缺失;⑦双全上肢或双全下肢缺失;⑧四肢在手指掌指关节(含)和足跗跖关节(含)以上不同部位缺失;⑨双上肢功能极重度障碍或三肢功能重度障碍。

2)二级肢体残疾:基本上不能独立实现日常生活活动,并具备下列状况之一:①偏瘫或截瘫,残肢保留少许功能(不能独立行走);②双上臂或双前臂缺失;③双大腿缺失;④单全上肢和单大腿缺失;⑤单全下肢和单上臂缺失;⑥三肢在手指掌指关节(含)和足跗跖关节(含)以上不同部位缺失(一级中的情况除外);⑦二肢功能重度障碍或三肢功能中度障碍。

3）三级肢体残疾：能部分独立实现日常生活活动，并具备下列状况之一：①双小腿缺失；②单前臂及其以上缺失；③单大腿及其以上缺失；④双手拇指或双手拇指以外其他手指全缺失；⑤二肢在手指掌指关节（含）和足跗跖关节（含）以上不同部位缺失（二级中的情况除外）；⑥一肢功能重度障碍或二肢功能中度障碍。

4）四级肢体残疾：基本上能独立实现日常生活活动，并具备下列状况之一：①单小腿缺失；②双下肢不等长，差距大于等于50mm；③脊柱强（僵）直；④脊柱畸形，后凸大于70°或侧凸大于45°；⑤单手拇指以外其他四指全缺失；⑥单手拇指全缺失；⑦单足跗跖关节以上缺失；⑧双足趾完全缺失或失去功能；⑨侏儒症（身高小于等于1300mm的成年人）；⑩一肢功能中度障碍或两肢功能轻度障碍；⑪类似上述的其他肢体功能障碍。

注：以下情况不属于肢体残疾范围：①保留拇指和示指（或中指）而失去另三指者。②保留足跟而失去足的前半部者。③双下肢不等长差距小于50mm者。④小于70度的驼背或小于45度的脊椎侧凸。

肢体残疾者的整体功能评价：从一个残疾者的整体看，在未加康复措施的情况下，以实现日常生活活动（activities of daily living，ADL）的不同能力来评价。日常生活活动分为八项，即：端坐、站立、行走、穿衣、洗漱、进餐、大小便、写字。能实现一项算一分；实现有困难的算0.5分；不能实现的算0分。据此划分四个等级，其分级见表4-10。

表4-10　肢体残疾者整体功能的分级

级别	程度	计分
一级肢体残疾	完全不能实现日常生活活动	0～2
二级肢体残疾	基本上不能实现日常生活活动	3～4
三级肢体残疾	能够部分实现日常生活活动	5～6
四级肢体残疾	基本上能够实现日常生活活动	7～8

（5）智力残疾的分级：为便于与国际资料相比较，参照世界卫生组织（WHO）和美国智能迟缓协会（AAMD）的智力残疾分级标准。按0～6岁和7岁及以上两个年龄段发育商、智商和适应行为分级。0～6岁儿童发育商小于72的直接按发育商分级，发育商在72～75之间的按适应行为分级。7岁及以上按智商、适应行为分级；当两者的分值不在同一级时，按适应行为分级。WHO-DAS Ⅱ分值反映的是18岁及以上各级智力残疾的活动与参与情况。智力残疾分级见表4-11。

（6）精神病残疾的分级：18岁及以上的精神障碍病人依据WHO-DAS Ⅱ分值和适应行为表现分级，18岁以下精神障碍病人依据适应行为的表现分级。

1）精神残疾一级：WHO-DAS Ⅱ值大于等于116分，适应行为极重度障碍；生活完全不能自理，忽视自己的生理、心理的基本要求。不与人交往，无法从事工作，不能学习新事物。需要环境提供全面、广泛的支持，生活长期、全部需他人监护。

2）精神残疾二级：WHO-DAS Ⅱ值在106～115分之间，适应行为重度障碍；生活大部分不能自理，基本不与人交往，只与照顾者简单交往，能理解照顾者的简单指令，有一定学习能力。监护下能从事简单劳动。能表达自己的基本需求，偶尔被动参与社交活动。需要环境提供广泛的支持，大部分生活仍需他人照料。

表 4-11 智力残疾分级

级别	智力发育水平		社会适应能力	
	发育商(DQ) 0～6岁	智商(IQ) 7岁以上	适应行为 (AB)	WHO-DASⅡ分值 18岁及以上
一级	≤25	<20	极重度	≥116分
二级	26～39	20～34	重度	106～115
三级	40～54	35～49	中度	96～105
四级	55～75	50～69	轻度	52～95

适应行为表现：

极重度——不能与人交流，不能自理，不能参与任何活动，身体移动能力很差；需要环境提供全面的支持，全部生活由他人照料。

重度——与人交往能力差，生活方面很难达到自理，运动能力发展较差；需要环境提供广泛的支持，大部分生活由他人照料。

中度——能以简单的方式与人交流，生活能部分自理，能做简单的家务劳动，能参与一些简单的社会活动；需要环境提供有限的支持，部分生活由他人照料。

轻度——能生活自理，能承担一般的家务劳动或工作，对周围环境有较好的辨别能力，能与人交流和交往，能比较正常地参与社会活动；需要环境提供间歇的支持，一般情况下生活不需要由他人照料。

3）精神残疾三级：WHO-DASⅡ值在96～105分之间，适应行为中度障碍；生活上不能完全自理，可以与人进行简单交流，能表达自己的情感。能独立从事简单劳动，能学习新事物，但学习能力明显比一般人差。被动参与社交活动，偶尔能主动参与社交活动。需要环境提供部分的支持，即所需要的支持服务是经常性的、短时间的需求，部分生活需由他人照料。

4）精神残疾四级：WHO-DASⅡ值在52～95分之间，适应行为轻度障碍；生活上基本自理，但自理能力比一般人差，有时忽略个人卫生。能与人交往，能表达自己的情感，体会他人情感的能力较差，能从事一般的工作，学习新事物的能力比一般人稍差。偶尔需要环境提供支持，一般情况下生活不需要由他人照料。

（7）多重残疾分级：按所属残疾中残疾程度最重类别的分级确定其残疾等级。

三、常用康复治疗方法

构成康复治疗学主要支柱的是物理治疗、作业治疗、言语/吞咽治疗、心理治疗和康复工程等。在我国，传统的康复治疗技术也具有独特的意义。

1. 物理治疗（physical therapy，PT） 是康复治疗最早开展的治疗方法，它有广义和狭义之分，狭义的物理疗法是指应用各种光、电、热、磁、声、蜡、水、压力等自然界和人工制造的各种物理因子作用到机体，用以治疗和预防疾病的一种方法；广义的物理疗法包括运动疗法和各种物理因子治疗。现代康复学中的物理疗法即指广义的物理疗法，运动疗法是运用人体生物力学原理，通过运动的方式，对受损害的系统或器官的基本功能进行针对性的活动，促进其功能恢复或代偿，也可对整个机体进行健身训练，以改善病人的体质，因其应用非常广泛，且是病人主动参与的治疗，被认为是康复医学中最基本、最积极、也是应用最多的康复治疗方法之一。常用的运动疗法包括：肌力训练、关节活动度训练、有氧训练即耐力训练、放松训练、牵伸训练、呼吸训练、平衡训练、协调性训练、神经肌肉促进技术等。

2. 作业治疗(occupational therapy,OT)　是指用与日常生活、工作有关的各种作业活动或工艺过程,进行有目的、有选择性的活动和训练,帮助病人实现某些特定目标和效果,以进一步改善和恢复病人身心和社会方面的功能,促使其早日回归家庭和社会。

作业疗法的主要内容:评价和训练病人的ADL自理活动能力;提供能量节约技术;帮助选择和训练职业技能;培养娱乐兴趣;评价并训练其感觉、知觉障碍的代偿;进行家居及其周围环境评估,提出改造计划;训练上肢支具的功能性使用;评价和处理吞咽障碍;训练病人及家人维护和使用辅助设施的技能;帮助维持和改善病人关节活动度、肌力、耐力和协调性等。

3. 言语训练(speech therapy,ST)　对因听觉障碍所造成的言语障碍、构音器官的异常、失语、口吃等进行治疗,以尽可能恢复其听、说、理解和表达能力。吞咽治疗因目前尚未形成独立的专科,其与构音器官有一定的相关性,暂时放在言语治疗部分讲述。

4. 心理治疗(rehabilitation psychology)　是指应用心理学的理论、原则和技术,对康复对象的认知、情绪和行为进行矫治的特殊治疗手段,其目标一是医治情感的创伤,减轻或消除病人的某些心理症状或行为障碍;二是训练改善病人的认知功能和心理状态,建立新的行为模式;三是重新适应社会,实现自我价值。

5. 康复生物工程(rehabilitation bioengineering)　属于生物医学工程的一部分,是应用现代工程学的原理和方法,常通过假肢和矫形器、助听器、寻音杖、导盲器等辅助用具和特殊用具及轮椅等,以恢复、代偿或重建病人功能。

6. 中国传统康复治疗　目前常用的有按摩、针灸、拳、功、操、饮食等。

第三节　常用康复护理技术

一、康复环境要求

环境与健康密切相关。理想的环境有利于实现全面康复的目标,因此应当重视康复环境的创造和选择。

(一)医院设施环境要求

1. 无障碍设施　即以坡道设施或电梯替代阶梯,从而解决使用轮椅者的活动问题。坡道倾斜角度在5°左右,或每延长30cm,升高2.5cm,宽度应为1～1.14m,两侧要有5cm高的突起围栏以防轮子滑出,出入口内外应有1.5m×1.5m的平台部分与坡道相接;电梯的设置也必须便于乘坐轮椅者使用,门宽不小于80cm,电梯厢面积不小于1.5m×1.5m,电梯控制装置的高度离地面应在76.2～95cm。

2. 走廊　宽度为1.4m,能同时通过两辆轮椅的走廊宽度不小于1.8m。

3. 房门　取消门槛,门宽要利于轮椅通过,至少为85cm;以轨道式推拉门为宜,以方便视力障碍者、偏瘫和截瘫病人使用;门把手要低于一般门所安装的高度,门锁最好为按压式,可减少用力,方便病人开启。

4. 扶手　在楼道、走廊、厕所、浴室及房间的墙壁上应安装扶手,以便于康复对象在行走、起立、站立时扶用。

(二)心理康复环境要求

在心理康复环境方面的要求,是非物质条件和设施所能达到的,主要是通过康复医护人员和心理医生针对康复的需要，对康复对象采取一系列的心理相关措施去努力营造的一种温馨、和谐、舒适的生活和治疗环境。

心理康复环境的创造，需要从病人进入医院时就开始，具体措施如下：

1. 创造积极的情绪环境　情景感染对心理康复波及很大，所以在康复护理过程中，应尽力减轻和改变消极情景，创造一种积极向上的情景，从而使康复对象产生一定的感染作用。如在病室和床位的选择上，要针对康复对象不同的性别、年龄、性格、疾病性质、残疾情况及心理状态合理安排，把性格开朗、情绪稳定的病人与情绪低落、悲观失望者安排在同一病室，使同室病友在治疗期间，通过相互的情感交流，用一方积极的情绪和康复态度去感染和改变另一方；或在康复对象心态不好时，在其周围有意安排一些康复成功的典型病人，以情景感染而激发出积极的心理状态。

2. 建立和谐的沟通环境　应主动加强与病人的接触和交谈，态度和蔼亲切，并善于正确运用沟通技巧。交谈中应根据不同的康复对象，选择对方易于接受的方式进行交谈，如对知识分子、工人、农民、老年人、青少年等不同知识层次和不同年龄的对象，语言方式和内容均应有差异。对有语言障碍的康复对象，交谈中不可急于求成，要善于理解对方情感表达的内容和方式，当听不明白时，可选述易理解的几种意思给他听，然后让他以点头或摇头示意的方式来确认。

3. 注意心理状态的观察　观察是指通过感觉、知觉获得所需信息和资料（即心理方面的资料采集）。心理状态的观察内容包括：表情、言语、情绪，以及对外界的态度和反应等，通过观察可获得病人第一手资料，并了解其心理变化的规律和适应调整的规律，从而根据心理变化的各个阶段，采取内容不同的护理工作。

病人受伤致残后，历经震惊、否定、抑郁反应、对抗独立、承认适应和重返社会等各个阶段。如在抑郁反应阶段，当病人了解了自己将会终生残疾这一残酷现实后，往往表现抑郁、悲观失望，甚至出现轻生的念头和行为。这时，护理工作要密切观察病人，并安慰病人，给病人以温暖，尽快解除其抑郁；同时加强防范措施，防止自杀的出现。在对抗独立阶段，病人的日常生活活动都依赖于别人，不积极配合训练，拖延出院时间，不愿意或缺乏勇气面对社会。这时，康复人员应做针对性的心理护理，鼓励病人发挥独立的人格特性，克服依赖性，帮助其顺利完成各种训练任务，争取早日重返社会。

4. 尊重理解病人　在为病人进行各项操作和功能训练前，应取得他们同意后方能进行，并让他们从心理上对实施的康复服务感到满意。因为人的心理反应直接影响到情绪，而情绪的好坏又可影响到康复效果和身心健康。在工作中对病人要一视同仁，不可厚此薄彼，要注意耐心细致，因人而异，要尊重病人的人格，确保其隐私权，要以诚恳的态度取得病人的信任，建立良好护患关系。

（三）社区康复环境要求

1. 无障碍设施

（1）非机动车车行道：其纵坡、宽度应满足手摇三轮车者通过。一般路宽不小于2.5m。

（2）人行道：人行道应设置缘石坡道，正面坡中的缘石外露高度不大于20mm，宽度不小于1.2m；缘石坡道的表面材料宜平整、粗糙；人行道中的地下管线、井盖必须与地面接平；人行道必须满足手摇三轮车、轮椅车、拄拐杖者通行，方便视力残疾者通行。

（3）人行天桥和人行地道：每个梯段的踏步不应超过18级，在梯道段之间应有不小于

1.5m 的平台。在人行地道和人行天桥两侧安装扶手，梯道设高扶手，坡道设高低扶手，地面要防滑，有触感块材；人行天桥和人行地道的净高均应超过 2.2m，小于 2.2m 的应采取防护措施。人行天桥和人行地道应方便拄拐杖者、视力残疾者通行。

（4）公园、广场、游览地、道路设施，都应满足手摇三轮车、轮椅车通过。

（5）主要商业街及道路交叉口应装置音响交通信号，方便视力残疾者通行。

（6）公共厕所内应设残疾人厕位，大便池应安装坐便器具，厕所内应留有 1.5m×1.5m 轮椅回转面积。厕所门宽不应小于 80cm。

2. 家庭设施要求　一般坐在轮椅上手能触及的最大高度为 1.22m，为了方便使用轮椅病人的日常活动，家庭设施的高度均应低于一般常规高度。如墙上电灯开关应低于 92cm；衣柜内挂衣的横木不超过 1.22m；桌面高度不超过 80cm；座椅不高于 45.72cm；洗手池底的最低处应大于 68cm，使乘坐轮椅者的腿部能进入池底，便于接近水池洗漱；厕所一般采用坐便器，其高度为 40～45cm；浴盆盆沿的高度应与轮椅坐高相近，为 40～45cm；房间窗户的高度也应比一般常规高度低，以不影响病人观望窗外的视线。

3. 家庭无障碍设施　房门、门把手及扶手等要求同医院设施环境要求。

二、体位转移

体位一般指人的身体位置及姿势。通常应用在临床上是指根据治疗、护理以及康复的需要所采取并能保持的身体位置和姿势。康复治疗时，常根据康复对象疾病的特点选取不同的体位。

体位转移是指通过一定的方式改变身体的位置及姿势。根据体位转移完成过程中是否需外力帮助的情况，可将体位转移分为自动体位转移和被动体位转移两种方式：①自动体位转移：是指病人不需任何外力帮助，能够按照自己的意愿和生活、活动的需要，或者为了配合治疗、护理及康复的要求，通过自己的能力随意转移并保持身体的姿势和位置。②被动体位转移：是指病人在外力协助下或直接由外力搬动并利用支撑物保持身体的姿势和位置。外力通常由康复人员施行，也可由病人家属进行。支撑物可使用软枕、小棉被、浴巾和沙袋等。

【目的】

病人长期处于某种体位，身心承受了很大的压力，易出现精神萎靡、消化不良、便秘、肌肉萎缩、关节挛缩等不良后果，由于局部皮肤长期受压、血液循环障碍、呼吸道分泌物不易排出等原因，又可致压疮、坠积性肺炎、泌尿系结石及深静脉血栓等并发症。因此定期、正确的体位转移，不仅使病人感到舒适，还可预防并发症的发生，并能最大限度地保持各关节的活动范围。另外根据康复训练的要求，需要有体位转移的配合，才能实现康复训练的目的。因此，体位转移对于保障康复和促进康复效果具有极其重要的作用。

【方法】

临床上，用于康复对象的常用体位转移方法有：翻身法、移向床头法、仰卧位与坐位转换法、从椅坐位到站立位，以及床-轮椅间转移法等。由于病人体重及病情不同，操作者可采取一人协助转移法（适用于体重较轻，有一定移动能力的病人）或二人协助转移法（适用于体重较重或体力极弱等病人）。

1. 翻身法

（1）一人协助病人翻身法

1）病人仰卧，双手交叉相握于胸前直臂上举或放于腹部，双膝屈曲，双足支撑于床面上

(图4-1A)。

2)操作者站在病人将翻向的对侧床边,先将病人两下肢移向操作者一侧床缘,再移病人肩部,然后一手扶托肩部,一手扶托髋部,轻推病人向对侧呈侧卧位,使病人背向操作者(图4-1B)。必要时用支撑物将病人背部和肢体垫好,使病人舒适、安全并维持功能位。如果在此卧位的基础上进一步翻转,则可成为俯卧位。

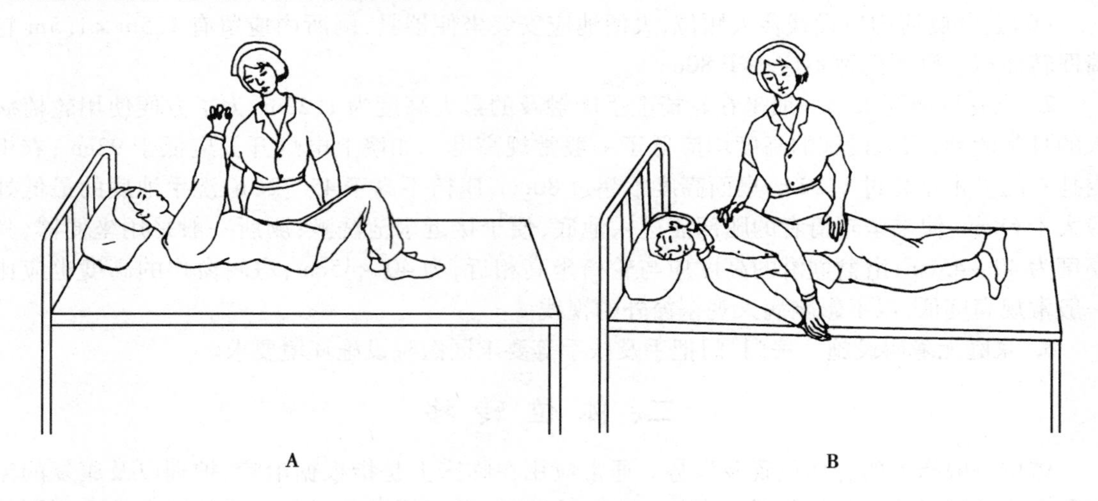

图4-1 一人协助病人翻身法

(2)二人协助病人翻身法

1)病人仰卧,双手放于腹部或置于身体两侧(图4-2A)。

2)操作者二人同站在病人将翻向的对侧床边,一人双手分别扶托病人颈肩部和腰部,另一人双手分别扶托病人臀部和腘窝部,二人动作一致地同时抬起病人使其移向自己,然后再分别扶托肩、腰、臀、膝部位,轻推,使病人转向对侧(图4-2B)。余同一人法。

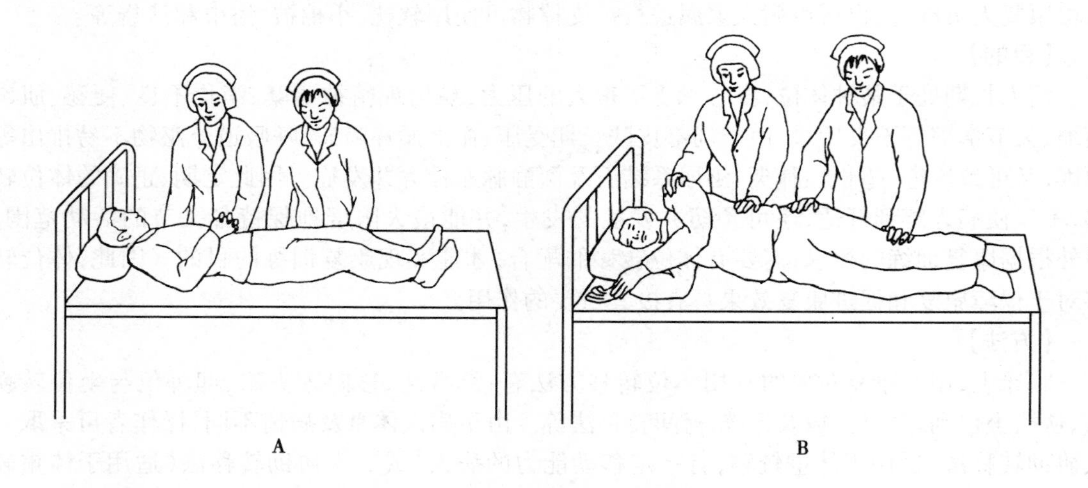

图4-2 二人协助病人翻身法

2. 移向床头法

(1)一人协助病人移向床头法

1）视病情将床头摇平，或放平床头支架，将枕头横立于床头，避免撞伤病人。

2）病人仰卧屈膝，一手或双手拉住床头栏杆，双足支撑于床面上。

3）操作者一手稳住病人双脚，一手在臀部提供上移的助力，协助病人移向床（图 4-3）。

4）放回枕头，恢复床头原位或按需要抬高床头，整理床铺，使病人舒适并维持功能位。

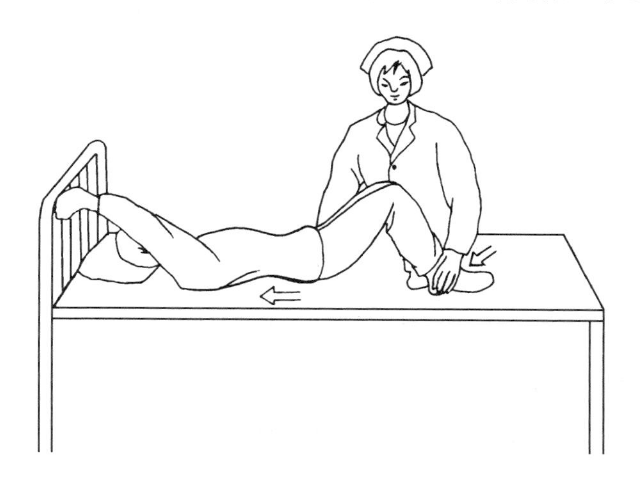

图 4-3　一人协助病人移向床头法

（2）二人协助病人移向床头法

1）同一人法 1）、2）。

2）操作者二人分别站在床的两侧，面向床头，二人同时一手扶托病人颈肩部，一手扶托病人臀部，动作一致地抬起病人移向床头（图 4-4）

3）同一人法 4）。

3. 仰卧位与坐位转换法

（1）从仰卧位到平坐位

1）病人仰卧，双上肢置于身体两侧，肘关节屈曲支撑于床面上。

2）操作者站于病人一侧，以双手扶托病人双肩并向上牵拉（图 4-5A）。

3）指导病人利用双肘的支撑抬起上部躯干后，逐渐转为双手掌支撑身体而坐起（图 4-5B）。

4）使病人保持坐位的舒适。

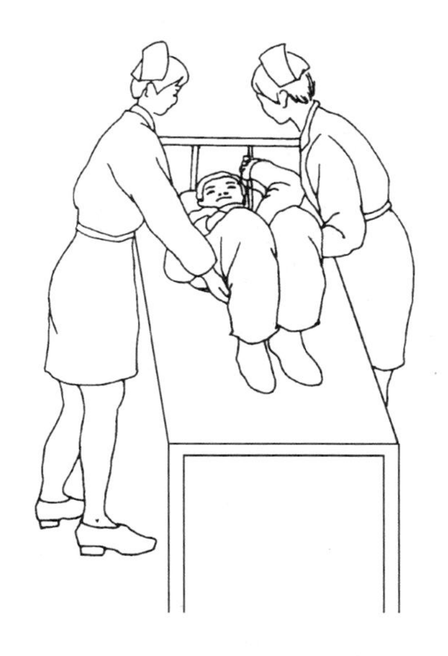

图 4-4　二人协助病人移向床头法

（2）从平坐位到仰卧位

1）病人平坐于床上，从双手掌支撑床面开始，逐渐转为双侧肘关节支撑身体，并使身体缓慢向后倾倒。

2）操作者用双手扶持病人双肩以保持倾倒速度，缓慢完成从平坐位到仰卧位的转换。

3）使病人舒适，并保持功能位。

4. 从椅坐位到站立位

（1）病人坐于椅上，双足着地，力量较强的足在后，躯干前倾。

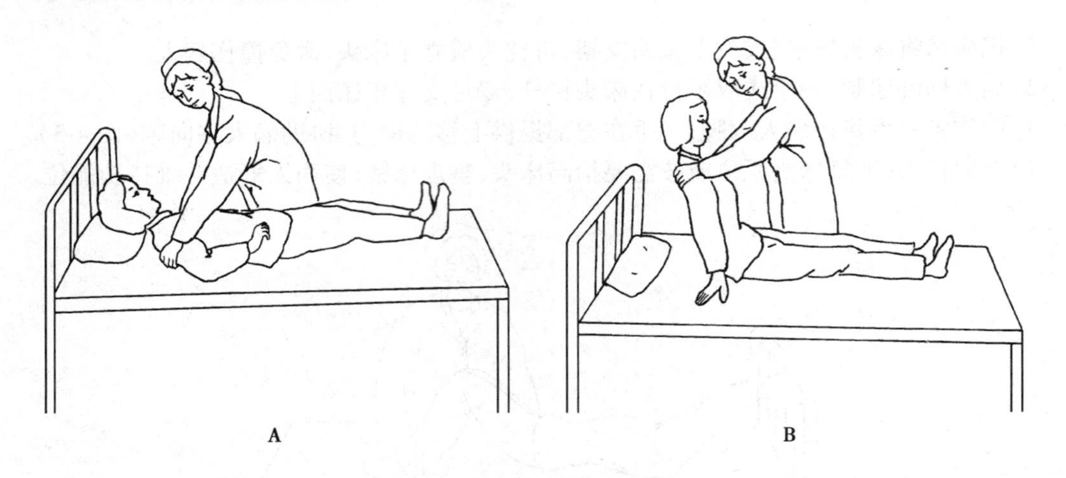

图 4-5　从仰卧位到平坐位

(2)操作者面向病人站立,两足分开与肩同宽,用双膝夹紧病人双膝外侧以固定,双手扶托其双髋或拉住病人腰带,利用身体重心力量,用力帮助病人上抬。

(3)病人双手放于操作者肩部,根据操作者的指令抬臀、伸腿完成站立(图 4-6)。

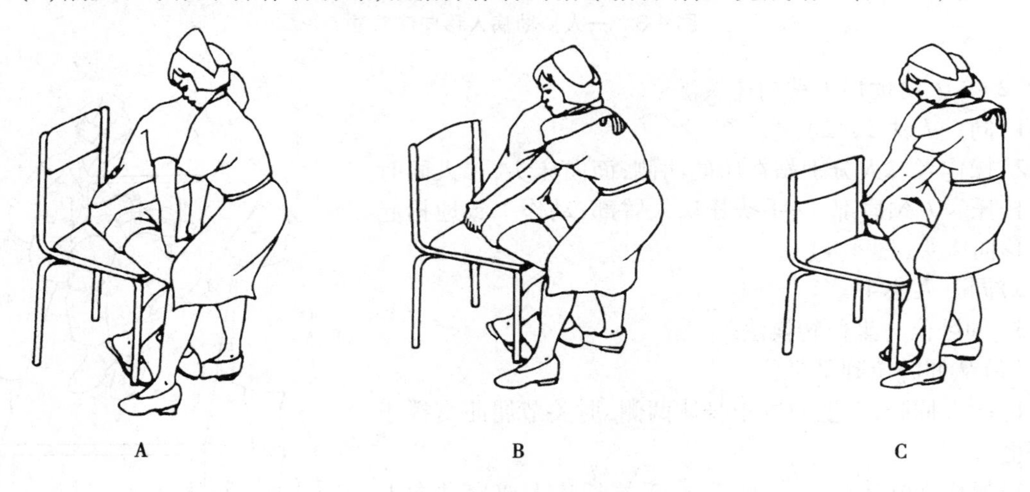

图 4-6　从椅坐位到站立位

5. 床-轮椅间转移法

(1)从床到轮椅的转移

1)检查轮椅装置是否完好。

2)推轮椅至床旁与床呈 45°夹角,拉起车闸,以固定车轮,翻起脚踏板。

3)协助病人穿袜、穿鞋并坐于床边,双足着地,躯干前倾。

4)操作者面向病人站立,两足分开与肩同宽,用双膝夹紧病人双膝外侧以固定,双手扶托其双髋或拉住病人腰带。让病人双手搂抱操作者的颈部,并将头放在操作者靠近轮椅侧的肩上。操作者微后蹲,同时向前、向上拉病人,使病人完全离开床并站住。

5)在病人站稳后,操作者以足为轴旋转躯干,使病人转向轮椅,臀部正对轮椅正面,然后使病人慢慢弯腰,平稳坐至轮椅上。

6)协助病人调整位置,尽量向后坐,翻下脚踏板,将病人双脚放于脚踏板上(图 4-7)。

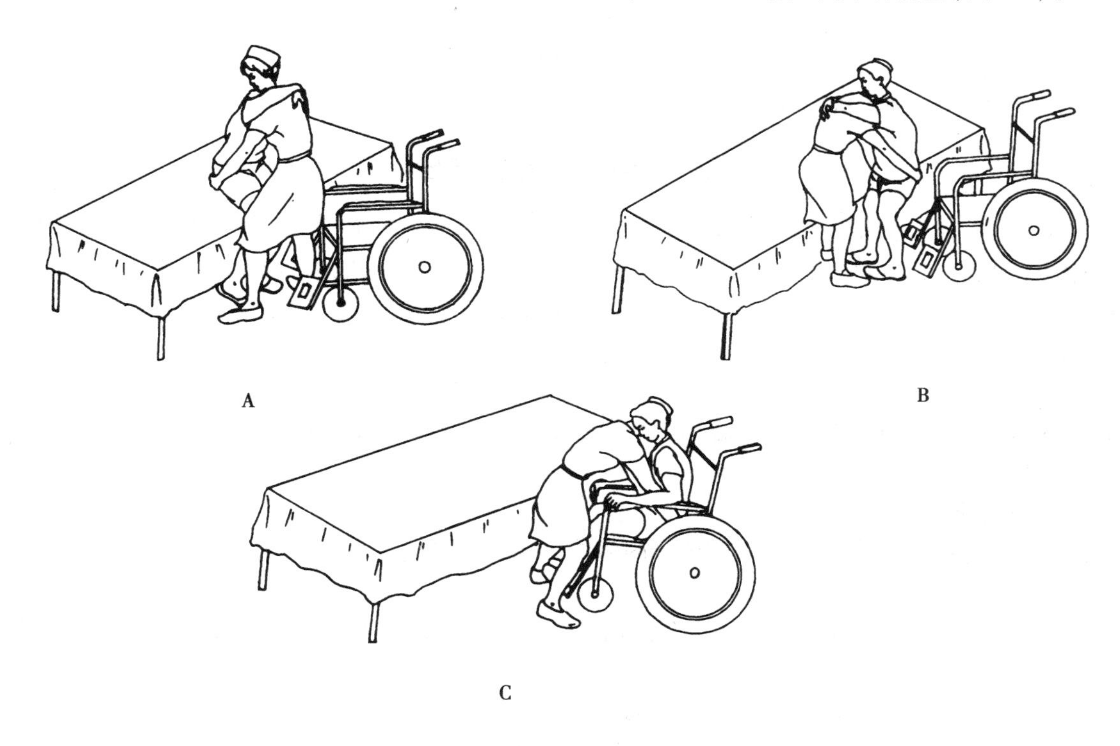

图 4-7 从床到轮椅的转移

(2)从轮椅到床的转移

1)当病人坐轮椅返回病床时,将轮椅推至床旁与床呈 45°夹角,拉起车闸,以固定车轮,翻起脚踏板。

2)协助病人坐于轮椅边,双足着地,躯干前倾。

3)操作者面向病人站立,两足分开与肩同宽,用双膝夹紧病人双膝外侧以固定,双手扶托其双髋或拉住病人腰带。让病人双手搂抱操作者的颈部,并将头放在操作者靠近床侧的肩上。操作者微后蹲,同时向前、向上拉病人,使病人完全离开轮椅并站住。

4)在病人站稳后,操作者以足为轴旋转躯干,使病人转向床,臀部正对床沿,然后使病人平稳坐在床上。

【注意事项】

1. 体位转移前,应向病人及家属说明体位转移的目的,以取得配合。

2. 在体位转移过程中,注意动作协调轻稳,勿拖拉病人,以免擦伤皮肤。并尽可能鼓励病人发挥自身残存能力,同时给予必要的协助和指导。对留置导尿管和使用各种引流管的病人,在体位转移时,应先固定好各种导管,以防脱落。

3. 根据病情、康复治疗和护理的需要,选择适宜的体位及转移的方式、方法和间隔时间,一般 2 小时一次。并在转移时注意观察局部皮肤有无红肿、破溃及肢体血液循环是否良好等情况,发现异常要及时处理,并缩短间隔时间。

4. 注意病人安全,防止坠地。

5. 体位转移后,用支撑物将病人肢体等部位垫好,保持功能位并使病人舒适。

【效果评价】

1. 病人明确体位转移的目的并配合操作。

2. 病人舒适、安全、维持功能位且未发生并发症。

3. 护患沟通有效,满足病人的身心需要

三、压疮的康复护理

压疮是机体局部组织受压时间过长,血液循环障碍导致缺血、缺氧、营养不良而引起的组织损伤。过去人们常将其称之为褥疮,因为多发生于长期卧床的病人,现发现也可发生于长期乘坐轮椅而不能站立和行走者的身上,故改称为压疮。

【目的】

压疮的发生严重影响了病人的康复训练,并妨碍病人回归家庭和社会,如果病人营养状况差,形成慢性消耗,则可继发严重感染,甚至危及生命。因此维持病人皮肤完整性是康复护理工作的重要内容。

【压疮的原因】

引发压疮的原因有局部因素和全身因素两方面。

1. 局部因素

(1)局部受压过久:局部组织或部分肢体因长时间不变换体位而过久受压。主要见于意识不清、感觉障碍或不能自动变换体位的病人。另外,使用石膏、夹板固定时衬垫不当,松紧不适宜或所用支具、轮椅规格不合适时,也易使局部组织受压。

(2)局部受物理因素刺激

1)潮湿:由于大小便失禁或汗液、分泌物未及时清除,使局部皮肤浸泡于粪、尿、汗和分泌物中,导致皮肤抵抗力及对压力的耐受性降低,容易破损而诱发压疮。

2)摩擦:床单皱褶不平、床上有碎屑、使用破损便盆、协助更换体位时强力拖拉病人等因素造成皮肤组织损伤。

2. 全身因素

(1)机体营养不良:是压疮发生的内因,常见于年老体弱、水肿、贫血、极度消瘦、长期发热、昏迷、瘫痪及恶病质的病人,由于局部组织血液及氧气供应差,承受压力能力低,容易发生压疮,而且发生压疮后的恢复能力也较差。

(2)神经系统疾病:如脊髓损伤、脑血管病病人由于运动神经、感觉神经的功能障碍,致使局部组织血液循环不良,继而对温、热、痛、知觉反应迟钝或丧失,也是造成压疮的一个全身因素。

【易发部位】

压疮主要好发于全身各处长期受压的骨突部位,其发生因体位不同而各异。如:仰卧位时多发生于枕部、肩胛部、脊椎体隆突处、骶尾部、足跟部及肘部;侧卧位时多发生于耳郭、肩峰、髋部、膝关节内外侧及内外踝处;俯卧位时常发生于额部、下颌部、髂前上棘、膝部及足趾;坐位时多发生于肩胛骨、坐骨、腘窝等处(图 4-8)。

此外,在使用支助具时松紧不适或使用方法不当,其压力最突出的部位也是压疮的易发部位。如:颈椎损伤者在使用 HALO 架时如松紧不适,对下颌的持续压力即可造成下颌的压疮。

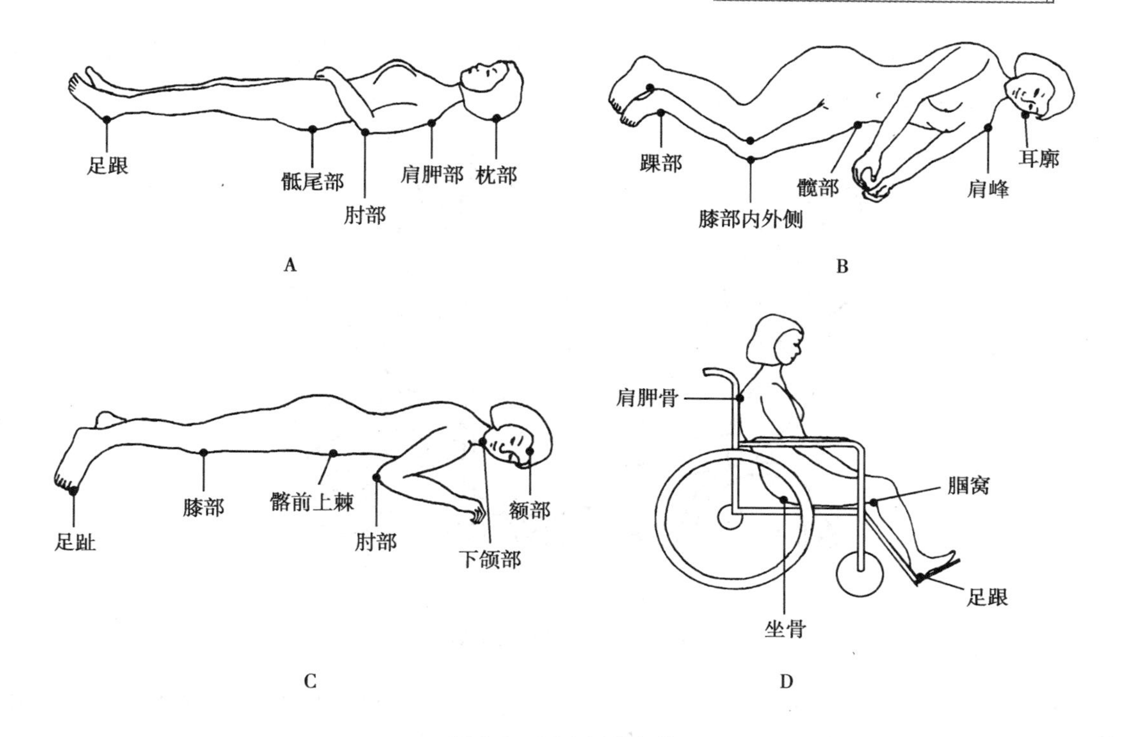

图 4-8　压疮易发部位

【护理方法】

1. 预防措施

（1）避免局部组织长期受压

1）经常变换体位：交替利用病情允许的各种体位，以减少同一部位长时间受压。一般每 2 小时鼓励和协助病人翻身一次。若皮肤出现红斑时应缩短间隔时间。建立床头翻身记录卡（表 4-12），有条件时可使用帮助病人翻身的电动转床。

表 4-12　翻身记录卡

姓名________　　　　　　床号________

日期 / 时间	卧位	皮肤情况及备注	执行者

2）支持身体空隙处：将病人体位安置妥当后，可在身体空隙处垫软枕、海绵垫等软支撑物，以减少局部过于集中的压力。有条件时可选用各种类型的减压床垫褥，如海绵垫褥、气垫褥、水褥等，使支撑体重的面积宽大而均匀，病人身体的压力分布在一个较大的面积上，从而降低隆突部位皮肤所受到的压强。

3）做支撑减压练习：对长期卧床或长期依靠轮椅生活的病人，教会练习用双手支撑床面或轮椅扶手做抬臀减压动作，一般每 15 ~ 30 分钟做一次，每次 15 秒。对不能或无力用手支撑的病人，让其交替倾斜上身以带动两侧臀部，或在康复技术人员的帮助下，分别做抬臀离开床面或椅面的重量转移动作（图4-9）。

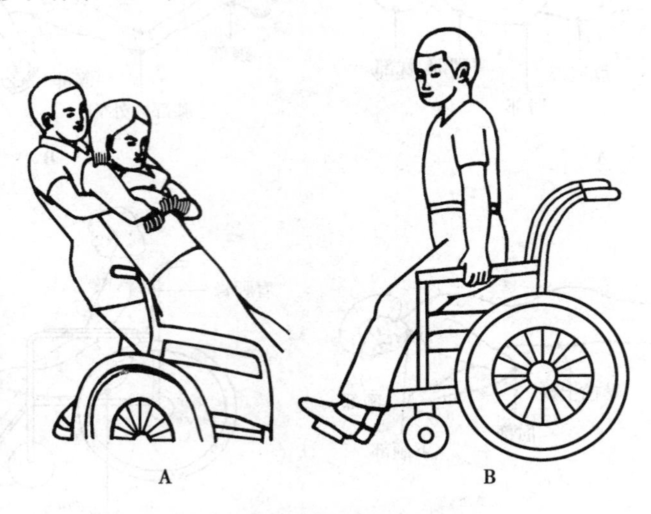

图4-9 乘坐轮椅臀部除压法

4）对使用石膏、夹板、牵引、支具等病人，衬垫应平整、松软适度，要仔细观察局部皮肤和肢端皮肤颜色改变的情况。认真听取病人反映，并适当给予调节。

（2）避免潮湿、摩擦及排泄物的刺激

1）经常检查皮肤，保持皮肤清洁干燥，及时用温水擦洗皮肤上的粪、尿、汗及分泌物等。必要时于清洁后涂擦皮肤保护剂。

2）床铺要经常保持清洁干燥，平整无碎屑。被服潮湿污染要及时更换。

3）不可使用破损的便盆，以免擦伤皮肤。

（3）增进局部血流循环：经常按摩受压部位，倒少许50%乙醇于掌心，以手掌大、小鱼际肌部分紧贴皮肤，做压力均匀的环形按摩3～5分钟。也可采用全背按摩或电动按摩器按摩，以促进局部血流循环，增加皮肤抵抗力。

（4）增进营养的摄入

1）根据病人身体、营养、活动状况及疾病种类，设计饮食摄取结构及热能。注意给足高蛋白、高热能、高维生素及微量元素。以增强机体抵抗力和组织修复能力，促进慢性溃疡的愈合。

2）根据病人功能障碍的问题，设法解决其影响摄入营养和水分的原因，实施相应的护理措施以保障饮食和水分的供给。如：偏瘫病人有吞咽功能障碍需要鼻饲者，要保证按时供给鼻饲饮食；高位截瘫或上肢功能障碍者，要指导掌握使用支助具的方法，保证足够食物和水分的摄入等。从而改善全身及皮肤的血液循环，增强皮肤抵抗力，防止压疮的发生。

2. 护理措施

（1）压疮的观察内容

1）发生部位。

2）轻重程度：根据压疮轻重程度常分4期。

第1期　具有红斑，但皮肤完整。

第2期　损害涉及皮肤表层或真皮层，表现为皮损、水疱形成或浅层皮肤创面。

第3期　损害涉及皮肤全层及其与皮下脂肪交界的组织，表现为较深皮肤创面。

第4期 损害广泛,涉及肌肉、骨骼或支持结缔组织(肌腱、关节、关节囊等)。

3)疮面的状况:大小、形态、有无渗出液及其性质。

4)疮口基底部和周围有无坏死组织、肉芽组织增生等。

(2)压疮处理的原则

1)局部出现红斑:减轻受压、促进血液循环。

2)局部出现创面:给予消炎、预防感染治疗。

3)局部有坏死:清除坏死组织,配合预防治疗以促进新的肉芽组织和表皮增生。

(3)压疮处理的具体措施

1)红斑护理:对于第1期压疮主要通过增加翻身、按摩次数、调整矫形器和轮椅上坐姿等方法缓解局部压力,及时去除潮湿等诱发因素,保持局部清洁、干燥。

2)水疱处理:水疱较小时,应防止其破裂,待吸收;水疱较大时,用无菌注射器按无菌技术抽吸,包扎,防感染。

3)压疮创面处理:多处压疮或压疮面积过大可采用特制床垫解除受累部位受压,创面的处理上不主张使用抗生素,以免影响肉芽组织生长。根据情况可用生理盐水或过氧化氢溶液溶液冲洗创面,然后用湿到半干的生理盐水敷料覆盖创面,每2~4小时更换敷料1次。湿润的创面不仅对组织损害小,而且有助于表皮在创面迅速生长,提高治疗效果。感染创面可以采用碘仿敷料或稀释的次氯酸盐治疗。对于坏死溃疡面要清除坏死的组织,促使新生肉芽组织生长。必要时根据全身症状和细菌培养结果,遵医嘱给予全身应用抗生素控制感染。

4)物理治疗:局部可采用紫外线疗法、红外线疗法、超短波疗法、氧疗法及成纤维细胞生长因子离子导入疗法等,促进创面愈合。

5)加强营养,改善全身状况,增加机体抵抗力。

6)做好手术前后护理:对于长期保守治疗不愈合或压疮深达肌肉等组织,需要手术治疗时,应配合医生做好手术前后的各项护理工作及心理护理。

【注意事项】

1. 更换体位局部除压时,动作一定要轻柔,避免拖、拉、推等动作,以防再次损伤皮肤。

2. 皮肤创面有分泌物时,应留取分泌物做细菌培养和药敏试验,以便在治疗上选择用药。同时注意防止交叉感染。

3. 压疮严重需要手术治疗时,应注意全身状况的观察及护理,并保证足够营养和水分的供给。

【效果评价】

1. 病人能说出压疮发生的危险因素并配合护理。

2. 病人的皮肤保持完好或皮损部位逐渐愈合。

3. 病人的营养及活动状况有改善。

【社区应用】

康复病人大多数时间都生活在家庭和社区。所以康复工作者必须教会他们掌握有关压疮预防的知识和技能,使他们具有一定自我预防压疮的护理能力。

1. 健康教育 对易发生压疮的高危病人和家属讲解压疮发生的原因及危害,使之提高其预防压疮的自觉性和主动性。

2. 积极培训病人(尤其是残障者)和家属,使他们在出院前熟练掌握预防压疮的知识和技能。如:观察受压部位皮肤颜色有无发红等改变,掌握皮肤护理的方法(如每2小时翻身一次,坐轮椅者每30分钟做15秒的撑起动作。)保持床铺平整、干燥;经常擦洗、按摩受压部位,保持皮肤清洁、干燥等。

四、膀胱护理

膀胱护理是对因神经性原因所致的膀胱尿道功能失调而实施的特殊护理,是康复护理的重要内容之一。

【目的】

神经性膀胱功能失调主要表现为尿潴留和尿失禁,如不采取积极有效的护理措施,则会因此而延缓康复的进程,降低病人的生存质量,甚至继发严重并发症而危及病人生命。因此,膀胱护理的主要目的是预防泌尿系统并发症,保护肾脏与膀胱的功能。

【方法】

1. 间歇导尿　为使膀胱规律性定期充盈和排空而达到接近生理性状态所采用的一种方法。对病情稳定,可以适当限制饮水量,无泌尿系感染和尿液反流的病人可以实施间歇导尿。

具体做法:严格无菌操作。每日液体摄入量限制在2000ml以内,平均每小时在100～125ml。每4～6小时导尿一次,每次导尿时膀胱内尿量不能超过500ml,以后逐渐根据膀胱功能的恢复情况,调整导尿间隔时间。如:两次导尿之间能自动排尿100ml以上、残余尿量300ml以下时,可改为每6小时导尿一次;两次导尿之间能自动排尿200ml以上,残余尿量200ml以下时,可改为每8小时导尿一次;当残余尿量少于100ml或为膀胱容量20%以下时,方可停止间歇导尿。

2. 留置导尿　对尿潴留而又无法接受间歇导尿的病人可以采用此种方法。如脊髓休克期和处于脱水治疗的多尿期或经盆腔、尿道等手术的病人,采用留置尿管持续导尿,以排空尿液,避免膀胱膨胀,促进膀胱功能的恢复。但留置尿管极易引起泌尿系感染,故应加强对留置尿管的严格管理。如严格执行无菌操作原则,保持导尿管通畅,及时清倒集尿袋和更换尿管等。

3. 膀胱训练　根据北美护理诊断协会(NANDA)制定的标准,将神经性膀胱功能失调分为:压力性尿失禁、反射性尿失禁、急迫性尿失禁、功能性尿失禁和尿潴留。不同类型的膀胱功能异常可采用下列不同的训练方法。

(1)盆底肌肉训练:通过对盆底肌肉增进张力的练习而增加尿道阻力。指导病人在不收缩下肢肌、腹肌及臀部肌肉的情况下,主动收缩耻骨、尾骨周围的肌肉(会阴及肛门括约肌)。每次吸气时收缩持续10秒,呼气时放松,重复做10次,每日5～10次。此训练可以减少漏尿的发生,适用于压力性尿失禁的病人。

(2)排尿习惯训练:每天规定特定的排尿时间,如餐前30分钟、晨起或睡前,鼓励病人如厕排尿,对年老体弱无法如厕者,为其提供便器。白天每3小时一次,夜间2次,也可结合病人具体情况调整。这种训练能帮助病人逐渐建立规律性排尿习惯,减少尿失禁的发生,适用于急迫性尿失禁的病人。

(3)诱发排尿反射:定时对病人的排尿扳机点进行不同方法的刺激,以促进排尿功能的恢复。如:手指轻叩耻骨上区、牵拉阴毛、摩擦大腿内侧、捏掐腹股沟,以及听流水声、温水冲会阴等辅助措施。以促使病人出现反射性排尿,适用于反射性尿失禁及尿潴留的病人。

(4)屏气法:是通过增加腹压而提高膀胱压力引发排尿的方法。如病情允许,在病人试行排尿时,让其取坐位,身体前倾,腹部放松,快速呼吸3～4次后,做一次深吸气,然后屏住呼吸,用力向膀胱及骨盆底部做排尿动作，以促使尿液排出。适用于尿潴留导致的充盈性尿失禁。

（5）手压法：双手拇指置于髂嵴处，其余手指放在下腹部膀胱区，用力向盆腔压迫，以协助排尿。也可用双手或单手握拳由脐部向耻骨方向滚动推压。加压时需缓慢轻柔，以免造成损伤。手压法适用于尿潴留的病人。

4. 残余尿量的测定　先嘱病人饮水 300～500ml，待膀胱充盈后病人取坐位，采用膀胱训练方法诱导病人自行排尿，测量并记录排出尿量。排尿后立即导尿，测量并记录导出的残余尿量。如果残余尿量超过 150ml，说明膀胱功能差，残余尿量少于 80ml，膀胱功能满意，残余尿量在 80～150ml 之间，膀胱功能中等。

5. 膀胱造瘘的护理　膀胱癌、神经源性膀胱功能障碍、膀胱及尿道损伤等病人通过尿路改道术而使尿液排出体外。其中膀胱造瘘术是尿路改道术中的一种，即在耻骨上手术切开膀胱后插入蕈状导尿管自腹壁引出，以便于排尿。其护理方法如下：

（1）更换膀胱造瘘袋：尿路改道术后，由于尿液不断从造瘘口流出，给病人带来许多不便，使用膀胱造瘘袋是其基本的护理措施。用性能较好的防水胶将膀胱造瘘袋粘贴于造瘘口处，通过下方的橡胶管与贮尿袋连接，使尿液可以随时流入贮尿袋中，一般每 5～7 天更换一次造瘘袋。

1）更换前向病人解释并洗手。

2）病人取坐位，置橡胶单及治疗巾于造瘘口下方。

3）放出造瘘袋及橡胶管内尿液，同时按压造瘘口周围 30 秒，促使尿液排出。

4）自上而下动作轻柔地取下造瘘口上的造瘘袋，用大棉球蘸温开水或生理盐水擦洗净瘘口及周围皮肤，然后用干棉球擦干。

5）用造瘘口测样板测量瘘口大小，用笔在粘贴物上描绘出洞口大小，然后用剪刀修剪洞口（比造瘘口大 3mm）。

6）撕下粘贴物上粘纸，将已修剪好的造瘘袋粘贴于瘘口处，再将造瘘袋上的橡胶管连接于贮尿袋上。

7）取下橡胶单及治疗巾，协助病人整理衣服。

（2）保持瘘口及周围皮肤清洁：膀胱造瘘口及周围皮肤易受尿液或粘合剂刺激而出现发红、糜烂、疼痛等情况，应及时采取措施，如增加清洁皮肤次数、涂抹抗生素或 10% 氧化锌软膏、使用红外线烤灯照射局部，也可在适当体位下暴露瘘口以减少刺激等。

（3）指导日常生活自我护理

1）饮食：鼓励病人多饮水，每天至少 2000ml，以增加尿量，减少感染。多食富含维生素 C 和纤维素丰富的蔬菜和水果，以使尿液酸化及防止便秘。

2）衣服：尽量宽松、柔软，避免压迫造瘘袋及刺激皮肤。

3）淋浴：要保证使用水的清洁，沐浴时造瘘袋最好戴上，如果是淋浴也可摘下冲洗。

4）睡眠：要防止橡胶管扭曲、受压，保持引流通畅。

5）注意观察尿液改变：如发现尿液混浊、异味、有絮状物等异常情况，应及时处理。

【注意事项】

1. 导尿操作时，用物必须严格灭菌，并按无菌操作进行，预防尿路感染。

2. 导尿时，应选择光滑和粗细适宜的导尿管（一般不超过 14 号），防止因导尿管过粗造成括约肌松弛而引起漏尿。

3. 间歇导尿时，要使用无菌硅油润滑尿道，以保护尿道黏膜不受损伤。

4. 留置导尿后,在尿管未阻塞的情况下,不宜进行常规膀胱冲洗,防止逆行感染。

5. 膀胱训练前要进行尿流动力学检查,以确定膀胱类型和安全的训练方法,避免因训练方法不当而引起尿液反流造成肾积水。

6. 膀胱造瘘的病人在更换造瘘袋时,忌用消毒药液清洗造瘘口,以免刺激皮肤。并注意观察造瘘口及周围皮肤有无异常变化,若发现造瘘口有内陷或脱出现象,应及时处理。

【效果评价】

1. 间歇导尿方法正确,符合无菌技术原则,动作轻稳,病人未发生泌尿系统损伤或感染。同时病人的痛苦减轻,感觉舒适、安全。

2. 留置导尿后,导尿管固定,尿液引流通畅,病人未发生泌尿系统感染。

3. 膀胱训练时,所选择的训练方法正确有效,未出现因膀胱压力过高而引起的自主神经反射亢进的临床表现(突发性血压升高、皮肤潮红、出汗、头痛等反应)。

4. 更换造瘘袋方法正确,修剪的造瘘袋洞口符合要求,病人无不适反应。

【社区应用】

膀胱护理的社区应用,除教会病人进行盆底肌肉训练、排尿习惯训练诱发排尿反射、屏气法及手压法等措施外,还可培训病人及家属掌握更换造瘘袋的方法及清洁导尿术。

1. 更换膀胱造瘘袋

见膀胱造瘘的护理

2. 清洁导尿术

(1)适应证:需要长期进行间歇导尿的病人,如脊髓损伤的康复病人。

(2)用物:10 号导尿管置于盛有 0.1% 苯扎溴铵溶液的容器中、小镊子、生理盐水、启瓶器、便盆及便巾。

(3)操作方法

1)清洁外阴:用清水清洗外阴,擦拭干净。将便盆放于会阴部。

2)冲洗导尿管:开启生理盐水瓶,取出导尿管,用生理盐水冲净导尿管外部消毒液。

3)插管:病人取半坐卧位或仰卧位,手持导尿管前端,对准尿道口轻轻插入,见尿液流出再插入少许。

4)拔管:每次导尿 350 ~400ml,每 4 ~6 小时导尿一次或视膀胱功能恢复情况而定。导尿毕拔出导尿管,用清水冲洗干净,再放入盛有 0.1% 苯扎溴铵溶液的容器中。

(4)注意事项

1)保持外阴清洁,每次大便后或导尿前都要清洗外阴。

2)插管时动作要轻柔,插入不畅时,可稍停片刻,张口缓慢深呼吸,再徐徐插入,切忌强行插管,以免损伤尿道黏膜。

3)每日更换导尿管和消毒液一次。

五、肠道护理

康复病人中常出现排便障碍,多种疾病均可引起,在排便障碍中,又以便潴留为多见,需要对他们进行排便训练,使其能控制排便和有规律地每 1 ~3 天排便一次,以保持大便通畅。

【目的】

肠道护理的目的是帮助病人建立排便规律,并在规定时间内能排净大便,消除或减少由于大便失禁造成的自卑心理,预防因便秘、腹泻、大便失禁所导致的并发症,从而提高病人的生活质量。

【方法】

1. 训练建立有规律的排便方法

(1)饮食调节:指导病人多食蔬菜、小米、粗粮等含膳食纤维多的食物,并适当摄取油脂类食物;多饮水,每日饮水量在2000ml左右(心、肾疾患病人遵医嘱)。便秘时多吃桃、樱桃、杨梅等食物。腹泻时加茶、白米、苹果等。对肠蠕动减弱的病人,24小时内禁食,水入量每小时30ml。如无恶心呕吐并可闻及肠鸣音,第2日水入量加至每小时60ml。第3日开始进软食。

(2)肠道训练:即每日或隔日训练病人在同一时间排便,即使无便意也定时试便,以建立和加强排便反射,养成定时排便的习惯。可于排便前一天睡前服用适量缓泻剂,排便当天晨空腹饮热咖啡或热茶300ml,以刺激胃肠蠕动。排便时要与病人以往习惯相符,并尽量在坐位进行。

(3)手法按摩腹部:病人取仰卧位,屈膝使腹部放松,用手掌沿升结肠、横结肠、降结肠、乙状结肠方向,即自右下腹→右上腹→左上腹→左下腹做环状按摩,每日于清晨、睡前各按摩一次,每次10分钟左右,也可于便前进行。

(4)排便费力者配合使用缓泻剂、栓剂,必要时遵医嘱灌肠。

(5)对无能力排便的瘫痪病人,可戴手套用示指蘸润滑剂,伸入肛门2~3cm做环形刺激15~30秒,促使排便;当有坚硬粪块堵塞肛门时,可用手指将粪块抠出。

2. 人工肛门(假肛)的护理　对于不能由肛门排便的病人,施行通过腹壁将结肠拉出,以排出肠内容物及气体的手术,叫结肠造瘘术。临床上将此称为人工肛门,也就是假肛。病人可能要维持人工肛门很长时间甚至终生,因此其护理显得尤为重要。

(1)造瘘口周围皮肤护理:手术后2~3天造瘘口开放,初期可由康复人员或家属协助处理人工肛门,随病人身体的恢复,教会病人独立完成。造瘘口周围的皮肤每日用肥皂水擦洗,如局部皮肤发红、破溃时,可于清洗后擦干,涂以抗生素软膏或10%氧化锌软膏等保护。

(2)人工肛袋的使用:至少要备2~3个人工肛袋,交替使用。最好选用粘贴型人工肛袋,因其封闭性能好,不易漏粪便。人工肛袋要勤更换(方法同膀胱造瘘袋更换法),清洗干净后晾干备用。如果皮肤对粘贴剂的刺激不能接受者,可在瘘口处以软布敷盖,再用弹力腰带将其固定,并按时开放造瘘口排便。

(3)饮食护理:控制纤维素多的食物,如芹菜、韭菜等;少吃产气食物(洋葱、土豆、黄豆)及刺激性强的辣椒等食品,注意饮食卫生,以免发生腹泻。

(4)防止人工肛门狭窄:手术后指导病人坚持每周扩肛2次,持续三个月左右。扩肛时戴橡胶手套或指套,蘸润滑剂后插入人工肛门,沿四周旋转数次即可。

【注意事项】

1. 排便训练需要的时间较长,数周甚至数月,因此一定要有恒心和毅力,不要因暂时效果不佳而停止。

2. 病人出现严重腹泻时,要加强对肛门周围皮肤的护理,防止肠液刺激皮肤而发生破溃。

3. 肠道训练的时间要符合病人的生活规律,并根据病人的情况进行调整和评价。

【效果评价】

1. 饮食指导、肠道训练行之有效,保持了大便通畅,并使病人养成了定时排便的习惯。

2. 手法按摩方法正确,有效地协助了病人排便,并无不良反应发生。

3. 更换人工肛袋的方法正确,人工肛门的护理方法得当,未发生造瘘口周围皮肤的溃烂及人工肛门狭窄。

【社区应用】

肠道护理的社区应用,应指导病人及家属掌握正确的饮食调节方法、肠道训练方法及按摩腹部法,并培训其掌握更换人工肛袋的方法及人工肛门的护理方法。同时还应教会病人及家属掌握简易通便的方法。

1. 开塞露使用法 开塞露用50%甘油或小量山梨醇制成,装在塑料胶壳内。成人用量20ml,小儿10ml。使用时剪去封口端(开口端应圆形、光滑),挤出少许液体润滑开口处,病人取左侧卧位,做排便动作以放松肛门外括约肌,轻轻插入肛门后将药液全部挤入直肠内,退出塑料胶壳并忍耐5~10分钟后再排便(图4-10)。

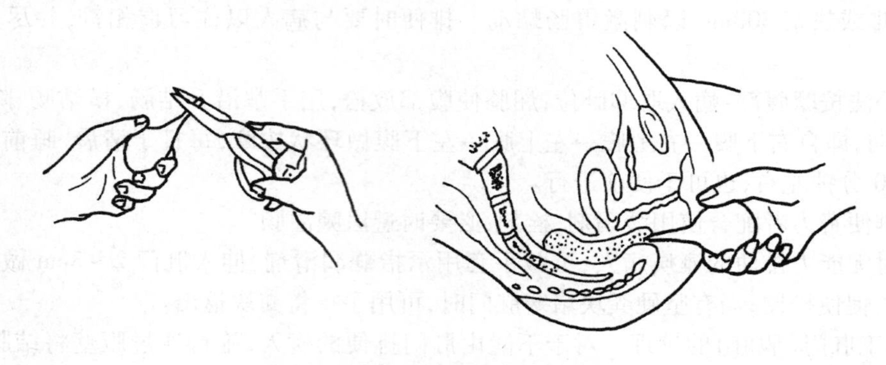

图4-10 开塞露简易通便法

2. 甘油栓使用法 甘油栓是用甘油明胶制成的栓剂。使用时手垫纱布或戴指套,捏住栓剂底部,轻轻插入肛门至直肠内,抵住肛门处轻轻按揉,忍耐5~10分钟后再排便(图4-11)。

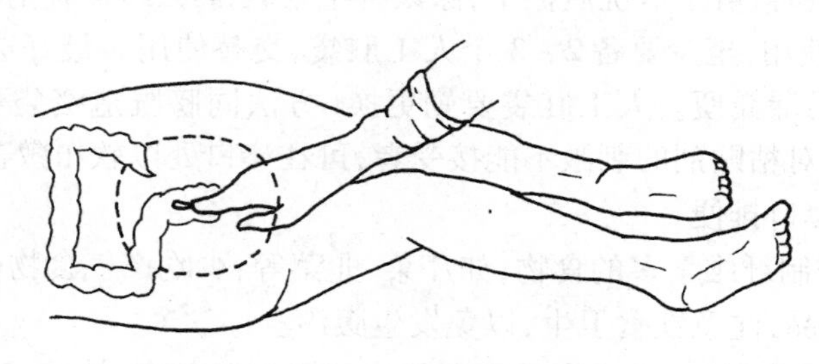

图4-11 甘油栓简易通便法

3. 肥皂栓使用法 将普通肥皂削成圆锥形(底部直径约1cm、长约3~4cm),使用时手垫纱布或戴手套,将肥皂栓蘸热水后轻轻插入肛门。注意,有肛门黏膜溃疡、肛裂及肛门剧烈疼痛者,不宜使用肥皂栓通便。

六、使用轮椅、助行器的康复护理

(一)轮椅

轮椅是重要的代步工具。许多残疾人因丧失了行走的能力,为了独立生活,进行各种活动,必须依靠轮椅,以解决身体的转移问题。也可借助这种车进行体育锻炼,除此之外还可提高病人对生活的兴趣和战胜疾病的信心。

1. 轮椅的种类与适应证 可分为普通轮椅与特形轮椅两大类。

(1)普通轮椅:由轮椅架、轮、座靠及刹车装置四部分组成(图4-12)。主要适用于步行功能减退或丧失者,如截肢、截瘫、下肢骨折未愈合、双下肢麻痹、严重的下肢关节炎等。

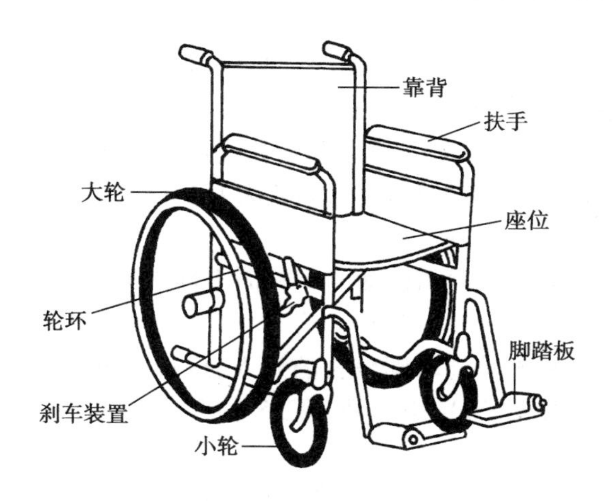

图4-12 普通轮椅结构

(2)特形轮椅:在普通轮椅的基础上还有各式各样的特形轮椅。

1)电动轮椅:适用于双上肢无力、手功能很弱、不能驱动轮椅者或高位截瘫者。

2)机动轮椅车:是下肢功能丧失、功能减退病人的新型代步工具。

3)单侧驱动式轮椅:适用于只有单侧上肢有驱动轮椅功能的病人。

4)站立式轮椅:可帮助病人形成站立式以完成许多需要在站立姿态下完成的工作,还可防止骨质疏松。

5)躺式轮椅:乘坐者可随时躺下休息。适用于年老及体弱多病者。

6)手摇轮椅:适用于双侧上肢均有驱动轮椅功能的病人。

7)竞技轮椅:主要有竞速轮椅、篮球轮椅、排球轮椅等。是专为残疾人运动员设计研制的。

2. 轮椅的选用

(1)选择标准:安全实用、结实轻便、美观耐用、价格合理,一般病人能够接受,符合病人病情需要,易于驱动,耗能少,规格尺寸与病人身材相符。

(2)测量

1)一般慢性病或年老体弱者使用的轮椅常规尺寸为:①轮椅的总宽度为65cm。②总长度为104cm(拆除脚踏板可减去28cm)。③椅座的高度为51cm。

2)截瘫或截肢等病人使用的轮椅,最好根据病人体形进行测量。要求病人坐在轮椅上时:①座位宽度:臀部两侧距轮椅侧板有5cm。②座位深度:腘窝距椅座边缘有5cm。③座位高度:两脚能舒适的放在脚架上。④扶手(臂托)高度及长度:一般高出椅座22~25cm,以病人能舒适自然地将手臂放在上面为宜。⑤靠背高度:一般靠背上缘要达到病人肩胛冈。躯干控制好的可选低靠背,即靠背上缘达病人肩胛骨下缘2~3cm处。⑥脚踏板(脚架)距地面高度:以脚踏板中心距地面5cm为宜。

此外还可根据病人的特点选择带有特殊结构的轮椅,如带可调式脚踏板的轮椅、斜倚式靠背的轮椅等。

3. 使用轮椅的康复护理

(1)端正坐姿:使病人坐于轮椅正中部位,背向后靠并抬头,髋关节尽量保持在90°左右。不能自己保持平衡者,应加系安全带固定,以保证病人安全。

(2)肌力训练:强化躯干肌力和控制能力的训练,以保证病人能安全地坐在轮椅中进行各种活动。训练常选择如桥式运动、燕式平衡、仰卧起坐等。用哑铃、杠铃等强化上肢肌力和耐力的训练,以保证上肢有足够的支撑力。

(3)轮椅转移训练:为了使病人能独立使用轮椅完成各种转移,必须指导病人进行专门的康复训练。教会病人独立使用各种转移技术,如从床上左右、上下移动,床上坐起再到轮椅、轮椅到床或从轮椅中站起或移至其他椅上等。

遇有1级台阶时,应练习先将轮椅前面的小轮向上翘起,使轮椅向后倾,将小轮先置于台阶上,然后再将大轮子推过台阶。

(4)预防压疮:对外出乘坐轮椅时间较长的病人,应每隔30分钟进行臀部减压一次,即用双手支撑轮椅的扶手,使臀部悬空并保持15秒左右。同时要注意所有骨突部位的压力。

(5)安全教育:对病人进行安全教育,帮助病人养成制动轮椅手闸的习惯;加强保护。轮椅上适当部位(胸部、髋部)配用保护带,以方便固定病人。

4. 使用轮椅的注意事项

(1)使用者必须熟悉所用轮椅的性能。

(2)使用前应全面检查轮椅各部件,以确保使用安全。

(3)上下轮椅前均应先制动轮椅的闸,以防轮椅滑脱跌伤病人。

(4)严重的心脏病或其他疾患引起的全身性衰竭者,若没有康复人员帮助不宜单独驱动轮椅。

(二)助行器

辅助人体站立和行走的工具与设备称为助行器。它是下肢伤病残者不可缺少的康复器具,可以帮助病人走出轮椅,自由站立和行走。也是年老体弱者步行的辅助工具。

1. 助行器的种类与适应证　根据助行器不同的工作原理和功能,可分为三类:无动力式助行器、功能性电刺激助行器、动力式助行器。

(1)无动力式助行器:适用于下肢肌力减弱者,残存部分肌力和行走能力损伤较轻的截瘫者,骨折未愈合者,作为站立和行走的辅助工具。主要包括各种拐杖和移动式助行架。

1)拐杖:常用的有手杖、前臂拐、平台拐、腋拐等(图4-13)。

2)移动式助行架种类很多,一般分为步行式和轮式两类(图4-14)。

(2)功能性电刺激助行器:用功能性电刺激的方法进行治疗,适用于运动神经元障碍引起的瘫痪和脑卒中引起的偏瘫,以及脊髓损伤引起的四肢瘫痪者。功能性电刺激与现代电子技术组合,对脊髓破坏性外伤造成的完全性下肢截瘫病人起助行作用。

(3)动力式助行器:适用于用功能性电刺激助行器已无法使瘫痪的下肢恢复最基本运动功能的完全性截瘫病人。动力式助行器装有便携式小型动力源驱动的步行机构,使用时将助行器穿在瘫痪下肢上,并需要在移动式助行架或多脚杖的辅助下行走。

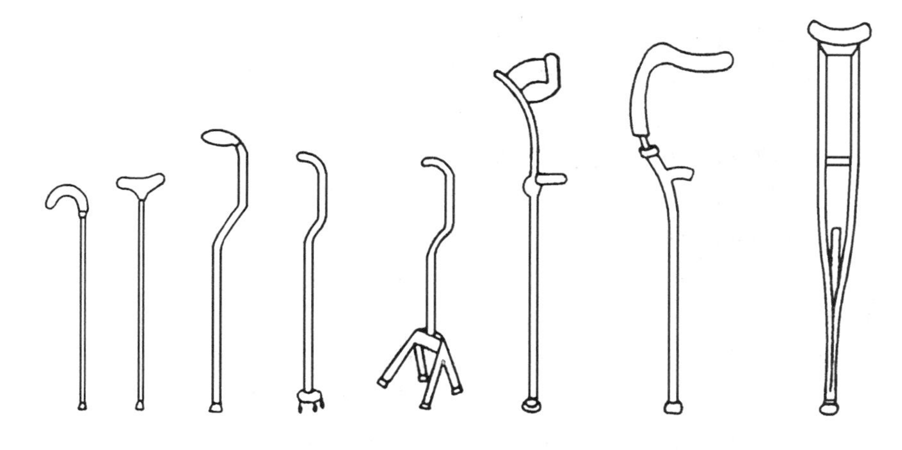

图 4-13　拐杖的种类

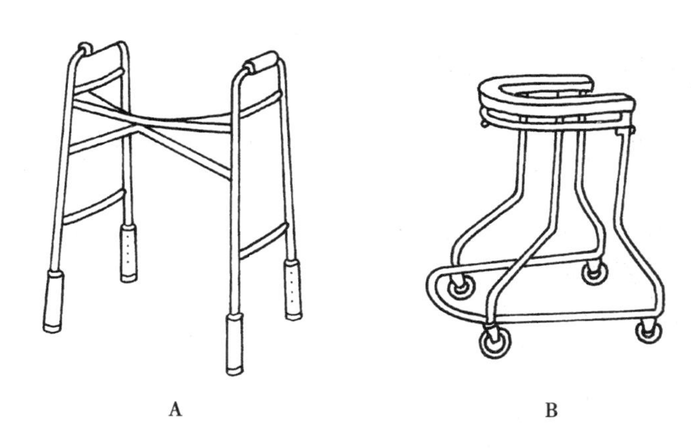

图 4-14　移动式助行器

A. 步行式;B. 轮式

2. 助行器的选用　主要介绍腋拐和手杖的测量方法。

(1)腋拐:腋拐的腋托高度是从病人的腋前襞到足外侧 15cm 处地面的距离或腋前襞垂直到地面的距离再加 5cm,把手高度为伸腕握住把手时,肘部呈 30°屈曲,或手柄与股骨大转子持平(图 4-15)。

(2)手杖:手杖的手柄高度与腋拐的手柄高度相同,平股骨大转子。

3. 使用助行器的康复护理

(1)心理疏导:帮助病人正确认识助行器的作用,消除紧张、恐惧或否认的心理,最大限度地帮助病人恢复独立步行的能力。

(2)持拐基本步态训练

1)两点步:①交替式两点步:左拐与右足同时向前迈出为第一着地点;然后右拐与左足再向前迈出为

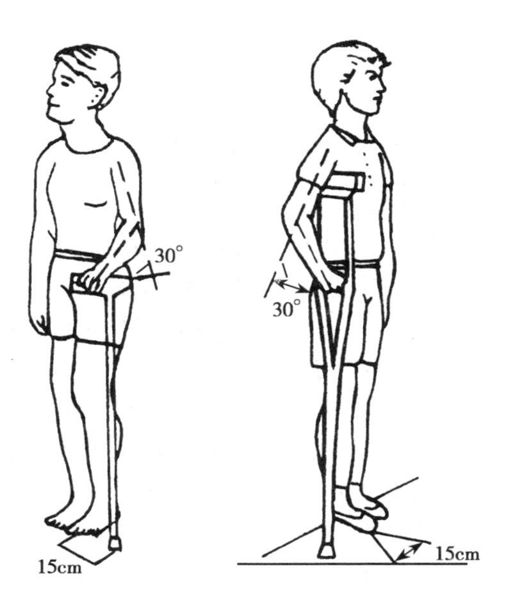

图 4-15　拐杖的高度及正确使用方法

第二着地点。如此交替行进的步式称为交替式两点步。此法是在四点步的基础上练习的。其稳定性不如四点步,但步行速度快。②摆至步:即双拐同时向前移出为第一着地点,然后身体重心移至双拐,再将双腿向前摆出为第二着地点,注意双足着地点不能超过双拐的连线。③摆过步:即双拐同时向前移出为第一着地点,然后身体重心移至双拐,再将双腿用力向前摆出为第二着地点,注意双足着地点必须超过双拐的连线,落在双拐的前方。

2)三点步:双拐先移向前为第一着地点,然后患腿迈步为第二着地点,最后健侧腿再向前迈出为第三着地点,如此交替行进的步式称为三点步。此法步行速度快,稳定性良好,适用于单侧下肢不能负重者。

3)四点步:先向前移左拐为第一着地点,再向前移右足为第二着地点,然后向前移右拐为第三着地点,最后左脚迈步为第四着地点。如此交替行进的步式称为四点步式。此法稳定性好,练习难度小,步行速度较慢,适用于双下肢运动功能障碍者。

(3)预防压疮:对长期使用助行器行走的病人(尤其是持拐行走的病人),其腋下、肘部、腕部等处,均是压疮的好发部位,应注意预防,可通过增加助行器着力部位护垫的厚度,以缓解局部受压情况,特别要注意局部皮肤的颜色变化和疼痛情况,发现异常要仔细分析原因,并及时调整。

(4)肌力及平衡准备:加强躯干肌和上肢肌力训练及坐位、站位平衡的训练,提高平衡能力。

(5)安全教育:对病人及家属进行安全教育,并加强保护措施,避免意外发生。

4. 使用助行器的注意事项

(1)根据病情选用合适的助行器。

(2)使用前检查助行器的性能是否正常,以保证安全。

(3)开始步行训练时应有专人保护,以防意外发生。

(4)使用拐杖时注意:单拐一般置于健侧,以减轻患侧肢体负重,并保证较好的稳定性;单侧肢体负重不足体重的55%,或双腿负重均不足体重的50%的病人,必须使用双拐;使用腋拐时应用上肢的臂力和腋窝同时支撑身体,避免腋窝部位长期受压而损伤腋神经。

七、物理疗法、作业疗法的康复护理

(一)物理疗法护理

物理疗法(physical therapy,P. T.)是指运用运动疗法或将自然界及人工制造的各种物理因子作用于人体,以治疗和预防疾病的方法。广义的物理疗法包括运动疗法和狭义的物理疗法以及传统医学中的针灸、按摩、气功等;狭义的物理疗法指应用各种物理因子如声、光、电、磁等来治疗疾病的方法,又称经典式传统理疗。现代康复学中的物理疗法即指广义的物理疗法。

1. 物理疗法的分类　用于康复治疗的物理疗法主要有两大类。

(1)利用自然界的物理因子:如日光、温泉、气候、环境等疗法,多用于疗养院。

(2)应用人工的物理因子:如电疗法、光疗法、超声波疗法、磁疗、传导热疗法、冷冻疗法等,主要用于医院中。

2. 常用的物理疗法及适应证

(1)电疗法

1)直流电离子导入:利用直流电将药物离子,通过皮肤、黏膜导入人体以治疗疾病的方法即为直流电离子导入疗法。临床上主要用于神经炎、神经损伤、瘢痕粘连、慢性关节炎、角膜炎、高血压、冠心病、颈椎病等。但对于急性湿疹、心力衰竭、出血性疾病、对直流电过敏者等应禁忌使用。

2)低频脉冲电疗法:利用频率在1000Hz以下的脉冲电流治疗疾病的方法即为低频脉冲电疗法。临床上常用的康复方法包括:①经皮神经电刺激疗法(TENS):是应用低频单相方波或双相不对称方波低频脉冲电流,以控制疼痛的一种无损伤性的电疗法,即为经皮神经电刺激疗法。适用于各种急慢性疼痛,如头痛、偏头痛、神经痛、肩痛、关节痛、心绞痛、癌痛及术后伤口疼痛等。但对带有心脏起搏器者、早期妊娠、电过敏者、皮肤病病人应禁用;颈动脉窦区慎用。②功能性电刺激疗法:应用低频脉冲电流刺激丧失功能或功能不正常的器官或肢体,以其产生的即时效应代替或矫正器官和肢体已丧失的功能的方法即为功能性电刺激疗法。适用于各种偏瘫、多发性硬化、马尾或脊髓损伤引起的功能障碍、脊柱侧弯等。但对带有心脏起搏器者禁用;对智力有缺陷、认识障碍,对电刺激无反应的肌萎缩慎用。③痉挛肌电刺激疗法:利用两组频率、波宽相同,出现时间先后不同的方波,分别刺激痉挛肌肌腱和拮抗肌肌腹,通过交互抑制原理,使痉挛肌松弛,拮抗肌兴奋,从而达到解除肌痉挛的治疗目的的方法即为痉挛肌电刺激疗法。主要适用于痉挛性瘫痪。对于肌萎缩侧索硬化症、多发性硬化症、面神经炎症病情进展期的病人慎用或禁用。④电体操疗法(神经肌肉电刺激疗法):利用低频脉冲电流刺激神经、肌肉,以达到恢复神经、肌肉功能的方法即为电体操疗法。主要适用于下位神经元麻痹、神经断裂。

3)中频脉冲电疗法:利用频率为1000~100 000Hz的交流电治疗疾病的方法即为中频脉冲电疗法。临床上常用的治疗方法包括:①干扰电疗法:以两组频率相差0~100Hz的中频正弦交流电流交叉输入人体,在人体内电流交叉处形成干扰场,产生差频0~100Hz的低频调制的中频来治疗疾病的方法称为干扰电。适用于关节和软组织损伤、颈椎病、腰椎间盘突出症、肩周炎、周围神经麻痹、肌肉萎缩等。②音频电疗法:应用1~20KHz音频段的等幅正弦电流治疗疾病的方法称为音频电疗法。适用于术后的粘连、瘢痕、食管和喉部瘢痕性狭窄、肩周炎、甲状腺术后声带麻痹、关节僵硬、扭伤、挫伤等。③调制中频电疗法:是将已在机器内调制好的电流输入到人体进行治疗的一种电疗法称为调制中频电疗法。适用于手周围神经麻痹、肌萎缩、缺血性肌痉挛、闭塞性动脉内膜炎、小儿遗尿症等。但中频脉冲电疗法对于急性炎症、出血倾向、局部埋有金属、严重心脏病及装有心脏起搏器的病人应禁忌使用。

4)高频电疗法:利用频率在10万Hz以上的电磁振荡电流及所形成的电磁场治疗疾病的方法,即为高频电疗法。根据波长的不同,高频电流可分为长波、中波、短波、超短波及微波5个波段。临床上主要用于血栓闭塞性脉管炎、关节炎、扭挫伤、神经炎、神经痛、脊髓灰质炎、炎症(短波适用于亚急性、慢性炎症,超短波及微波适用于炎症各阶段)。但对于局部埋有金属、装有心脏起搏器、体温调节障碍及感知觉障碍者、恶性肿瘤、活动性肺结核、出血、重症心力衰竭的病人禁用。

(2)光疗法:利用日光或人工光线治疗疾病的方法称为光疗法。目前常用的光疗法主要有以下几种。

1)红外线疗法:红外线是红光以外的、波长为760nm~343μm的看不见的光线。其主要的生物学效应是热效应。适用于亚急性和慢性软组织损伤、肌肉劳损、挫伤、扭伤、关节炎或关节痛、浅表性神经炎、神经痛、周围血液循环障碍、冻疮、栓塞性静脉炎、脉管炎等。但对有出血倾向、高热、活动性肺结核、重度动脉硬化症的病人禁用。

2)紫外线疗法:紫外线是在紫光以外的,波长为180~400nm的看不见的光线。其治疗作用主要有杀菌、消炎、止痛、促进伤口愈合、脱敏、抗佝偻病和骨软化症、提高免疫功能等。临床上主要用于防治佝偻病、肺炎、支气管哮喘、肺结核、风湿病、皮下组织化脓性炎症、疖痛、创伤、烧伤、神经炎、神经痛、盆腔炎、附件炎等。但对心力衰竭、活动性肺结核、红斑狼疮、日光性皮炎、甲亢、糖尿病、肝肾功能不全等症禁用。

3)激光疗法:是用激光来治疗疾病的方法。激光主要有热效应、机械效应、光化效应及电磁效应四种作用。临床上主要用于高血压、哮喘、胃肠功能失调、神经性头痛、慢性溃疡、闭塞性脉管炎等。但对光照性皮肤病、系统性红斑狼疮病人禁用。

(3)超声波疗法:超声波是频率在20 000Hz以上,超出人类听觉范围的机械振动波。用超声波治疗疾病的方法称超声波疗法。临床主要用于坐骨神经痛、周围神经痛、面神经炎、风湿性关节炎、注射后硬结、强直性脊柱炎、脑血栓、脑栓塞、脑出血后遗症、冠心病、肾结石、输尿管结石、膀胱炎等。但对脊髓空洞症、出血倾向、孕产妇的下腹部及血栓性溃疡等症应慎用或禁用。

(4)磁疗法:利用磁场作用于人体治疗疾病的方法称为磁疗法。其治疗作用主要有镇痛、镇静、消炎、消肿、降血压、降血脂及止泻作用。适用于软组织损伤、骨折后遗症、类风湿关节炎、颈椎病、神经炎、神经痛、神经衰弱、高血压、单纯性消化不良性腹泻等。但对装有心脏起搏器和严重心脏病、肺结核、肝癌、血液疾病者禁用。

(5)冷冻疗法:利用机械控制制冷装置产生冷冻范围的低温温度或致冷物质治疗疾病的方法,称为冷冻疗法。常用的致冷源有冰块、冷水、氯乙烷等。临床上常用于治疗血管瘤、疣、肉芽肿、鼻息肉、扁桃体炎、外耳道疖肿、痔疮、恶性肿瘤、急性扭挫伤、胃十二指肠球部溃疡、宫颈糜烂、瘢痕等。但对冷冻过敏者、肢体麻痹者、皮肤感觉障碍者、局部循环障碍者应禁用。

(6)传导热疗法:应用各种热源如水、蜡、泥、蒸气等作为传热导体,将热直接传递到机体以治疗疾病的方法,称为传导热疗法。目前常用的有石蜡疗法和泥疗法。

1)石蜡方法:以加热的石蜡作为传热导体,将热传入机体治疗疾病的方法称为石蜡疗法。临床上主要用于外伤性关节炎、术后粘连、瘢痕、扭伤、挫伤、十二指肠球部溃疡、神经炎、神经痛、慢性盆腔炎、附件炎、神经性皮炎、中耳炎、咽炎、喉炎、角膜炎等。但对有出血倾向、严重心脏病、高热、化脓性感染的创面、活动性结核、恶性肿瘤、对温热感觉障碍者禁用。

2)泥疗法:以泥作为传热介质,将热传入机体治疗疾病的方法称为泥疗法。治疗用泥有淤泥、泥煤、腐殖土、黏土、人工泥等五种。临床上主要用于关节炎、慢性肌炎、滑囊炎、手术后粘连、外伤后瘢痕、胃肠道慢性炎症、神经炎、神经痛、慢性前列腺炎、静脉曲张、盆腔炎等。但对全身性消耗性疾病、严重心脏病、恶性肿瘤、甲亢、糖尿病、出血倾向者禁用。

3. 物理治疗的护理

(1)要明确物理治疗的适应证和禁忌证,避免造成病人不必要的痛苦。

(2)向病人解释物理治疗的内容、目的及康复作用,使其做好接受治疗的心理准备,解除其对治疗的顾虑和恐惧心理。

(3)帮助病人做好治疗部位的准备,如局部创面的处理,支具、托、假肢的处置。

(4)护送行动不便的病人去物理治疗室,并向治疗师交代有关病人的注意事项。

(5)掌握治疗过程中可能出现的情况,并在治疗后观察及询问病人有无不适的感受和反应,如有不适及时向治疗师反映并配合处理。

(6)对于接受多种康复治疗的病人,应进行合理安排,避免影响康复治疗和引起病人不适。

(二)运动疗法护理

运动疗法是指以生物力学和神经发育学为基础,采用主动和被动运动,通过改善、代偿和替代的途径,旨在改善运动组织的血液循环和代谢,促进神经肌肉功能,提高肌力、耐力、心肺功能和平衡功能,减轻异常压力或施加必要的治疗压力,纠正躯体畸形和功能障碍。

1. 运动疗法的目的

(1)运动疗法要求伤病员和残疾者主动、自愿地参加治疗的全过程,通过锻炼可调动病人医治疾病的积极性和趣味性,达到促进病人心理障碍和生理残疾康复的目的。

(2)运动疗法不仅通过肌肉活动达到局部器官的锻炼,还可通过神经反射和体液调节机制来改善全身的功能,达到增强体质、防病治病的目的。

(3)运动疗法利用运动作为治疗手段,不仅加强了体能的锻炼,也增强了精神、意志的锻炼。

2. 常用的运动疗法及适应证

(1)维持关节活动度训练:即为维持及扩大关节活动范围,对病人进行的关节活动训练。根据是否借助外力分为:

1)主动运动:由病人通过主动运动来恢复关节活动度的方法。病人根据疼痛感觉控制用力程度,不易引起损伤,对早期或轻度关节挛缩效果较好。

2)被动运动:病人本身无主动肌肉收缩能力,在外力作用下完成关节全范围活动。主要适用于因某些原因,病人不能主动运动身体某部位,或关节活动受限时,如:肢体肌肉麻痹、因病卧床、肢体主动运动时发生痉挛等。

3)助力运动:病人主动活动的肌力不足,需要外力辅助才能完成关节运动。辅助力包括人力(如治疗师或病人健肢)及机械(如棍棒、滑轮、绳索等)。兼有主动运动和被动运动的特点。

4)牵张运动:主要用于牵张短缩的软组织以增加关节活动范围。

5)持续性被动活动(continuous passive motion,CPM):是利用 CPM 机,对被治疗的关节以缓慢的速度和限定的范围进行长时间持续活动,目前广泛用于关节手术后的早期活动。

(2)增强肌力训练

1)被动运动:病人不需用力,肌肉不收缩处于放松状态,依靠外力的帮助来完成运动,通过人力或器械进行肌肉的刺激(如推、揉、捏),或肌肉电刺激,还要被动活动关节强化病人对运动的感觉,运动时应缓慢进行,并使病人的注意力集中于运动。适用于各种原因引起的肢体运动障碍,包括瘫痪、关节功能障碍以及需要保持关节活动范围但又不能或不宜进行主动运动的情况。

2)辅助主动运动:病人自身进行肌肉的主动性收缩,同时施加外力辅助而完成的运动。适用于不能自己完成全范围运动,以及肌力软弱的病人。

3)主动运动:病人以肌肉主动收缩的形式来完成的运动,不外加助力和阻力。适用于训练部位肌力在 3 级以上的病人。

4)抗阻运动:在肌肉收缩的过程中,除抗重力外,还需要克服外加阻力,并能完成全范围的关节活动。适用于肌力衰弱,但徒手检查肌力在 3 级以上者。

5)等长运动:又称为静力性运动,是指肌肉收缩时,仅表现为张力增加,而肌纤维长度不变，关节角度不变的运动。适用于关节固定时或避免关节弧疼痛点的肌力训练。

6）等张运动：又称为动力性运动，是指肌肉收缩时，肌纤维长度缩短或延长，伴有肢体关节运动，而张力基本保持不变的运动。在上述的助力运动、主动运动、抗阻运动的主要方式都是等张运动。

7）等速运动：是指运动中速度和力矩恒定，肌肉在运动中任何一点都能达到最大收缩力的运动。与等长运动和等张运动相比，等速运动的最大特点就是肌肉能得到充分的锻炼而又不易受到损伤，但需有专门的设备。

（3）有氧训练（即全身耐力训练）：是一种增强呼吸和心血管功能及改善新陈代谢过程的锻炼方法。主要采用中等强度、大肌群、动力性、周期性并持续一定时间的运动。理想的有氧训练为靶运动强度的50%～80% VO_{2max}。其常用的运动项目有：基本运动疗法（翻身的平衡、坐平衡、立平衡、步态训练等）、步行、慢跑、自行车、游泳、划船、滑雪、登山等。

（4）平衡训练：就是维持和发展平衡能力的方法，即从最稳定的体位逐步进展到最不稳定的体位，从静态平衡逐步进展到动态平衡的训练。包括坐位、立位下，从静态到动态的训练。

1）静态平衡训练：是指保持身体的某一部分在另一部位上姿势的稳定性。主要依靠肌肉相互协调的等长收缩，用以维持身体的平衡。

2）动态平衡能力训练：是指在病人活动中保持身体姿势稳定性的能力。

（5）矫正练习：是通过悬挂、牵引和固定以减少畸形部位的负重，然后进行有针对性的练习。适用于脊柱侧弯、O形腿、X形腿、扁平足等畸形的治疗。

（6）协调练习：协调练习主要是为了改善对主动运动的控制能力，恢复动作的协调性和精确性，提高动作质量。包括上下肢的运动协调、左右肢体的对称或不对称性协调。临床上广泛用于深部感觉障碍，小脑性、前庭迷路性和大脑性运动失调以及一系列因不随意运动所致的协调运动障碍。

（7）神经肌肉促进技术：促进技术（facilitation techniques）也称促通技术，是以神经生理学和神经发育学为理论基础，促进中枢性瘫痪病人的神经肌肉功能的恢复，即通过各种有效刺激，来调节运动通路上的各级神经元的兴奋性，以促进软弱肌肉的收缩，或抑制痉挛肌肉的过度兴奋，从而恢复肌肉协调收缩的能力，提高运动控制能力，改善中枢神经系统的功能障碍，临床上主要适用于各种类型的神经性瘫痪，如偏瘫、脑瘫等疾患的治疗。

在现代康复医学中应用较广泛的方法有：Rood技术、Bobath技术、Brunnstrom技术和本体感觉促进技术（proprioceptive neuromuscular facili tation）等。

3. 运动疗法的护理

（1）要明确运动治疗的适应证和禁忌证，避免造成病人不必要的痛苦。

（2）向病人解释运动治疗的内容、目的及康复作用，使其做好接受治疗的心理准备，解除其对治疗的顾虑和恐惧心理。

（3）病人衣物应选择大小、松紧、厚度适宜，易吸汗又便于穿脱的衣、裤、鞋、袜。

（4）帮助病人做好利于训练的必要准备，如排空大小便，夹板、尿管的固定，支具、假肢的处置等。

（5）掌握训练内容和要求，以便于观察训练效果和配合指导训练。

（6）训练后，要及时观察和了解病人的精神状况，有无不良反应及感受，如有不适及时处理。

（7）做好病人平时运动疗法，运动量、运动姿势的监督、辅导，酌情做有关功能的评价。

(8)向病人家属做有关运动治疗的知识宣教,通过他们帮助病人实施康复计划。

(9)对于接受多种康复治疗的病人,应进行合理安排,避免影响康复治疗和引起病人不适。

(三)作业疗法护理

作业疗法(occupational therapy,O. T.)是指在对病人伤残情况进行全面评价以后,有目的、有针对性地从日常生活活动、职业劳动、文娱活动和认知活动中选择一些作业,对病人进行训练,使病人在作业活动中获得功能锻炼,以最大限度地促进躯体、心理和社会等方面功能恢复的一种康复治疗方法。它是进行整体康复,使病人回归社会的一个重要手段。

作业疗法主要适用于日常生活活动功能障碍、上肢较精细的功能障碍和认知功能障碍的病人。如类风湿关节炎、四肢骨折、关节脱位、关节术后、软组织损伤、烧伤、肩周炎、颈椎病、脑血管疾病、颅脑损伤、脑炎、中风后偏瘫、脑瘤术后所致偏瘫、小儿脑性瘫痪、脊髓损伤致截瘫或四肢全瘫、脊髓灰质炎后遗症、神经症、精神异常、心血管疾病、阻塞性肺部疾患、糖尿病等。

1. 作业疗法的目的

(1)防止慢性残障进一步恶化,克服功能障碍。

(2)帮助维持最大限度的身心健康。

(3)提高生活自理能力、工作能力,以及娱乐和社交活动能力。

(4)促进对社会的适应以及与社会的整合。

(5)调节精神及心理活动,促进及恢复生理、心理、社会功能,加速康复。

总之,通过有目的的治疗活动,使病人在作业活动的各个方面能够达到独立,最大程度地发挥其残存能力,为更好地回归社会或家庭做准备。

2. 作业疗法的分类

(1)按作业治疗的名称分有:木工作业;金工作业;粘土作业;制陶作业;手工艺作业;编织作业;园艺作业;日常生活活动训练;治疗性游戏;认知作业;文书类作业;电气装配与维修;计算机操作;等等。

(2)按治疗目的和作用分有:减轻疼痛的作业;增强肌力的作业;改善关节活动度的作业;增强耐力的作业;增加协调性的作业;调节精神的作业;提高感觉技能的作业;提高视、听、触觉的作业;加强记忆力、注意力、理解力、语言表达能力的作业;等等。

虽然作业治疗的方法很多,但在具体应用时,应根据病人的年龄、性别、治疗目标及设备条件进行选择。如:①维持和提高日常生活活动的作业疗法:如进食、穿衣、大小便、个人卫生、转移、家务劳动等。②克服功能障碍的治疗性作业:如增强肌力和关节活动范围的作业治疗、提高运动协调性和平衡能力的作业治疗、改善认知、感知障碍的作业治疗等。③促进职业及生产劳动能力恢复的作业疗法:如木工、金工、编织、装配、缝纫等。④改善精神状况和调节情绪的作业疗法:如下棋、游戏、园艺、书法、插花等作业活动。

3. 作业疗法的护理

(1)要明确作业疗法的适应证和禁忌证,避免造成病人不必要的痛苦。

(2)向病人解释作业治疗的目的、方法、治疗强度及康复作用等,以解除病人的顾虑和恐惧心理。

(3)帮助病人做好利于接受作业治疗的必要准备,如排空大小便,夹板、尿管的固定,支具、托、假肢的处置等。

(4)护送行动不便的病人去作业治疗室,并向治疗师交待有关病人的注意事项。

(5)注意作业治疗强度,避免导致病人疲劳、病情恶化而丧失作业安全性。

(6)治疗后询问病人反应及感受,如有不适及时处理。

(7)对于接受多种治疗的病人,应进行合理安排,避免影响康复治疗和引起病人不适。

八、日常生活活动训练的康复护理

日常生活活动(activities of daily living,ADL)是指人在日常生活中必须每天重复进行的最基本的动作。包括衣、食、住、行、个人卫生和移动等,日常生活活动是康复诊断和功能评定的重要项目,它不仅包括一个人在家庭、工作单位及社区里自己管理自己的能力,还包括与他人交往的能力以及在经济上、社会上和职业上合理安排自己生活方式的能力。具备日常生活活动能力、生活自理是病人回归社会的重要前提。

(一)日常生活活动(ADL)训练的目的

对于一定年龄的人来说,ADL 是很容易完成的简单动作,但对于伤、病、残造成的功能障碍者而言,ADL 则成为他们难以完成的复杂动作,他们丧失了随意完成 ADL 的能力,完全或部分依赖于他人帮助,使生活的范围受限,生活质量降低,他们迫切渴望能够提高适当的运动能力和生活自理能力。因此,ADL 训练的根本目的就是要帮助病伤残者维持、促进和恢复 ADL 自立能力以改善健康状况和生活质量,并使其由依赖他人帮助到最终承担自我护理的责任。此外,只有 ADL 自立的基础,才能有条件进一步获得职业康复和教育的能力,从而真正使康复对象回归家庭、回归社会达到全面康复的目的。

(二)日常生活活动(ADL)的内容

日常生活活动(ADL)的内容包括:进食、排泄、更衣、清洁(个人卫生)、身体的移动等。

进食:如使用筷子、勺等进食用具夹(舀)取食物和水,送至口中的一组动作。

排泄:如解系腰带、穿脱裤子、完成大小便及便后清洁、使用厕所(坐式、蹲式)或便器的一组动作。

个人卫生:如洗漱(洗脸、刷牙、洗澡)、修饰(梳头、剃须、修剪指、趾甲、女病人化妆等)等一组动作。

更衣:如穿脱衣裤、鞋袜、解系纽扣、拉链的使用、系松衣带等一组动作。

转移:如体位的移动、变换和保持,上下楼梯,使用轮椅、助行器、支具、假肢的转移和行走等。

(三)日常生活活动(ADL)训练的康复护理

1. 进食 食物是人类生存和维持健康的重要条件之一,而食物摄入是供给机体营养的重要途径。许多伤、病、残者由于功能障碍,部分或完全影响到饮食摄入的完成和营养供给。因此,应对其进行良好的饮食护理,使康复对象能以良好的状态参与康复训练。

(1)提供良好的进食环境:应创造一个整洁、安静、无不良视觉和气味影响的周围环境,尽量减少在进食过程中不急需的治疗和护理操作。去除干扰进食的因素,如疼痛、体位不舒适、心情不愉快等,以保证病人能够在最佳身心状态下愉快而放松地进食。

(2)采取合适体位:病人取坐位或半卧位,卧床病人,取健侧在下面的侧卧位。

(3)选择适宜的饮食种类,保障营养供给:食物的选择要因人而异,应根据病人的疾病种类,咀嚼、吞咽的能力以及每日康复运动强度等不同情况,调配各式各样、营养搭配合理、适合不同进食对象要求的饮食。并注意荤素搭配,新鲜卫生易消化,饭菜要味美可口,以增进食欲。

(4)给予正确的进食方法训练指导

1)指导病人用健手把食物放在患手中,再由患手将食物放于口中,以训练患、健手功能的转换。

2)指导偏盲病人用餐时将食物放在健侧。

3)对视空间失认、全盲的病人,应设计时钟平面图安放食物,并告知方向(顺时针摆放)、食品名称,便于顺序摄取。如6点处放饭,12点、3点处放菜,9点处放汤(图4-16)。

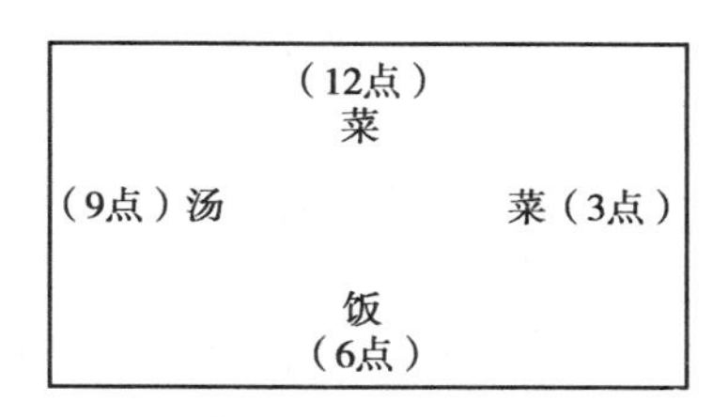

图4-16　时钟平面图取食法

4)对有吞咽障碍的病人必须先进行吞咽动作的训练,然后再进行进食训练。要先用浓汤类或半固体类的食品,每次量不宜过多,并尽量放在舌后部,要稳要慢。饮水时要用吸管,并且床旁要备有吸引器。

(5)必要的协助和自助器使用:对于摄取饮食能力减弱或丧失者,根据上肢能力、口腔功能状态,给予必要的协助。如:调节餐桌的高度;进餐体位的维持;食物及餐具的位置应放在易拿取之处;碗、盘底部垫以防滑垫或布类予以固定等。并为病人选择合适的进食自助器,如使用加长加粗的叉、勺,C形的杯子,带吸管的杯子,多功能C形夹及ADL套等。

2. 排泄　排泄是机体将新陈代谢的废物,如尿、便等通过排泄器官排出体外的生理过程。它是维持生命的必要条件,也是临床上用以了解机体生理、病理状况的观察指标。由于各种伤、病、残等原因,导致病人丧失了正常排尿、排便的自控、自理能力,给病人身心带来极大痛苦。因此,通过康复护理的指导和协助,对改善病人的排泄功能和提高生活质量具有重要作用。

(1)心理护理:排泄异常的病人常有烦恼、焦虑、窘迫等心理压力。因此,应及时给予心理安慰,解除病人的顾虑,避免不良情绪对排泄的影响,鼓励其树立信心,积极配合排泄功能的康复训练。

(2)提供有利条件:对不能去厕所排泄的病人,为其提供利于排泄的条件,如提供便器、给予屏风遮挡,使病人能够在精神放松的状态下完成大小便。如果病情允许,尽可能协助病人采取其习惯姿势排泄。

(3)给予正确的训练指导

1)排尿功能自立训练:①首先是建立排尿反射的训练;②其次是排尿方法的训练;③指导通过对水分的控制与排尿时间的配合来建立排尿的规律。

2)排便功能自立训练:便秘是排便功能障碍的常见表现,需要采取以下三方面的护理措施:①通过手法按摩腹部促进肠蠕动而排便;②针对康复对象排便功能障碍的性质和原因采取对策,对无排便能力者,可采用人工取便;③配合使用简易通便法(如甘油栓、开塞露等)或灌肠方法等。

(4)皮肤护理:保持局部皮肤清洁干燥,每次便后清洗会阴、肛门。

(5)良好环境:保持室内空气清新,定期开窗通风。

3. 个人卫生　个人卫生是人的基本需要之一,清洁使人感到轻爽、舒适、愉快,特别是全身皮肤和黏膜的清洁,对于体温的调节和并发症的预防更具有重要的意义。而由于伤、病、残导致功能障碍的病人,无法或失去了自我保持清洁的能力时,最需要关心和帮助。运用正确的清洁卫生技术,对功能障碍者提供个人卫生的帮助,不仅能够促进病人身心健康,同时也为增进医患关系、了解病情创造了良好条件。

(1)进行个人卫生的 ADL 训练前,要向病人解释目的和要求,争取理解与合作。

(2)按照每日康复训练计划,督促病人积极完成训练内容。对于不能独立清洁的病人,每日应按时给予清洁护理,保持其口腔、头发及皮肤的清洁、舒适。

(3)督促病人将训练内容应用于日常生活活动中,并给予正确的训练指导。

1)洗脸、洗手:将脸盆放在病人正前方,用健手将毛巾绕在水龙头上或患侧前臂上拧干,用健手洗脸、洗手。

2)刷牙:用健手将牙膏放于两膝之间并夹住,然后用健手旋开牙膏盖,挤牙膏于牙刷上,用健手刷牙。

3)沐浴:①盆浴:方法一:病人坐在浴盆外木椅上(患侧靠近浴盆边缘),先用健手把患腿放于盆内,再用健手握住盆沿,健腿撑起身体前倾,顺势移至盆内椅子上,再把健腿放于盆内。方法二:病人坐在浴盆外木椅上(健侧靠近浴盆边缘),用健手握住盆沿,健腿支撑身体将臂部移至浴盆内横板上,先把健腿放入盆内,再用健手把患腿放入盆内。②淋浴:病人坐在椅子上或轮椅上,先开冷水管,再开热水管调节水温。沐浴时用健侧手持毛巾擦洗或用长柄的海绵刷擦后背。

(4)随时观察病人血压、脉搏、呼吸等全身症状和病情变化,出现异常立即处理。

4. 更衣 穿脱衣物是 ADL 中的基本内容,也是一种需要技能的动作。对于不能完成穿脱衣物的病人来说,针对其残存功能给予康复指导和训练,不仅能够维护病人的尊严,增强心理上的独立感,更重要的是能够使他们重新建立起生活的自信心。

(1)衣物穿脱动作要求病人应具备有坐位和控制平衡的能力,以保持身体的稳定而有利于训练。

(2)衣物的选择上宜宽松,大小、厚薄适宜,以利于更衣训练中穿脱方便、穿着舒适。衣物上的纽扣、拉链尽可能换为松紧带、尼龙搭扣,以便于病人操作。

(3)给予正确的训练指导

1)穿脱衣服:①穿衣时,先将患手伸入袖内,然后用健手将衣领拉到肩上并转至身后另一侧。衣领拉到健侧肩的斜上方,健手伸入袖内,用健手系扣并整理。②脱衣时,用健手解开扣子,先将患侧衣领脱至肩以下,再拉健侧衣领至肩下,两侧自然下滑甩出健手,拉下患侧衣袖。

2)穿脱裤子:①穿裤时,先将患腿放于健腿上,穿上患侧裤腿并拉至膝以上,放下患腿,然后穿健侧裤腿至膝以上,用健手拉住裤腰站起并提至腰部,系好腰带。②脱裤时,与上面顺序相反,先脱健侧,后脱患侧。

3)穿脱袜子和鞋:①穿袜子和鞋时,先将患腿放于健腿上,用健手为患足穿袜子和鞋后,放回原地,用全脚掌着地并将重心移至患侧,然后将健腿放在患腿上,穿好健足的袜子和鞋。②脱袜子和鞋时,与上面顺序相反。

(4)训练时应从易到难,循序渐进,如先训练脱衣服,后训练穿衣服;先训练脱上衣,再训练脱裤子。偏瘫病人应先穿患肢,后穿健肢;先脱健肢,后脱患肢。

5. 步行训练 步行是人类日常生活中一项自然而又轻松的活动,也是一种复杂的协调运动。对于那些由于各种原因导致暂时或永久性步行功能障碍的病人来说,能够接受步行功能训练,恢复独立步行能力是他们最大的愿望。即使仅能在他人扶持下或者使用助行器完成步行活动,他们的ADL和社会活动会感到方便和容易得多,生活质量也会随之明显提高。

(1)当病人具备站位的二级平衡能力、重心转移能力,单腿支撑体重和单腿向前向后迈步能力时,应鼓励和协助病人积极参与步行训练。

(2)做好病人步行训练的心理准备工作,解除其紧张、恐惧等不良心理。

(3)向病人交待有关注意事项,如:训练前排空大小便;衣服穿着宜宽松、柔软;鞋的大小要合适,不得穿皮鞋或拖鞋,以保证病人安全。

(4)根据病人步行能力,选择训练方法,如:室内、室外训练;平行杠内、杠外训练;平地、斜坡、上下台阶训练及使用助行器训练等,并给予一定协助。同时要正确掌握训练强度,避免病人过度疲劳。

(5)配合治疗师监督、指导病人在平时步行中的步态和姿势,及时纠正其不正确的动作。

第四节 常见伤残疾患病人的康复护理

一、脑血管病病人的康复护理

脑血管病是一类高发病率、高致残率、高死亡率的疾病。随着现代临床急救医学的发展,虽然病人的死亡率大大下降,但致残率却显著上升。康复医学的早期介入,使得各种后遗症的恢复率和10年存活率均有显著提高。

(一)概述

1. 概念 脑血管病又称脑卒中或中风,是脑部血管性疾病的总称,主要是指脑动脉系统病变引起的血管痉挛、闭塞或破裂,造成急性发展的脑局部循环障碍和以偏瘫为主的肢体功能损害。

2. 种类 临床上将其分为两大类:缺血性脑血管意外和出血性脑血管意外。缺血性脑血管意外包括短暂性脑缺血发作(TIA)、脑血栓形成、脑栓塞和腔隙性脑梗死;出血性脑血管意外包括脑出血和蛛网膜下腔出血。

3. 特点 各种脑血管病因病变部位、性质、范围大小不同,可出现不同的临床表现并组成各种复杂的临床综合征。偏瘫(一侧上下肢包括面部的感觉、运动功能障碍)就是其中最常见的一种。而偏瘫所引起的运动功能障碍又具有一定的特点,常表现为异常的肌张力、异常粗大的运动模式、反射亢进、运动协调控制障碍、平衡功能异常等。其次还有感知认知障碍、言语交流障碍、情感和心理障碍以及自主神经系统等方面的功能障碍,严重影响病人的日常生活和工作。

(二)康复护理

脑卒中属于急危重症,除做好一般护理外,应特别重视康复护理,早期的康复介入,对于减少并发症、降低死亡率、提高生存质量具有重要意义。而成功的康复并不仅仅取决于各种治疗,更取决于在治疗之后所剩余的大部分时间里,如何做好病人的护理工作,特别是在患病早期,护理不当(即便是最基本的卧床的姿势)也将对病人的预后产生重要的影响,使痉挛加剧,肌腱韧带挛缩，关节畸形，给病人回归家庭和社会带来困难。

【目的】

1. 预防二次损害和各种并发症的发生，如压疮、关节挛缩、肌萎缩、关节活动受限、疼痛等，并为下一阶段的康复训练打好基础。

2. 鼓励病人主动参与治疗和护理，促进病人功能恢复，以提高病人日常生活活动的自立度，减轻残疾水平。

3. 开展疾病健康教育，合理饮食，生活规律，预防复发。

4. 指导病人进行自我健康管理，促使病人早日回归家庭和社会。

【护理措施】

护理原则：早期介入康复护理；心理护理贯穿始终；康复护理计划坚持个体化。

1. 急性期的护理　一旦病人病情稳定（即生命体征稳定）即应尽早介入，并根据护理诊断，制订相应的护理计划。

（1）预防感染和皮肤压疮：病人常因病情较重或昏迷而不能进行各种主动的活动，护理时应注意对有神志不清、感觉障碍、昏迷的病人，给予气垫床，并每 2 小时翻身一次；而无神志不清、无感觉障碍的病人可适当延长翻身间隔时间；对有自主活动和感觉功能正常的病人应嘱其自己掌握翻身和间隔的时间。保持床铺平整，皮肤清洁干燥。有尿失禁者，早期可行留置导尿，逐步改用间歇排尿，以帮助病人建立自主膀胱；对大便失禁者亦应加强护理，注意及时清理；保证营养和水的供应，以促进病人恢复。

（2）注意保持呼吸道通畅，预防感染：可结合轻拍背部，进行体位排痰，不能自行排痰者应及时应用吸引器吸痰。

体位排痰——是将病人的身体置于不同的位置，利用重力的作用使肺内分泌物引流至大气管，再配合正确的呼吸和咳痰，将痰液排出的方法。操作时，令病人全身放松，借助床、枕头、毛巾等支托身体，具体体位见图 4-17。

（3）加强病人卧床期的护理：应重视病人采用正确的卧位，特别是采用对抗痉挛模式的体位。

1）患侧卧位：即受累侧肢体在下方，非受累侧肢体在上方的侧卧位（图 4-18），此体位可通过自身体重对受累侧肢体产生的挤压作用，刺激受累侧肢体的本体感受器，既可强化感觉的输入，又可抑制受累侧肢体的痉挛模式，同时还有利于非受累侧肢体早日进行各项日常活动。但在患侧卧位时，应特别注意对受累侧肩关节的保护，可将受累侧肩关节向前拉出，使肩胛骨承重，从而避免患侧肩关节直接受压。所以，患侧卧位对脑损伤的病人来说是最重要的体位，故又称第一体位或首选体位。康复护士应在一开始就对病人及家属予以正确指导，头下给予合适高度（一般为 10～12cm）的枕头，患侧上肢在胸前平举，使肩关节屈曲 90°，肩胛骨向前移，并确保肩胛骨的内侧缘平靠于胸壁，以避免肩关节受压和后缩，肘关节伸展，手指张开，掌心向上。当肌张力增高，屈肌痉挛明显时，手中不应放置任何东西，包括毛巾卷，以免诱发抓握反射而强化患手的屈曲痉挛。健侧上肢可自然放在身体上。患侧下肢的髋膝自然微屈在后，健侧下肢充分屈髋屈膝置于体前枕头上。特别要注意患侧踝关节应置于屈曲 90°位，以防足下垂的发生。

2）健侧卧位：即非受累侧肢体在下方，受累侧肢体在上方的侧卧位（图 4-19）。此体位可避免受累侧肩关节直接受压，减少肩关节损伤，缺点是限制了病人健侧肢体的主动活动。操作时头部给以适宜的枕头，患侧上肢前伸，患肩前屈于约 100°左右的位置上，使患侧肩胛骨向前向外伸，肘关节伸展，前臂旋前，腕关节背伸15°左右，手指伸展，掌心向下。患侧骨盆略前旋，患侧髋膝关节尽量前屈90°位，置于体前支撑枕上，注意患侧踝关节不能内翻悬在枕头边缘，防止造成足内翻下垂。健侧下肢自然伸展平放在床上。

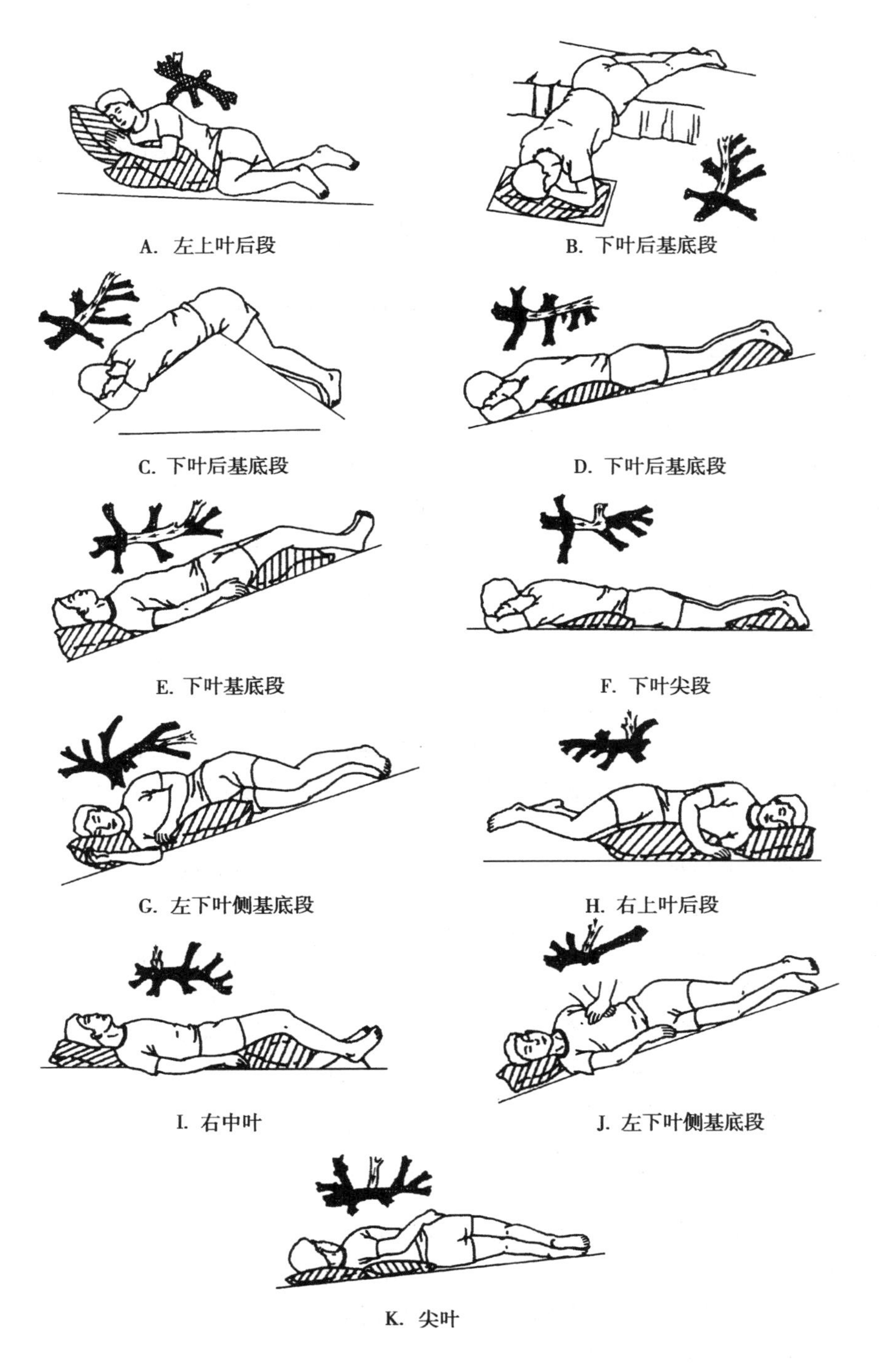

图4-17　肺部疾病的体位排痰法

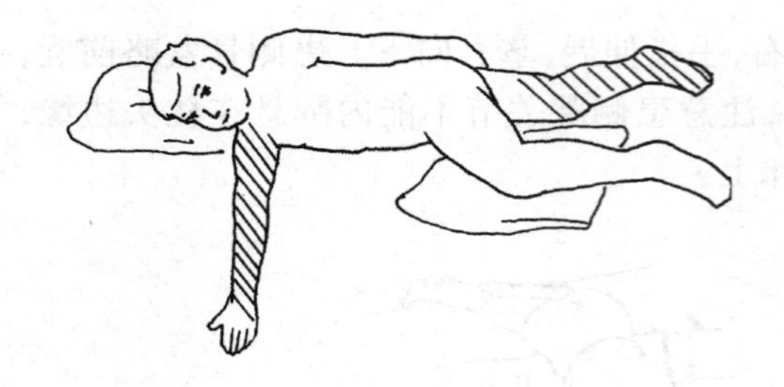

图 4-18 正确的患侧卧位

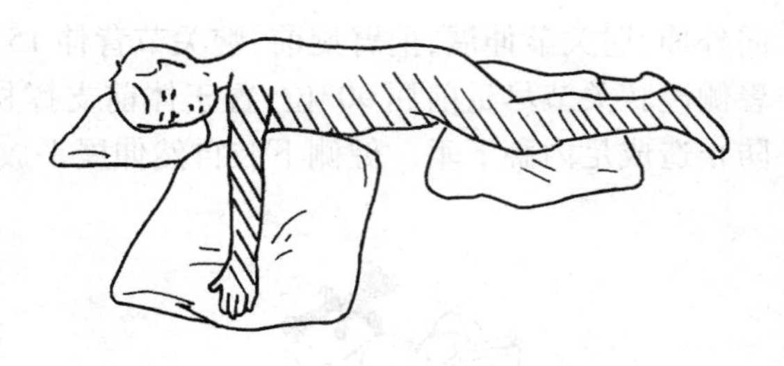

图 4-19 正确的健侧卧位

3)仰卧位:即面朝上的卧位(图 4-20),也是病人及家属最喜欢采用的体位。因其符合大多数人睡觉的习惯姿势,有利于进行各种护理操作和方便清洁处理大小便。但因这种体位受颈紧张性反射和迷路反射的影响,异常反射活动最强。所以应尽量少用仰卧位或尽量安排在白天。仰卧位特别要注意的是,病人使用的枕头不宜太高,以免因屈颈而易化上肢的屈肌和下肢的伸肌张力,进一步强化了痉挛模式。操作时,患侧肩胛骨下垫一毛巾,以防肩胛骨向后挛缩,患侧腋下可给一小毛巾卷,使上肢外展 20°左右,肘关节伸展,前臂旋前,手腕背屈 15°左右,手心向下,五指伸展,患侧下肢自臀部至整个大腿外侧下方垫一枕头,以防骨盆后缩,患髋外旋外展,膝关节下垫一毛巾卷,使膝关节轻度屈曲,踝关节应固定在中立位。

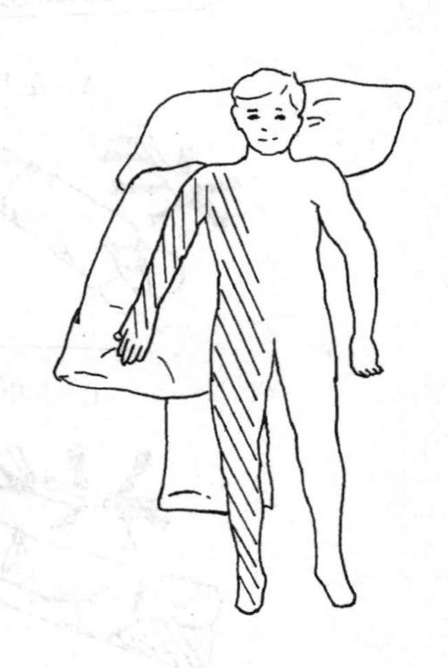

图 4-20 正确的仰卧位

以上三种卧位各有利弊,但无论采取何种卧位,都应以对抗痉挛模式为前提,即受累侧上肢是屈曲痉挛的,就应保持伸展姿势;受累侧下肢是伸肌痉挛的就应采用屈曲姿势,特别要注意保护踝关节,通常可用踝关节矫形器(AFO)、丁字鞋等,以预防足下垂。

4)俯卧位:即背朝上的卧位。此体位对心、肺压迫明显,影响呼吸,且不利于病人的活动。因此,除因背部、骶部等出现压疮,一般都不采用此体位。

5)床上坐位:只要病情允许,应鼓励病人尽早在床上坐起,髋关节屈曲近于 90°,背后可给一枕头垫实,以使脊柱伸展,达到直立坐位的姿势,头部无须支持固定,以利于病人主动控制头的活动,有条件的可给一横过床上的可调节桌子,让病人的上肢放在上面,桌上放一枕头,可缓解肘部受压(图 4-21)。在坐起以前,如病人卧床时间较长,应先进行适应性训练,首先慢慢将床头摇起 30°,并维持 15 ~30 分钟,2 ~3 天未有明显异常反应者即可增加摇起的角度,一般每次增加 15°,如此反复,逐渐将床摇至 90°。如病人在坐起时感觉头晕、心率加快、面色苍白等应立即将床摇平,以防止直立性低血压。

6)“桥式”运动:目的是训练腰背肌和提高骨盆的控制能力,诱发下肢分离运动,缓解躯干及下肢的痉挛,提高病人卧床时的生活自理能力。由于躯干肌受双侧脊神经支配,对脑卒中的病人来说,躯干肌很少受累,故应鼓励病人于病情稳定后尽早进行桥式运动,桥式运动是因完成此动作时,人体呈拱桥状,故而得名。

方法:病人仰卧位,双手放于体侧,或双手手指交叉相握,胸前上举,注意患手大拇指放在最上面,以对抗拇指的内收和屈曲,双下肢屈曲支撑于床面,然后令病人主动将臀部抬离床面,

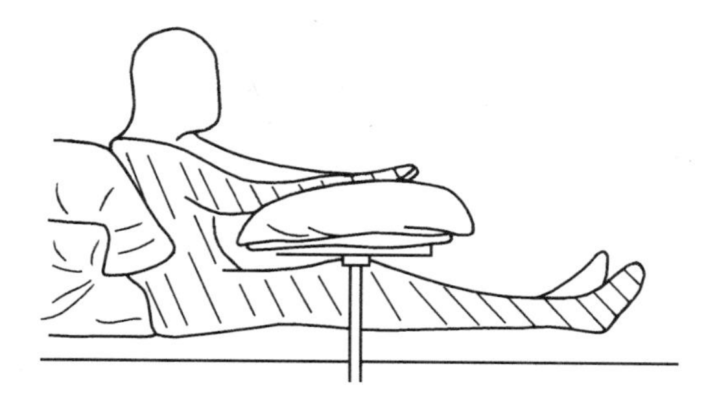

图 4-21 正确的床上坐位

尽量抬高,保持骨盆呈水平位(图 4-22)。当病人不能主动完成抬臀动作时,可给以适当的帮助。康复护士可将一只手放在病人患膝上,然后向前下方拉压膝关节,另一只手拍打患侧臀部,刺激臀肌收缩,帮助患髋伸展。在进行桥式运动时,病人两足间的距离越大,伸髋时保持屈膝所需的分离性运动成分就越多。随着病人控制能力的改善,可逐渐调整桥式运动的难度,如单腿桥式运动:令病人将健腿置于患膝上或将健腿伸直悬空抬起,患腿单独支撑床面完成桥式运动。一旦病人能较轻松地完成患侧单腿桥式运动,就能有效地防止行走中膝关节被锁住,为步行训练打下良好的基础。

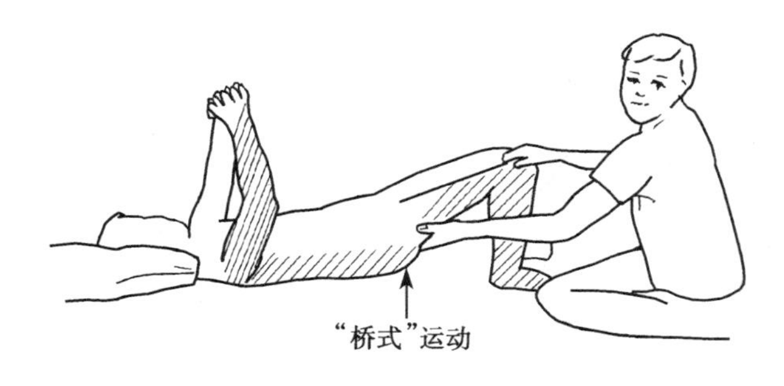

图 4-22 "桥式"运动

(4)进行床上转移训练:床上转移包括床上翻身和床上移动。当病人神志不清或不能进行主动活动时,应采取被动的方式,帮助病人翻身,变换体位。一旦病人清醒以后,应鼓励并指导病人主动变换体位和进行床上移动。独立完成有困难的可适当给以帮助。

1)一人协助翻身法:见本章第三节。

2)病人独立翻身法:以向患侧翻身为例,病人仰卧位,双手手指交叉相握于胸前直臂上举,双下肢屈髋屈膝,双足支撑于床面(如患侧下肢不能主动屈曲固定者,患腿可伸直平放于床面),令病人先将头转向患侧,然后上下肢同时左右摆动 2 ~ 3 次,最后上下肢同时用力摆向患侧,借助患脚蹬床的力量,带动躯干转向患侧。

3)一人协助从卧位到坐位转换法:首先按上法协助病人由仰卧位变为侧卧位,以患侧坐起为例:先协助病人将双下肢移至床缘挂下,并尽量屈髋屈膝,操作者一手托住患肩向上用力,另一手置于健侧骨盆上向下用力,利用杠杆作用的原理,帮助病人坐起。

4)病人自主坐起法:以健侧坐起为例。首先按上法将仰卧位转变为健侧卧位,再将双下肢移至床边挂下,尽量屈髋,健侧上肢外展并屈肘支撑于床面,上体前倾,同时换手撑床,伸肘撑起上体完成坐位。

(5)预防关节挛缩、肌肉萎缩:运用运动疗法的基本技术,指导病人及家属进行各项功能训练,如被动关节活动度训练,跟腱、小腿三头肌、腘绳肌和大腿内收肌群等牵伸训练(图4-23)等。为病人进一步康复创造条件。

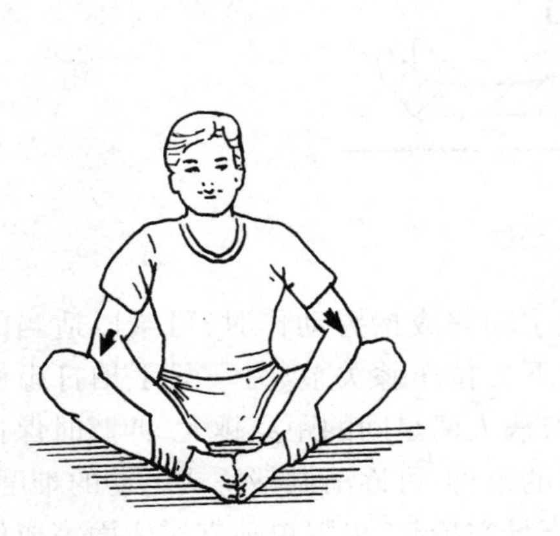

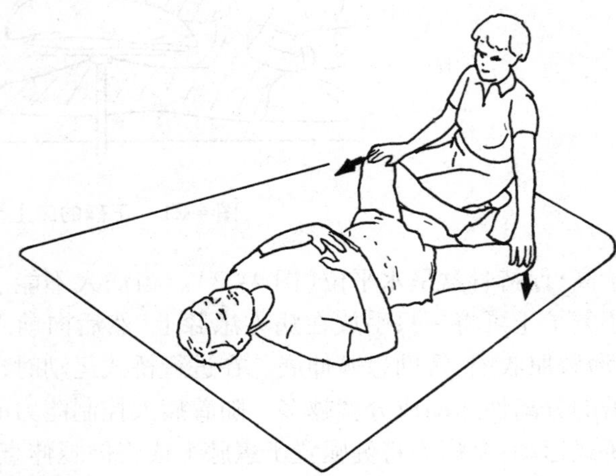

A. 内收肌牵张方式

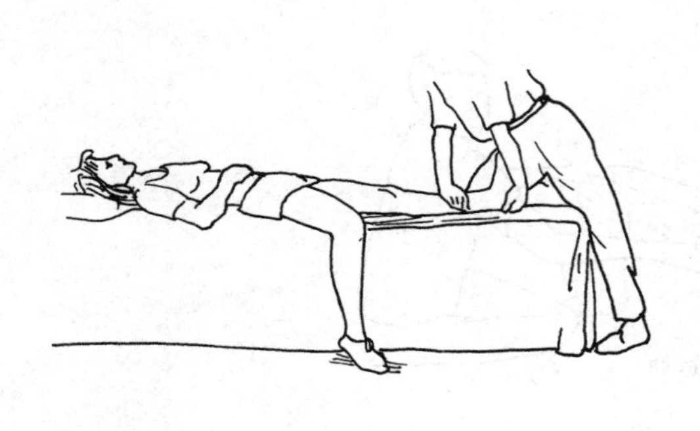

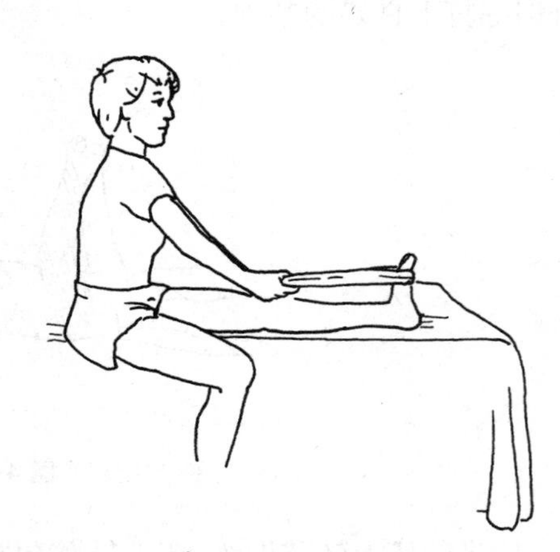

B. 跟腱牵张方式

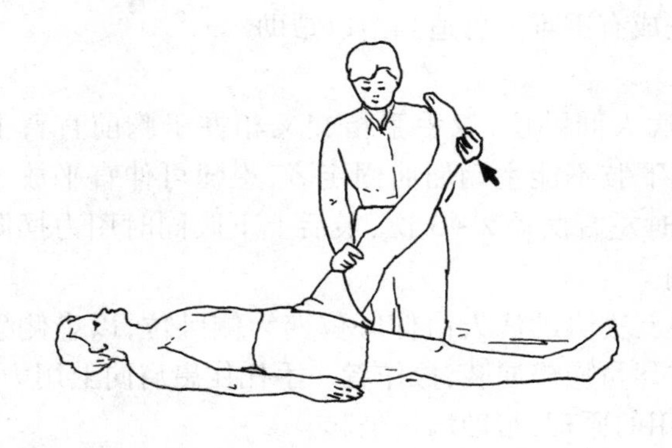

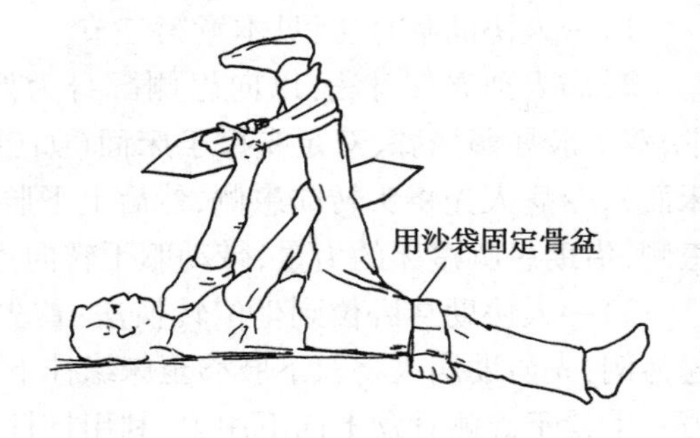

C. 腘绳肌牵张方式

图4-23 下肢主要肌肉牵张法

关节活动度训练:脑卒中病人在急性期,由于昏迷或因患侧肢体失去神经支配,导致一侧肢体运动功能丧失或肢体某些活动受限。康复护士应帮助和指导病人进行床上运动,以减少并发症,促使病人早日康复。因此,对病情稳定,神志清醒的病人,应鼓励病人自己在床上进行各种运动,如健手带患手进行助力上举运动,呼吸练习,下肢屈伸训练等。对不能主动完成运动的病人,康复护士应对其进行被动运动,包括肩、肘、腕、指关节,髋、膝、踝关节与足趾关节等,一般可在发病后病情稳定的前提下于第 2 ~3 天开始介入,先做健侧,再做患侧,手法要轻柔适度,各关节所有轴位均应活动到,并注意在无痛的前提下进行各关节全范围的活动,每个动作重复 3 ~5 次为宜。

2. 恢复期的护理　随着病人病情的稳定,临床治疗的深入,病人逐渐进入恢复期,偏瘫侧肢体也由迟缓性瘫痪逐渐进入痉挛性瘫痪,本期康复护理工作的重点就是解决好病人的痉挛,以促进随意控制的运动功能出现。强化 ADL 的训练,提高病人的生活自理度,为病人早日回归家庭和社会做好必要的准备。

(1)利用各种护理治疗的机会(如发药、打针等),指导病人主动、正确地进行体位转换并保持正确的姿势;ADL 训练是帮助病人恢复以前生活方式的重要内容。ADL 不仅影响病人总的运动质量,而且也影响着病人最终的预后。因此在指导病人进行日常活动时,所有帮助病人训练的人,都应使用相同的治疗程序。病人也需在充分指导下认真、反复地训练、再训练,使日常活动成为病人全部功能的一部分。训练中注意用健侧手带动患侧手共同完成,如协助完成洗漱、穿脱衣服和鞋袜、写字、拿取物品等。注意分离异常的联合反应或共同运动模式,如在病人健侧手完成某些较复杂的动作时,应首先将病人的患侧手固定在伸肘位即患侧手置于体后侧外方,指尖向后,腕关节背屈,肘关节伸展位,从而打破联合反应或共同运动模式。

1)常用的日常生活活动的单手操作技术:单手洗脸时,可将毛巾挂在水龙头上,用健手拧干(图 4-24);擦干健臂时,可将毛巾放在腿上,手臂在上面擦干(图 4-25);为擦干后背,可将大浴巾甩过一侧肩,披于背部,然后抓住毛巾的另一端向下拽,以擦干后背(图 4-26),单手穿衣(图 4-27),单手穿裤(图 4-28),单手系鞋带(图 4-29)等。

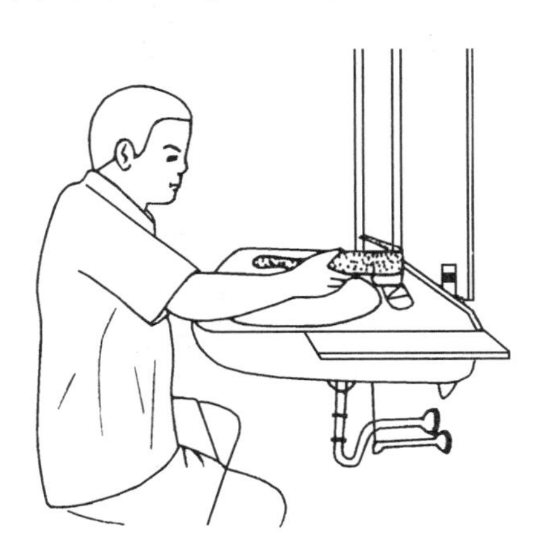

图 4-24　健手拧毛巾法(左侧偏瘫)

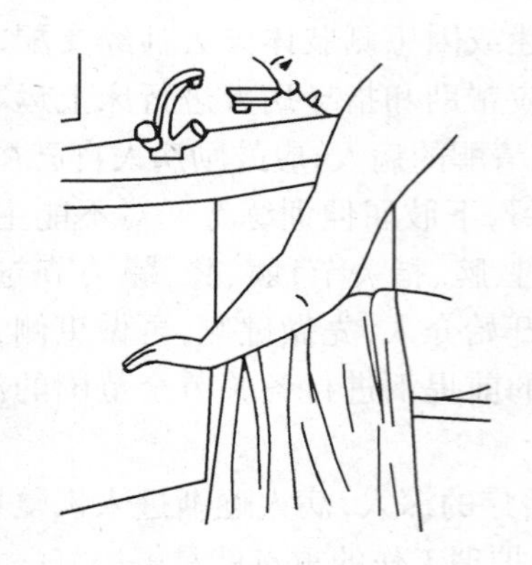

图 4-25 擦干健侧手背(右侧偏瘫)

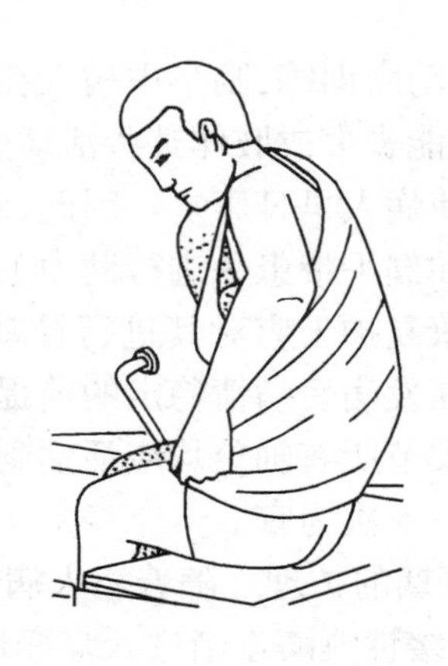

图 4-26 单手擦干后背(右侧偏瘫)

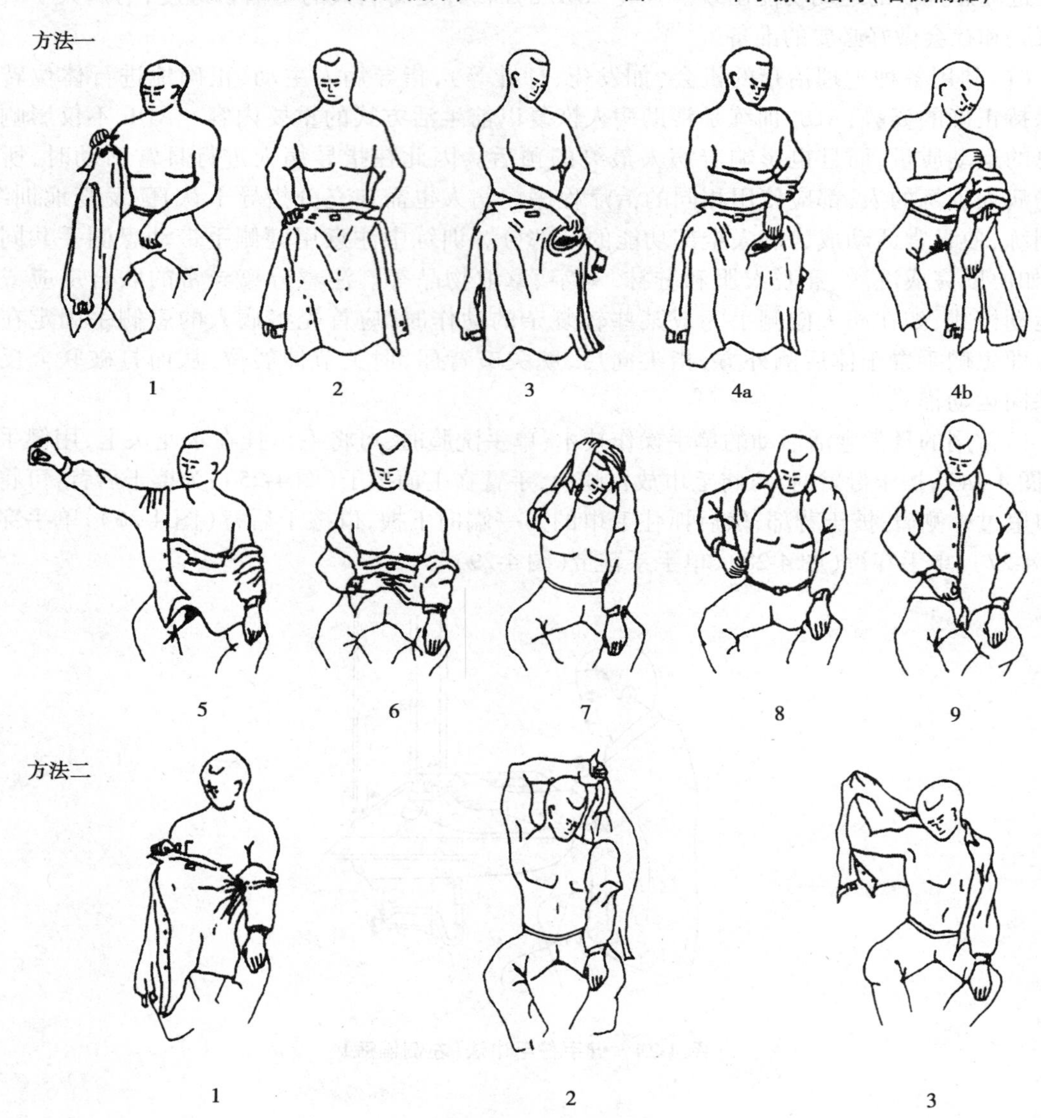

图 4-27 左侧偏瘫时单手穿衣方法示意图

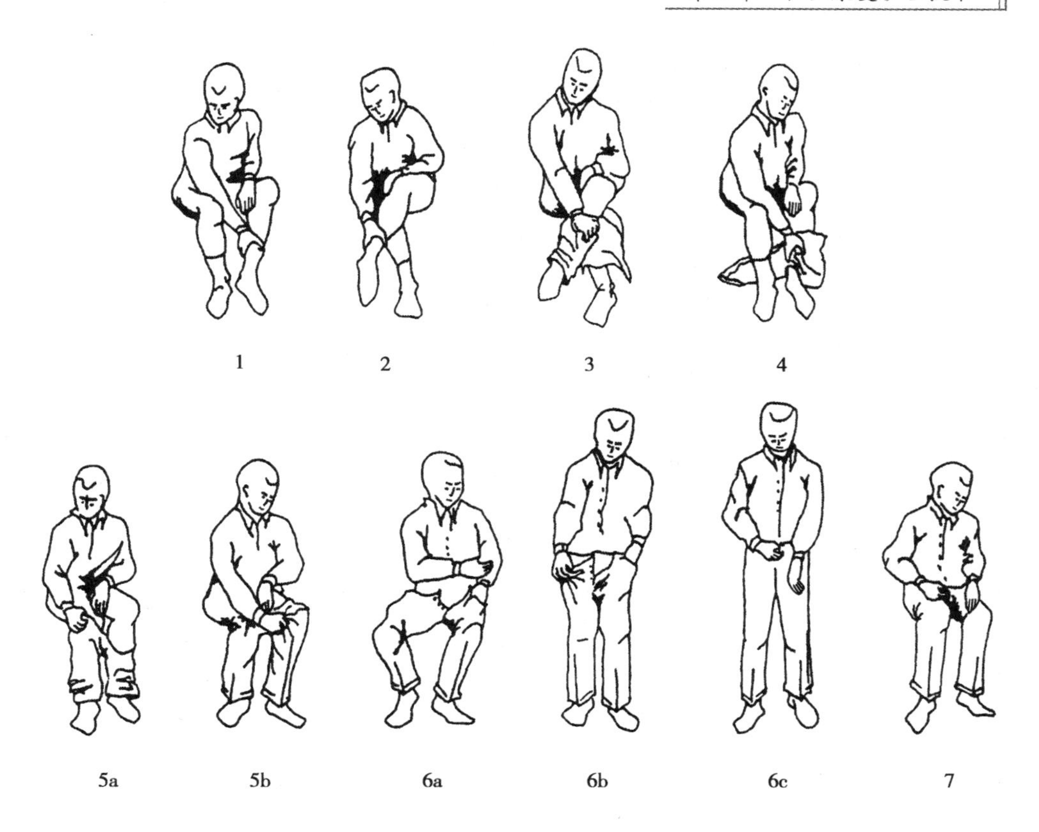

图 4-28　左侧偏瘫时单手穿裤方法示意图

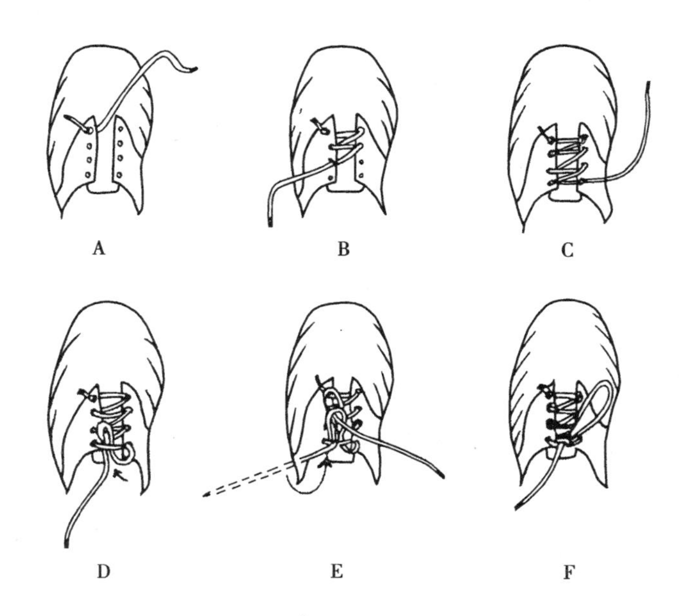

图 4-29　单手系鞋带法

2)坐位转移技术:在坐位训练的基础上,进行坐位下重心前移→站起转换训练(图 4-30)、患肢负重训练(图 4-31)、扶持下行走训练(图 4-32)等。

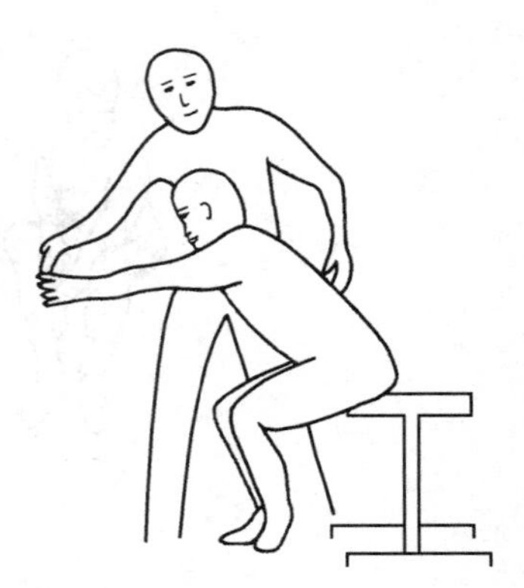

图 4-30 坐位时身体重心前后移动

(2)做好病人试回归家庭的指导:对将要出院的病人,鼓励他们每周回家住 2 天,再回到医院住几天,以使病人逐步适应家居生活。对外宿者必须履行请假手续,交代注意事项,布置家居训练内容,明确联络方式。请假外宿者必须准时返院,还要检查病人在家的训练情况及存在的问题,为制订新的训练计划提供依据。

3. 后遗症的护理 尽管对病人在急性期、恢复期均采取了各种临床医疗和康复护理的措施,仍然会有部分病人程度不同地留下各种后遗症,也有一些病人因康复训练或康复护理方法不当而引起误用综合征,表现为关节脱位、挛缩畸形、姿势异常等,还有少部分病人呈持续性软瘫状态,应根据病人具体情况,制订相应的护理措施。

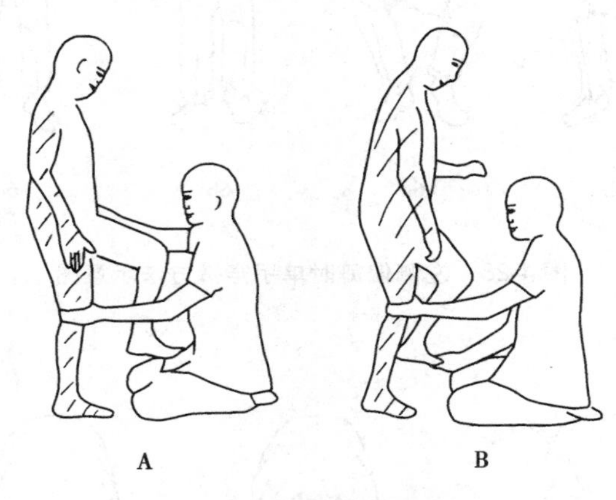

图 4-31 患侧下肢负重训练

(1)肩关节半脱位的护理:重点是做好预防,并落实到具体的护理工作和治疗中,如在给病人翻身等各项护理操作中,切忌拖拉患肢,对迟缓性瘫痪的病人,为减轻患肢本身的重量牵拉而造成的肩关节损伤,宜早期使用肩关节保护带(图 4-33),同时鼓励病人进行健手带动患手的各种活动(如上举、画大圆、前臂旋转等)以及各种肩关节主动活动(如耸肩、肩关节旋转等),促进肩带肌收缩和肌力的恢复,达到预防和治疗肩关节半脱位的目的。

(2)关节挛缩畸形的护理:从早期护理开始即应注意采用对抗痉挛模式的体位,上肢的肘关节取伸展位,腕关节微背屈,手指伸展;下肢的膝关节要微屈,踝关节要保持在解剖 0°位(即踝背屈 90°位);特别要注意病人在卧床时,患手不要放在腹部,患脚背部不要直接受压;指导病人及家属重点做好痉挛肌(腘绳肌、小腿三头肌、跟腱等)的牵伸训练,能站立的可鼓励病人站在斜板上,斜板的坡度为 10°~40°,有条件的可 2 小时牵伸 1 次;对严重痉挛的病人应及时佩戴支具,以预防关节挛缩畸形。

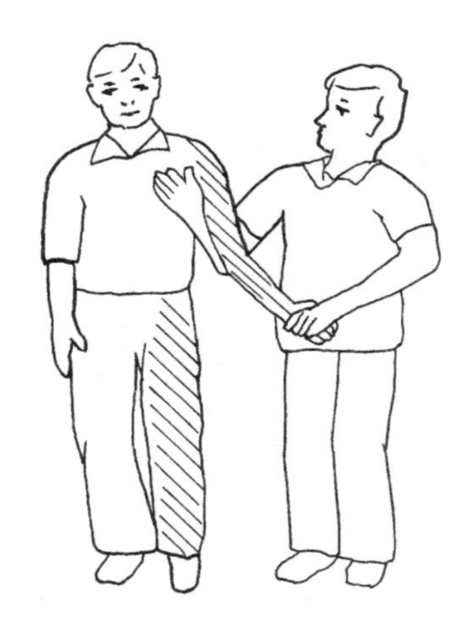

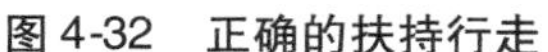
图 4-32　正确的扶持行走

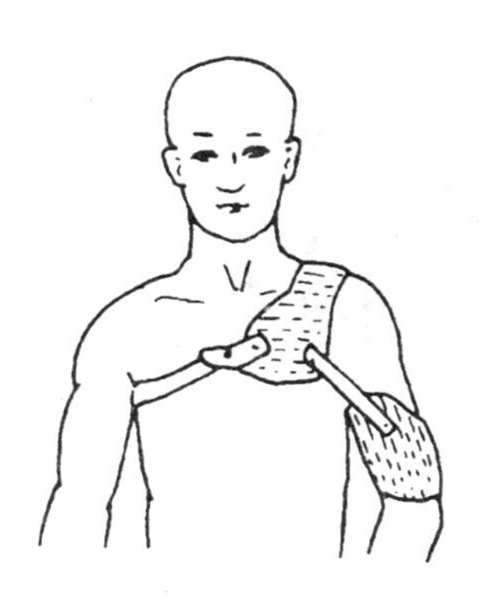
图 4-33　肩关节保护带

(3)肩痛的护理:肩痛的病因至今尚不明确,可能的因素有:肩关节半脱位、肩-手综合征、肌痉挛、护理或康复训练不当造成肩部损伤等。病人一旦出现疼痛,就会对病人的身心健康产生极大的影响,增加病人的痛苦,挫伤病人战胜疾病的信心,甚至有病人因疼痛难忍而放弃康复治疗,出现越不动越痛,越痛越不敢动,极易导致恶性循环,而成为整个康复过程中的主要障碍。因此必须认真做好肩痛病人的康复护理:①指导病人保持正确的卧位和姿势,包括躺在床上或坐在椅子里的姿势。②在给病人做被动运动时,必须注意肩胛骨的运动。③鼓励病人用健手带动患手一起运动。④在给病人进行各种主、被动运动时,必须在生理活动范围内,防止造成损伤。⑤注意保护肩关节,在给病人翻身、转移或其他护理操作时,切忌暴力活动和直接拖拉患手。

4. 失语的护理　右侧偏瘫病人中,约有 80% 的人可能有失语症,护士既是言语治疗的协作者,又是言语治疗的组织者,应结合日常护理工作,促使病人言语功能的恢复。

(1)对完全失语且伴有认知障碍者,交流时配合手势、交流卡片或实物等。

(2)尊重病人,说话时态度要亲切、和蔼,语速要慢,语言要通俗、简单、易懂,最好用提问式,便于病人回答。不能口头回答的,应指导病人学会用手势、点头、摇头或交流卡。

(3)多鼓励、表扬,以增强病人的自信心,敢于开口讲话,利用护理治疗的时间,督促、指导言语康复训练计划的实施。

5. 吞咽障碍的护理

(1)基础训练

局部肌肉运动控制训练:主要是口腔、舌部、颜面、咽部肌肉运动训练(图 4-34、图 4-35)。

咽反射刺激训练:利用强冷如冰块刺激咽后壁,诱发咽反射,触发吞咽动作。

屏气-发声训练:当食物进入咽喉部时,会厌会闭锁喉部,保护呼吸道。因此通过吸气屏住再发声来强化这种保护作用。

(2)摄食训练:空吞咽与食物吞咽相互交替进行。

(3)直接训练

体位选择:根据病人身体状况选择既安全又有利于进食的体位。一般来说,只要病情允许,最好取坐位,头略前屈;如病人不能坐起,可取仰卧位将床摇起 30°,头部前屈,此时进食,食物不易从口中漏出,又有利于食团向舌根运送,还可以减少向鼻腔逆流及误咽的危险。

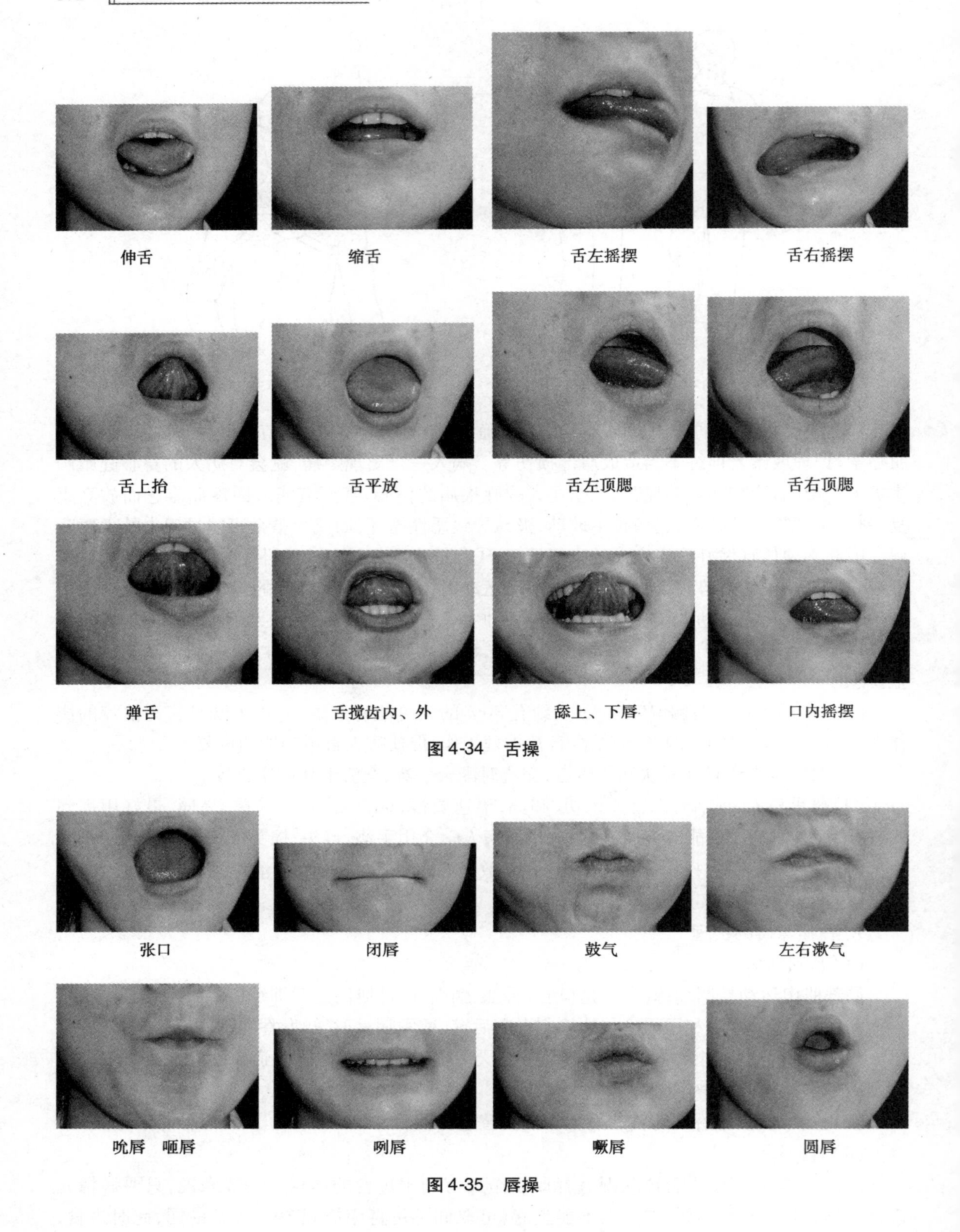

图4-34 舌操

图4-35 唇操

食物选择:根据病人饮食特点及吞咽障碍的程度,选择病人喜爱的营养丰富易消化的食物,注意食物的色、香、味及温度。为了食物易于在口腔内移送和吞咽,防止误入气道,所选食物应符合:①柔软,密度与性状均一。②不易松散,有一定的黏度。③能够变形,以利于顺利通过口腔和咽部。④不易粘在黏膜上,因此,可将食物调成糊状或通过烹调时勾芡,使食物易于形成食团质地。

食量选择:提倡一口量,即每次最适于吞咽的入口量,正常成人约20ml。

吞咽法:①空吞咽与吞咽食物交替进行。②侧方吞咽:可防止食物残留在一侧梨状隐窝内,尤其适合偏瘫的病人。③点头样吞咽:在每次吞咽时,配合头前屈、下颌内收如点头样的动作,以加强对气道的保护,利于食物进入食管。

6. 心理护理　脑血管病变因其致残率极高,极易使病人产生较严重的心理和情感障碍,势必直接影响到病人的康复效果。发病早期,病人常表现有否认、怨恨、不接受现实而拒绝合作;继之,随着患肢功能逐渐恢复,病人又会出现急于求成,恨不能一夜醒来就完全恢复如正常人。还有一些人,他们知道恢复是一个漫长的过程,但经过艰苦训练,仍不能恢复到理想状态时,又表现出忧愁、失望。因此我们在康复护理时,应重视心理护理,及时给予病人心理安慰,鼓励病人树立信心,通过对病人及家属进行有关疾病的健康教育,使病人能正确认识脑血管病的特点,从而科学地配合各种治疗,同时与病人一起制订切实可行的近期康复目标,并加以督促和指导训练,使病人能不断看到自己的进步,积极配合治疗,主动参与治疗,最终使病人能回归家庭和社会。

【注意事项】

1. 急性期　加强保护,防止坠床;卧位中肢体摆放应采用对抗痉挛模式的姿势,特别注意对踝关节的保护,被褥不能直接压在脚背上以防足下垂。体位转换时切忌硬拖、拉拽患肢,被动关节活动度训练时应在生理活动范围内,防止造成关节脱位或其他新的损伤。

2. 恢复期　病人大多出院回家,要特别强化安全教育,有条件的应在过道、卫生间安装扶手和栏杆;日常活动训练注意实用性、代偿性;开始步行训练时应由静态到动态,选择无障碍的室内环境,且必须有专人陪护;使用矫形支具者要注意局部皮肤受压情况;必须要使用手杖者宜选用多脚拐。

【社区应用】

回归家庭和社会的康复指导:

1. 对病人及家属进行有关脑血管病的健康教育,使他们了解本病的危险因素及常见的先兆表现。根据WHO的流行病学调查结果,公认的危险因素有:高血压、糖尿病、脑动脉硬化、高脂血症、心脏病、肥胖症、颈椎病以及吸烟、饮酒等不良习惯;此外,脑血管先天性畸形、低血压、口服避孕药、血红细胞增多症、血小板异常、白血病等血液系统病,亦对脑卒中的发生具有影响。因此,对病人已存在或潜在的危险因素应有足够的认识,对病人和家属做出正确的指导,以预防和减少脑卒中的发生。

除对病人进行脑卒中危险因素的健康教育外,还应让病人及家属了解脑卒中的某些先兆表现:突发眩晕、突发剧烈头疼、步态异常、哈欠连连、突现半身麻木、一过性黑蒙、高血压者鼻或眼底出血、血压异常、呛咳或吞咽困难、剃须修胡征等,其他先兆:疲劳、嗜睡、耳鸣等,一旦发现类似表现,应引起高度重视,及时到医院就诊。

2. 增强对病人自我健康管理的教育,包括皮肤护理和压疮的预防,做好大小便的管理,预防感染,合理安排患侧肢体关节活动度、残存肌力及日常生活活动能力的训练,掌握各种矫形器的使用、保管方法,上呼吸道感染及各种意外伤害(如烧伤、冻伤、跌倒等)的预防,加强饮食指导及定期复查的必要性教育等。

3. 指导必要的家居环境改造,如便于轮椅进出的坡道,坡度为每4.176m长度升高不超过0.3m,宽度为0.9~1m,门口前应有一平坦区,有时需要可搬动的斜坡;在过道、卫生间要安装扶手,地面要经防滑处理;楼梯台阶高度以不超过15cm为宜,两边都应有栏杆;窗、门把手、电灯开关、水龙头、洗脸池等的高度均应低于一般常规高度,电插座不低于61cm。

二、骨关节疾病病人的康复护理

骨关节疾病和创伤是引起肢体残疾的一个重要原因,康复治疗和康复护理是骨关节疾病康复不可缺少的重要组成部分。

1. 疾病特点 骨与关节病的特点。是一类高发病率、低死亡率的疾病,其症状复杂,病程长,反复发作。表现为局部肿痛,关节僵硬,活动受限,日常生活活动障碍。病人心理压力大,影响社交活动。

骨折的特点:起病突然,局部肿痛,造成局部或全身支撑、负重不能,运动受限。如为脊柱骨折,有造成截瘫的危险,部位越高,危害越大,损伤颈髓,可造成高位截瘫,甚至影响呼吸,危及生命。

截肢的特点:由于突发意外或疾病而截肢,直接影响病人日常生活活动,特别是下肢截肢者,可造成病人身体平衡失调,独立转移能力障碍。外观缺失,给病人造成很大的心理压力。

2. 引起功能障碍的原因 由于病变关节局部红肿热痛,活动减少,肌力下降,血运不畅,营养不良,加之病变本身造成的骨质破坏,关节周围软组织的粘连、挛缩、纤维化,引起关节畸形,限制了关节活动范围,最终导致功能障碍。

截肢后直接使患肢功能丧失,即使安装假肢,也只能代偿其部分功能,还会给病人的活动带来诸多不便。

另一方面,因关节畸形或变形,直接影响外观,导致病人社会活动、交往和适应能力的障碍,不利于全面康复目标的实现。

3. 截肢的主要原因 工伤、交通事故和某些严重疾病如肿瘤、麻风病、糖尿病的并发症和动脉硬化,闭塞性血管疾病等,造成四肢部分或全部丧失。康复护理应针对病人的具体情况,制订相应的措施。

骨与关节病的康复护理

【目的】 消炎、消肿、止痛,预防并发症,改善日常生活自理能力,提高独立性,早日回归家庭和社会。

【护理措施】

1. 受累关节保持功能位 争取早期介入康复护理,急性期应制动,可选用热塑夹板或合适的矫形器:腕关节背屈40°~45°,手指微屈,特别要注意纠正尺偏;颈部可用软的颈围将头固定在中立位;膝关节应用长腿支具固定在伸直位;踝关节可选用矫正鞋或踝关节保护器固定。

2. 合理使用支具 早期加强关节保护,选用合适的矫形器、弹簧支架等固定在功能位,防止畸形加重。为了改善步行时习惯性负重所引起的损伤,可选用合适的拐杖或助行器,以帮助减轻下肢负重和调整重力线。拐杖或助行器最好选用带有前臂支托和带把手的,以减少对手、腕、肘或肩部的负重;支具或夹板固定最好是在晚上或白天不活动时戴上,而在活动或自理生活时应摘下,以方便操作并随病人病情的控制,逐步减少固定时间。

3. 维持关节活动功能,增强肌力　正确指导病人进行患肢的主、被动活动,提高运动速度和肌群的协调性,在不引起剧烈疼痛的范围内,进行局部肌肉的等长、等张、抗阻训练。进行关节活动度训练,提倡短时间多次进行训练,即每隔 1 ~2 小时,训练 5 分钟或更短。

4. 有条件的病人,在运动前可先行热水浴、红外线、蜡疗等物理治疗,以改善血液循环,减轻疼痛。

5. 加强 ADL 的训练,培养病人独立使用支具或其他助行器,全面实行自我健康管理,合理饮食,真正提高生活质量。

【注意事项】

1. 活动应在无痛范围内,循序渐进,持之以恒,加强保护,不可过量,如活动后局部疼痛持续超过 3 ~4 小时,应减少或暂停活动。

2. 采用夹板或支具固定时,应注意局部皮肤受压情况,一般在使用 1 ~2 小时后应取下夹板或支具,检查皮肤是否有压痕,特别是在骨突不平处,一旦发现有异常要及时处理,防止压疮形成。

3. 对已出现屈曲挛缩的病人应采用系列夹板固定,而且 7 ~10 天应根据病人功能改善的情况,调整夹板角度,及时更换更合适的夹板。

4. 训练与日常生活活动相结合,以提高病人的自立能力。

5. 加强安全教育,训练中注意保护,防止扭伤、跌伤甚至骨折的发生。

【社区应用】

1. 加强健康教育,对易感人群进行相关疾病知识的教育,及时控制感染,减少发病。

2. 认真做好家庭成员的宣传教育工作,使他们能辅助和督促病人按时服药和进行各种功能锻炼,尽量满足病人基本生活需要,多鼓励多关心,以增强病人抗病的信心。

3. 进行必要的运动锻炼。应鼓励病人出院回家后要继续伸展性活动,以维持关节的活动度,增强肌力的训练要适量,鼓励病人尽可能多地进行户外活动,但应根据气候的变化,注意保暖,及时增减衣服。

四肢骨折的康复护理

【目的】急救外伤,消肿止痛,预防感染和并发症,促进骨折愈合,恢复关节活动度和肌力,早日回归社会。

【护理措施】

1. 早期　一般指伤后 1 ~2 周内。注意病情变化,严密观察骨折局部有无红肿热痛及感觉障碍,仔细分析发现的问题,如属病情变化应立即汇报康复医生做处理,如属姿势摆放不当,应及时给予调整。对采用固定治疗的病人应注意预防压疮,在关节及骨突部位应加衬垫,注意将患肢固定摆放在功能位(肩关节的功能位:外展 45° ~75°,前屈 30° ~45°,外旋 15° ~20°;肘关节的功能位:屈肘 90°,其最有用的活动范围是 60° ~120°;尺桡关节的功能位:前臂中立位,其最有用的活动范围是旋前、旋后各 45°;腕关节的功能位:背屈 20° ~30°,并略偏尺侧)。抬高患肢,促进肿胀吸收,减轻疼痛,等长肌肉收缩训练,即在关节不动的前提下，进行肌肉有节奏的静力收缩与放松。对合并有神经损伤的病人，加强保护，防止冻伤或烫伤。

2. 中期 一般指伤后2周至骨折的临床愈合。此期伤肢肿胀逐渐消退，疼痛明显减轻，骨痂逐渐形成，骨折端日趋稳定，应指导病人在健肢的帮助下，进行骨折部位近端、远端未被固定的关节的活动，并逐渐由被动转为助力或主动活动；在病情允许的前提下，尽早起床进行全身活动，伤后5～6周，可进一步扩大活动范围和力量，由一个关节到多个关节的主动屈伸活动，防止肌肉萎缩。

3. 后期 即拆除固定以后。指导病人关节功能训练时应循序渐进，避免使用暴力。训练中，做好患肢各关节的保护，防止造成新的运动创伤。

【注意事项】

加强安全教育，固定采用功能位，注意保护，预防意外伤害。

【社区应用】

1. 加强对病人及家属进行有关的健康教育，做好骨折断端固定和护理。

2. 指导病人及家属在床上正确处理大小便。

3. 正确进行关节活动度和肌力训练，忌用暴力。

4. 鼓励病人将功能训练运用到日常生活活动中，改善动作技巧，早日恢复独立生活和工作的能力。

截肢后的康复护理

【目的】

最大限度地保存残存肢体的功能，通过健侧代偿、利手交换训练，以及假肢和其他辅助器具的使用，预防并发症发生，提高生活自理能力和独立性。

【护理措施】

1. 心理护理 对截肢的病人来说，大多因缺少心理准备，表现为震惊，不能接受，自我孤立，不配合甚至拒绝接受治疗，因此在临床工作中应加强心理护理，帮助病人重新树立自尊，正视现实，正确认识疾病和自我价值，以积极的态度投入康复训练中去，同时还应预先告知病人截肢平面对外观的影响及术后的伤残程度，介绍康复目标、计划、方法和康复所需要的大概时间。

2. 截肢术前的护理 除常规外科术前准备外，还应为术后康复创造条件，如上肢截肢者应进行单手日常生活活动训练，逐步进行手指精细功能的训练。如截肢侧为利手，则应进行利手交换训练。对下肢截肢者，只要病情允许，应进行单足（健肢）站立平衡训练和持拐训练。为了使病人能更好地使用拐杖还应对病人进行双上肢肌力的训练。

3. 截肢术后的护理

（1）首先要注意术后体位，预防残端关节的挛缩，如大腿截肢后要预防髋屈曲、外展、外旋，小腿截肢要预防膝屈曲等。

（2）对截肢端的护理应注意保持局部干燥、清洁，拆线后，用弹性绷带由远端向近端缠绕残端（图4-36）至腹股沟处，以防止残端肿胀，促进残端定型，为装配假肢做好准备。

（3）安装假肢后，应进行各种训练，学会穿戴假肢，在双杠内练习步行，坐站转换训练、退步走练习、越过障碍物、上下楼梯等训练，特别要注意观察截肢端的血液循环情况、皮肤受压情况，避免压疮，注意假肢使用要循序渐进，注意安全，防止意外发生。

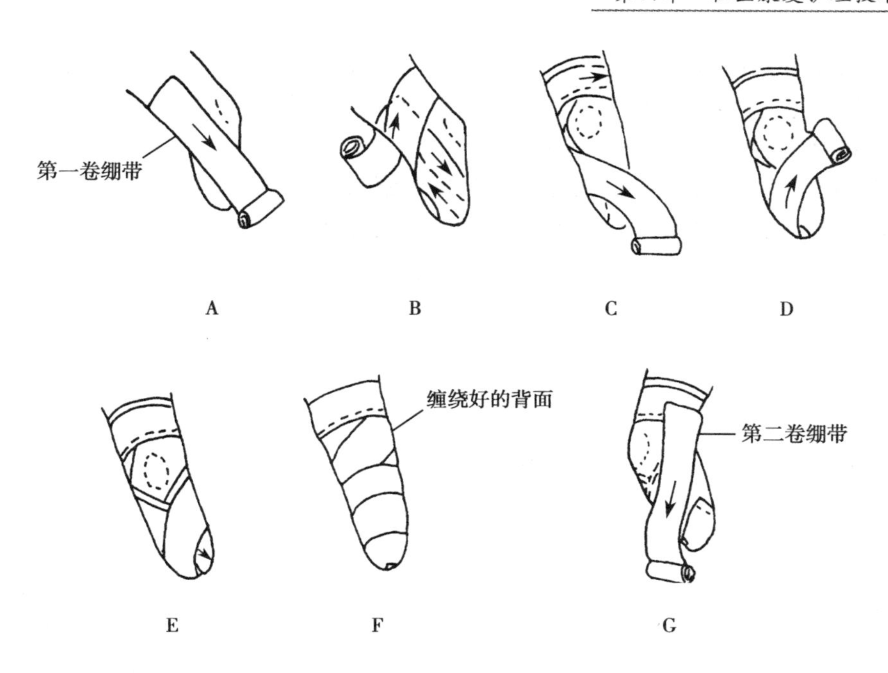

图 4-36　弹力绷带“8”字包扎法

【注意事项】

做好残端护理，预防感染和并发症。安装假肢后注意安全使用，特别要注意检查局部皮肤受压情况。用假肢进行步行训练要循序渐进，开始时应有专人保护，以防意外。

【社区应用】

1. 控制体重　因穿戴假肢行走消耗的能量比正常人大得多，截肢水平越高，耗能越大，截肢水平与正常人耗能的比例是：膝下 10% ~40%，膝上 65% ~100%，双膝下 41%，一侧膝下另一侧膝上平均 75%，双侧膝上 110%，髋离断 75% ~150%。另外，假肢接受腔形状、容量十分精确，一般体重增减 3kg 就会直接影响腔的容量，不是过紧就是过松，所以控制体重至关重要。

2. 残肢肌肉训练　进行残肢肌肉训练，对预防肌萎缩是非常重要的，应做好指导。

3. 指导病人正确使用弹力绷带包扎技术，预防残肢肿胀，促进残端定型。

4. 指导病人做好残肢和假肢接受腔的清洁护理，以保护残肢皮肤，延长假肢使用寿命。定期复诊。

附：弹力绷带包扎法

弹力绷带包扎法是临床最常用、最简便的传统残肢处理方法。

【目的】预防残肢肿胀，减轻刀口疼痛，固定残肢，促进血液循环，为假肢制作和使用做好准备。

【原则】在不影响残肢血液循环的前提下，尽量缠紧，以取得较好的效果。

【方法】以小腿截肢为例，使用宽 10cm 的弹力绷带，按“8”字形缠绕：①第一卷绷带：左手将绷带一端固定在胫骨外髁上。②从残肢前面的中央拽下绕过残肢端，再折回到残肢背面压住绷带头。③在膝关节上方横绕两圈（不能缠得太紧）。④再次从外髁向残肢前内下端缠绕。

⑤从残端后方由外向前折回如画“8”字样包绕残端，拽向内髁。⑥与刚缠的绷带错开一点位置，同样缠绕一次。⑦第二卷绷带从内侧开始同样采用“8”字形方法缠绕。⑧最后将绷带末端固定在已缠绕的绷带上。（参见图4-36）

【注意事项】由远端向近端缠绕；远端缠绕宜紧，越向近端缠得越松，不能影响近端关节的活动，以免引起近端关节的挛缩。缠绕的绷带应能方便拆下，利于使用。

参考文献

1. 阎国钢,杨玉南. 外科护理学学习指导与综合实训[M]. 北京:人民卫生出版社,2014
2. 许虹. 社区急诊护理技术操作流程与评分标准[M]. 北京:人民卫生出版社,2013
3. 中华人民共和国国家标准:WS387. 1-2012 临床常用急救操作技术第1部分:心肺复苏[S]. 北京:中国标准出版社,2012
4. 中华人民共和国国家标准:医疗卫生消毒标准2012版(合订本)[S]. 北京:中国质检出版社,中国标准出版社,2012
5. 中华人民共和国国家标准:临床常用急救操作技术 第2部分:催吐、洗胃[S]. 北京:中国质检出版社,中国标准出版社,2012
6. 李小寒. 护理学基础[M]. 第5版. 北京:人民卫生出版社,2012
7. 姜安丽. 新编护理学基础[M]. 第2版. 北京:人民卫生出版社,2012
8. 张爱珍. 临床营养学[M]. 第3版. 北京:人民卫生出版社,2012
9. 燕铁斌. 康复护理学[M]. 第3版. 北京:人民卫生出版社,2012
10. 李春玉. 社区护理学[M]. 北京:人民卫生出版社,2012
11. 中华人民共和国国家标准:残疾人残疾分类和分级(GB/T26341-2010)[S]. 北京:中国标准出版社,2011
12. 徐亮. 社区护士岗位技能考核指南[M]. 北京:人民卫生出版社,2011
13. 史宝欣. 临终护理[M]. 北京:人民卫生出版社,2010
14. 焦广宇. 临床营养学[M]. 北京:人民卫生出版社,2010
15. 巩玉秀. 社区护理学[M]. 北京:人民卫生出版社,2008
16. 阎国钢. 常用社区护理技术[M]. 北京:人民卫生出版社,2003
17. 何国平,张静平. 实用社区护理[M]. 北京:人民卫生出版社,2002
18. 王瑞敏. 康复护理技术[M]. 北京:人民卫生出版社,2002
19. 姜贵云. 康复护理学[M]. 北京:人民卫生出版社,2002
20. 方定华,陈小梅,李漪. 脑血管病临床与康复[M]. 上海:上海科学技术文献出版社,2001
21. 李树贞,赵曦光. 康复护理学[M]. 北京:人民军医出版社,2001
22. 燕铁斌,窦祖林. 实用瘫痪康复[M]. 北京:人民卫生出版社,2000
23. 谢德利. 现代康复护理[M]. 北京:科学技术文献出版社,2000